らい予防法違憲国家賠償請求訴訟の勝訴から 22 年

告発
ハンセン病医療

—多磨全生園医療過誤訴訟の記録—

編著　村上絢子　内藤雅義　並里まさ子　和泉眞藏

らい予防法違憲国家賠償請求訴訟の勝訴から 22 年

告発　ハンセン病医療

多磨全生園医療過誤訴訟の記録

目　次

[凡例]

・本書中、医学・法律用語・歴史的記述に限り、「らい（癩）」という病名を使用した。

・裁判所に提出した文書、口頭弁論と尋問の書類の表記は、誤字・脱字があっても、そのまま表記した。単位のミリグラムは mg に変更した。なお読みやすくするために、尋問調書中、尋問者と答弁者の名前を書き足した。

　　また、理解しやすくするために、尋問調書中に見出しをつけた。（裁判所の記録には、このような見出しはない）

・判決全文と判決要旨を除いて、年号は西暦に統一して半角で表記した。

・表題の文字の大きさの変更、漢数字を半角洋数字に変更、順番を示す数字やカタカナを太字にした。

・ハンセン病を患ったことがある人を何と称するべきか、議論がある。元患者、回復者、既往歴者と称する場合があるが、本文中は、病歴者とした。その他、執筆者と法廷の尋問で使われた呼称はそのままにした。

・ハンセン病の治療薬について、執筆者によって、治らい薬、治らい剤、抗ハンセン病剤、抗ハンセン病薬と表記が異なるが、統一せずにそのまま記載した。

・医師の交代については、書き手によって交替、交代、代わる、替わる、変わる等の表記に相違があるが、交代、代わるに統一した。

[参考図書]

『おうえんポリクリニック』並里まさ子編著、私家版

『医者の僕にハンセン病が教えてくれたこと』和泉眞藏著、（株）CBR

『証言・ハンセン病　もう、うつむかない』村上絢子著、筑摩書房

序章
多磨全生園医療過誤訴訟の記録を書き残す

村上絢子　フリーライター

はじめに

　2003年4月23日、ハンセン病病歴者の山下ミサ子さん（仮名、当時65歳）は、国立療養所多磨全生園（東京・東村山市）で国家公務員の主治医による誤診と長期にわたる誤った治療によって、全身に取り返しのつかないほどの被害を受けたとして告発し、療養所の医療と環境改善を訴えて提訴しました。いわゆる山下ミサ子事件の訴訟です。事件が起きた現場は、厚労省のお膝元であり、全国の療養所の中でも最新の設備を備えた医療施設であると言われる、東京の国立ハンセン病療養所です。

　本訴訟は、医療過誤訴訟でも珍しい「対質」（対決的証人尋問）という尋問形式により、原告と被告の争点の相違点が明らかにされて、1年9ヶ月という短期間で原告の全面的勝訴判決が出ました。被告国が判決を不服として控訴しましたが、原告が全額容認された賠償金の額にこだわらず、第一に要求した全生園の医療改善を被告国が受け入れたので、1年後の2006年1月に和解して決着しました。

主治医は再発を見逃す

　山下ミサ子さんは15歳でハンセン病と診断され、星塚敬愛園（鹿児島・鹿屋市）に入所しました。すぐに、朗らかで美しい女性だと園内で評判になって、高松宮妃殿下が来園した折には、花束贈呈係を務めたほどです。社会復帰したいと、病院（静岡・御殿場市）に転院後、全生園に通院して、定期検診とDDS（抗ハンセン病剤）単剤の投与を受けていました。

　32歳のときに寛解（注1）したので社会復帰して、東京で暮らし始めました。指先を使って器用に洋裁店やクリーニング店の繕いもの、時計屋の内職、4軒掛け持ちで家政婦、アメリカ人家庭のベビーシッター、映画制作会社

の事務員など、できることはなんでもやる働き者でした。

　そのうち顔がビリビリするし、鼻の周りに違和感を感じるようになったので、全生園で診察を受けました。らい予防法のもとでハンセン病の治療を受けるには療養所に行くしか選択肢がなかったからです。

　全生園で小関正倫医師の診察を受けて以来、同医師が主治医になりました。診断に不可欠の菌検査をせずにプレドニン（副腎皮質ステロイド剤：免疫抑制剤）を処方されましたが、ミサ子さんは「3年で治る」という主治医を信じて、薬を飲み続けました。

　ハンセン病を主に治療する基本治療科では、インフォームド・コンセント（注2）も、ましてやセカンドオピニオン（注3）を聞くすべもなく、黙って主治医の指示に従えばいいという、パターナリズム（父権的温情主義）の悪習が残っていました。

（注1）寛解：病気の症状が一時的、あるいは継続的に消失していること
（注2）インフォームド・コンセント：患者の自己決定権を尊重することを基本理念として、検査、診断、治療、副作用、予後などについて、十分な説明を受け「納得したうえでの同意」という意味であるが、説明を受けたうえで治療を拒否する権利（不同意）も含まれる。
（注3）セカンドオピニオン：現在診療を受けている担当医とは別に、診断や治療選択などについて、違う医療機関の医師に求める「第2の意見」をいう。

　山下さんが入院したころ、プレドニン（免疫抑制剤）による不適切な治療で入所者Sさんが死亡したという噂が園内に流れていました。山下さんは入所者に「プレドニンを大量に使われて、お前も殺されるぞ」と忠告されたものの、早く良くなりたい一心で、処方されたプレドニンを飲み続けました。主治医は再発と診断せずに、鼻の周りがビリビリするといえば百面相の練習を、頭髪の脱毛には養毛剤を、背中の痒みは老人性掻痒症と診断して痒み止めを、口を開閉しにくくなったといえば、「パピプペポ」の発音練習を、という耳を疑うような治療が続きました。本病を治さずに対症療法を続けているうちに、次第に顔は膨らみ、両手足、眼、鼻も悪くなり、脱毛も日に日にひどくなって、後遺症は全身に及び、療友（同病を患っている友人）の忠告が現実のものとなったのです。

治療の名に値しない

　主治医に言われたとおりに薬（免疫抑制剤）を飲んでいると悪化する一方なので、治療に対する不安と死ぬのではないかという恐怖心から並里まさ子医師（基本治療科）に「私は治るんでしょうか？」と尋ねました。

　後に山下さんの医療過誤裁判で原告側証人となった並里医師は、1992年10月に多磨全生園の基本治療科に着任して間もなく、とくに症状が重症化した3人の患者がいるのに気づきました。その中の1人が山下さんでした。山下さんは同室の療友に「プレドニンを真面目に飲んでいるとSみたいになるよ」と忠告されたし、親しい看護師に「並里先生があんたと日系ブラジル人Hのカルテを見てはため息をついているよ。思い切って主治医を代えたら」と言われたこともあって、並里医師に相談しました。

　並里医師がカルテをチェックしたところ、約10年間も医療の常識から外れた治療が行われていたのです。全生園の村上國男副園長（胸部外科）に相談すると、「基本治療科は問題が大きいと聞いていたけれど、やはりそうか」と、ハンセン病の専門家である邑久光明園（岡山）の原田禹雄園長と小原安喜子医師を紹介してくれました。山下さんを診察して診療記録を見た原田園長は、「全生園の基本治療科はひどいと聞いていたけれど、ここまでひどいのか。治療の名に値しない」と驚いた様子で、主治医交代を全生園の村上副園長に進言してくれました。面倒な手続きを経て、1992年11月に主治医を小関医師から並里医師に交代できて、かろうじて失明は免れ、命は救われました。

　けれど、快活でお洒落な美人だと評判だった山下さんの容貌は変化してしまい、昔からの友だちと出会っても、あまりの変貌ぶりに山下さんだと気付かず、声を聞いてはじめてわかって泣き出してしまいました。外出すれば「お化け」とののしられるのが怖くて家に閉じこもりがちになり、全身に残った重度の後遺症に苦しんでいます。

　提訴した後、山下さんは、機会があるたびに自分の被害について必死に訴え、裁判所に陳述書を提出し、法廷で意見陳述を繰り返しました。

そうしなければ、巨大な権力である被告国に1人で立ち向かうことができなかったからです。

提訴する友だちを助けて

　ハンセン病国賠訴訟（らい予防法違憲国家賠償請求訴訟の略）が九州から始まったとき（1998年）、私は支援する会の一員として活動していました。熊本地裁で原告の勝訴判決（2001年5月11日）が出て間もなく、全国から原告や支援者たちが国会周辺に集まって、連日「国は控訴するな」とアピールを繰り返していました。

　その集会に参加していたときのことです。友人の金城 幸子さん（退所者、沖縄）から「友だちのミサ子姉さんが全生園の主治医の医療ミスで、ひどい後遺症を負わされた。医療過誤訴訟をするので助けてほしい」と頼まれました。国賠訴訟を支援する会におぼつかない足取りで参加し、いつもサングラスをかけ、帽子を目深にかぶって表情のない顔を隠しているのに、かえって重い後遺症が目立つその人が、山下さんだとすぐに思い当たりました。

　国が控訴を断念したので、全国の原告が熊本判決確定の喜びに浸っている片隅で、医療過誤訴訟の提訴を考えていた山下さんには、頼るべき家族はいないし、友人も数えるほどでした。そんな折、「弁護士が全生園の医局に証拠保全に入った（2002年2月）」「園長室に夜遅くまで明かりがついている」という噂が聞こえてきました。「いったい何が起こっているのだろう？」と、気になりました。山下ミサ子事件が訴訟へ向かって動き出していたのです。

　私がこの裁判の支援に加わった第一の理由は、人を人とも思わないで平然と傷つけてきた者たち（医師グループ、全生園関係者、厚労省）への憤りです。その次に、なぜこんなことが長年、許されてきたのか、その真相を知りたかったからです。何よりも、たった1人で立ち上がった山下さんの側に私も立ち、「あなたは1人じゃないよ」と伝えたかったからです。

　国を相手に闘っているにしては、彼女に悲壮感は感じられません。こういう類い稀なキャラクターだからこそ、ハンセン病史上初めての、この医療過誤訴訟を闘えたのではないでしょうか。「出発したとき、私個人の問題だと思っていた。けれど、過去の犠牲者や現在も苦しんでいる人たちのためにも、療養所の将来にとっても、大事な裁判だとわかった」という言葉が支援者を力づけ、法廷を埋めました。

全生園の闇

　法廷で医療行為について尋問された小関医師の返答に耳を疑いました。傍聴席には失笑が漏れました。国内外のハンセン病の最新の文献を読まずに誤った診療をし続けた結果、全生園では重篤化による死者2人、自殺者1人、重篤者20人余の被害者が出ています。1960年頃から、世界的にはDDS単剤による耐性菌が問題視され、1980年以降、耐性菌治療のための多剤併用療法をWHOが推奨していました。その時期と原告の受診が重なるのに、全生園では海外の進歩した医学に目を向けることなく、世間から隔絶された中で、なぜか誤った診療が続けられていたのです。法廷で、小関医師は尋問されて答えに窮すると、チーム医療だったと責任回避し、診療態度が悪かったからだと患者に責任転嫁する姿勢に終始しました。さらに原告が、同医師による、療養所内での女性患者や看護師に対するセクハラ行為、暴言、飲酒して診療したことについても明言したので、医療施設としてあるまじき闇の部分が公になりました。

　医療過誤訴訟の判決（2005年1月31日）は、国賠訴訟の熊本判決（2001年5月11日）を受け継いで原告が全面勝訴し、賠償金は原告の請求額を全額容認しました。けれど被告国は「こんなにボロ負けしたんじゃ、示しがつかない」（厚労省高官の言葉）と控訴。1年後に和解が成立して、山下ミサ子事件は1年9ヶ月で決着しましたが、原告が受けた「人生被害」（注）は取り返しがつきません。

　ところで、山下さんが提訴するまで、被害者が複数いたというのに、全生園ではなぜ長年にわたる主治医の医療過誤が黙認されていたのか。原

告側証人として法廷に立った和泉眞藏医師が、「医療行為ではなく犯罪行為に等しい」と証言していますが、なぜ主治医の過失責任は問われず、風呂場での水死事件も警察に通報されなかったのか。自治会も療友も原告をなぜ支援しなかったのか。提訴する病歴者が1人も現れないのはなぜか。

(注) 2001年5月11日、国賠訴訟の熊本判決で、「人として当然持っているはずの人生のありとあらゆる発展可能性が大きく損なわれた。人生そのものに対する被害である」として、「人生被害」と表現した。

国に楯突くなんて

　本訴訟の支援をお願いしに全生園に行ったとき、国賠訴訟で先頭に立った、ある入所者は、「家内が重病になったとき、小関先生が外の病院を紹介してくれたおかげで助かった。義理がある。ここから出られないのだから支援できない」と断られました。また「ミサ子は先生の言うことを聞かない"不良患者"だと知ってるかい?」と言われたこともあります。同じ病気を患った者同士でありながら、なぜ入所者も自治会役員も療友を支援しなかったのか、その対応を考えると、かつて厳しかった光田イズム(注)の残滓が入所者の間にいまだに染み付いていて、隔離政策によって隔絶されている療養所の実態が垣間見えました。山下ミサ子事件の核心はそこにあるのではないかと思います。

　厚労省が、「ハンセン病の感染力は極めて弱い」「この100年間、医療従事者で感染した人は1人もいない」「ハンセン病は治る。ハンセン病では死なない」「早期発見・治療で後遺症なしに完治する」等、喧伝している陰で、原告と同様の医療過誤の被害者が複数存在していたというのが全生園の実態です。また、他園でも複数の医療過誤があったというのに、約100年にわたるハンセン病の歴史の中で、病歴者が主治医の過失を訴え、医療の質を糺したのは、本訴訟が最初で最後になりました。

　さらに書き加えれば、原告側の証人になった並里まさ子医師は、国家公務員であるにもかかわらず、職を賭して山下ミサ子さんの医療過誤を単名

で医学誌に内部告発した故か、草津の楽泉園の副園長に転任することになり、医療支援として月に1回全生園に通っていましたが、禁止されたので、同医師の患者は診察を受けられなくなりました。患者たちは園長に全生園での診療継続の要請書を提出しましたが受理されず、並里医師に診察してもらうために、草津まで通わなければなりませんでした。

（注）　光田イズム：日本で最初のハンセン病患者を強制隔離する法律、「癩予防ニ関スル件」法律第11号成立（1907年）から、らい予防法廃止までの89年間、絶対隔離政策を貫いていたのが長島愛生園の光田健輔園長の考え方で、①絶対隔離主義、②患者撲滅政策、③強制労働、④懲罰の4本の柱で成り立っていて、光田イズムと称されている。（資料編 p416 参照）

いま書き残さなければ

　この訴訟が和解（2006年1月31日）後、17年も経ってから記録を残そうとした第一の理由は、書き残さなければ、国立のハンセン病療養所で起こった医療過誤事件、つまり甚大な人権侵害である山下事件が歴史から葬り去られてしまうからです。昨今の政権のあり方を見ていると、公文書の改竄、隠蔽、廃棄処分がまかり通って、証拠となる記録・文書がなければ、後世に残すべき歴史的事実が〝なかったこと〟にされてしまいます。

　ハンセン病問題でも然りで、厚労省はらい予防法による「絶対隔離政策」を「施設入所政策」と言い換えて歴史的事実を歪め、病歴者が受けた被害から目を背けた経緯があります。このように時間が経つにつれ、医療従事者の間でも、山下事件を知らない人が多いことを私は危惧しています。

　そこで、現場で見聞きしたことを書き残すべきだと考えて、この記録執筆に手を挙げました。本書の医学的、社会的意義の重要性に加えて、山下さんの闘いの記録として出版したいと考えたものの、法的知識は乏しい上、ハンセン病医学についても浅学なので困難を極め、筆は進まず、いたずらに時間ばかりが過ぎてしまいましたが、この記録を後世に残さなければという気持ちは、いつも心の片隅に在りました。敢えて個人的な理由を述べますと、後期高齢者（79歳）という年齢を考えると、残り時間

はわずかです。今やらなければという思いで、本訴訟の記録を書き続けました。

　本書は、たった1人で声を上げた原告、山下ミサ子さんの闘いが芯になっています。その闘いを支えたのが、当事者側に立って支援活動の牽引役を果たした1人の退所者です。さらにハンセン病の専門医として、全生園の理不尽で異常な診療行為を告発した並里まさ子医師と和泉眞藏医師、明らかな医療過誤を徹底的に追及した原告側代理人の内藤雅義弁護士と鈴木利廣弁護士、そして一市民の目で本訴訟を見続けた私で書き上げた記録です。

追記：本訴訟の裁判記録は裁判所において廃棄されているので、本書は隔離された国立療養所で起きたハンセン病医療過誤事件をつたえる歴史上唯一の記録になりました。

第Ⅰ部
提訴から出版までの経緯

発刊にあたって

鈴木利廣　原告代理人・弁護士

　日本におけるハンセン病対策は、1907年「癩予防ニ関スル件」から始まり、1996年「らい予防法の廃止に関する法律」まで、明治から平成に至るまで約90年間続きました。

　この人権侵害的国策に対しては1998年から熊本、東京、岡山の各地裁に提訴されたハンセン病国賠訴訟（らい予防法違憲国家賠償請求訴訟の略称）の熊本判決（2001年）で明らかにされましたが、この国賠訴訟は、島比呂志氏（療養所退所者・作家）の「法曹の責任」(注)の問題提起をうけた弁護士たちの支援によって始まったのでした。

　その結果制定されたハンセン病補償法（「ハンセン病療養所入所者等に対する補償金の支給等に関する法律」の通称、2001年）は、未入所者、遺族、さらには、日本の植民地下につくられた台湾楽生院・韓国ソロクトの両療養所入所者へ適用拡大（2005年）され、さらにハンセン病患者の家族への差別人権侵害に関する訴訟が熊本地裁で2016年に提訴され、2019年に判決が確定されています。

　一方、かかる差別人権侵害の検証や再発防止の検討は、2001年の熊本判決をうけて、原告団と国との基本合意書に基づき、2002年から「ハンセン病問題検証会議」（2005年最終報告書）が、2006年からは「再発防止検討会」（2009年報告書）が開催され、2008年にはハンセン病問題解決促進法も制定されました。2003年に東京地裁に提訴されたのが本件「多磨全生園医療過誤訴訟」（以下、山下訴訟）です。

　2001年、熊本地裁判決で問われた差別人権侵害性は、主に終生絶対強制隔離政策を中心とする制度的問題でしたが、山下訴訟では、原告に

対するハンセン病療養所での医療過誤でした。ハンセン病隔離政策が患者隔離のみならず、結果的にハンセン病医療をも隔離し、療養所医療の貧しさをもたらしたのでした。

　山下訴訟は、ハンセン病療養所の医療の質を問う、歴史上唯一の訴訟なのです。

　医療過誤民事訴訟手続は1998年の新民事訴訟法制定をうけて、東京地裁を始め全国に医療部が設置されて、2000年以降新しい審理方式が採用されました。

　曰く、「計画審理」「争点と証拠の整理手続」「集中証拠調」「鑑定依存型心証形成からの脱却」といわれる審理方式です。

　この迅速かつ充実をめざす審理方式の結果、旧審理方式では3年以上かかっていた1審審理も、山下訴訟は1年9ヶ月で1審を終了することになりました。

　山下訴訟で特筆すべきことは、患者の最善の医療をうける権利の視点に立った2人のハンセン病を担当する専門医（並里まさ子医師、和泉眞藏医師）が証言台に立ち、被告側証人の2人のハンセン病医師（小関正倫医師、石井則久医師）との対決的証人尋問（それまでの日本の医療過誤訴訟約100年の歴史の中では極めてめずらしい「対質尋問」が実施されたことです。

　山下訴訟は、2005年に原告全面勝利判決となり、控訴審において1年後に和解にて終了しましたが、その和解に伴う多磨全生園長所感では療養所医療の質について日本医療機能評価機構による評価を約束させ、ハンセン病療養所の医療の質的改善を図ることになりました。

　1審判決では損害額として7647万円が認定され、原告側の一部請求額5000万円の満額認定になりましたが、賠償金額より療養所の医療の質向上を目的にした原告側は、被告国側の提示賠償金3000万円を了解して、前記の医療の質の向上を優先させたのです。

　本記録は以上のような経過を踏まえて、山下訴訟の支援活動も含めて全過程を歴史に残し、後世に伝えるためのものです。

　なお、私たち法律家が、らい予防法廃止までの約 90 年間の中でとり
わけ戦後の約 50 年間、ハンセン病問題に充分取り組めなかった反省を改
めて表明させて頂きたいと思います。

（註：患者の権利法をつくる会「けんりほう news」48 号、1995 年）

支援者（匿名）から裁判に関わった経緯を聞く

村上絢子

はじめに

　私が初めて国賠訴訟（らい予防法違憲国家賠償請求訴訟の通称）に
関わったときに知ったのは、国が相手なので、何よりも当事者が頑張らな
いと勝てないということでした。とはいえ、ハンセン病裁判の場合、原告
の皆さんは、約 100 年にもわたる隔離政策の下で偏見差別を受けてきた
のですから、表に出られないのは当然です。大半の原告は本名ではなく、
原告番号で闘わざるを得ませんでした。それでも、多磨全生園の医療過
誤訴訟で、山下ミサ子さん（仮名）が法廷に立って被害の実態を証言し
たのは、並々ならぬ決意があったからです。

　提訴する前に山下さんから相談を受けて後押ししたのは、1 人の病歴者
（退所者）でした。彼は入・退所者や市民グループに傍聴を呼びかけて、
常に法廷を満席にして原告を勇気づけました。さらに原告の全面勝訴判
決を受けてから和解に至る過程で、療養所医療をオープンにして、二度と
医療過誤が起きないようにするために、日本医療機能評価機構の受審に
尽力しました。つまり当事者側で支援活動の牽引役を果たした人物です。
原告の勝訴判決が出た翌 2006 年 8 月、彼にインタビューして裁判に携わっ
た経緯について話していただきました。

　以下は、生前、本書に掲載することを承諾していただいたインタビューで、
彼の遺言となりました。

＜支援者（匿名）は語る—亡き療友たちのためにも＞

裁判をするしかない

　山下ミサ子さんの医療過誤裁判を支援するきっかけから話しますと、若い頃のミサ子さんはたいへん快活な、表情豊かな、美しいお姉さんでした。ところが、ハンセン病国賠訴訟の少し前でしたか、多磨全生園でたまたますれ違ったときに、「山下ミサ子です」と名乗られたのですが、全然わからなかった。一緒に来た友だちも、誰だかわからず、ミサ子さんがこのような姿になられたので、ビックリして泣き出してしまったんです。

　二度目にお会いしたのが、国賠訴訟の勝訴後（2001年）です。東日本退所者の会をつくって、桝谷敬悟厚労省副大臣と退所者との面談が設定されて、退所者に陳述書を出せという要請があったとき、いちばん最初にファックスで送ってきたのがミサ子さんでした。それを見た私はびっくりしました。ミサ子さんが全生園の医療の実情をとつとつと書き、「なにがなんでもこれを聞き届けてほしい。多磨全生園から小関正倫先生を早く辞めさせてほしい。この先生がいる限り全生園の皆さんが大変な目に遭う。私のようになってしまう。これは見逃すことはできないから、坂口力厚生大臣、なんとかしてほしい」という意味の直訴文でした。

　私は、これは大変なことになる、これをただの直訴文として、単なる意見書として出しても、秘書の段階とか、その手前で握りつぶされるだけだと思いました。現に療養所の中で医療過誤があって本人が立ち上がろうとしたときに、施設側、あるいは入所者自治会がその人を一生懸命諌めて、「今回は勘弁してくれないか」と押えてきた事実を私はいくつも知っています。これをこのまま上げたのではどうにもならない。

　そこでミサ子さんに、「直訴すれば、もみ消される。自治会を通せば、1人で見殺しにされる。私が見たって、あきらかに医療過誤だから、裁判で解決するしかないと思う。国に謝らせるにしても、小関さんを辞めさせるにしても、真正面からぶつかって裁判をやるしか勝つ道はないよ。そう

17

いう気持ちがあるのなら、弁護士に相談してみよう」と言ったんです。裁判をやるなら、ハンセン病をわかっている先生のほうが良いと思ったから、ハンセン弁護団の内藤雅義弁護士に相談してみました。

　内藤先生は即 OK でした。それじゃあ、話を聞いてみますからということでミサ子さんに電話されました。和泉眞藏先生は知っていましたし、和泉先生は国賠訴訟であれだけの証言をされたのだから、ミサ子さんの裁判では力になってもらえるんじゃないかと思って、和泉先生にじかに頼みに行ったのは、その翌年（2002 年）3 月です。

直訴文は漏れていた

　全生園にはこのことは秘密にしておかないといけないと思っていたんですけれど、じつはミサ子さんはもう、全生園の実態を暴露したファックスを他の人に出していたので、その内容は全部漏れていました。自治会は知っているし、神美知宏さん（全療協事務局長）（注）も知っていた。入所者自治会にも行くと、国賠訴訟原告団にも届いていたので、代表の曽我野一美さんも知っていた。だから「あいつは何をするのか」ということで見ていたと思うんです。当然医局にも行っているはずですから、カルテいじりが始まっていた可能性はあります。医局関係者が、「これは、ひょっとしたらひょっとするぞ。これから何が起こるかわからない」と考えるのは常識じゃないですか。

　内藤先生がハンセン弁護団に相談されたら、東京の弁護団はそんなのをやっちゃいかんという話で、なかなか手がつけられなかった。しかし九州の弁護団はやってもいいんじゃないかという話になった。もちろん徳田靖之先生（国賠訴訟西日本弁護団）にも届いていたわけです。最終的には内藤先生は表に出ないでやることに決まって、その時点で内藤先生が、佐々木幸孝弁護士と川口里香弁護士の 2 人を指名してお願いして裁判が始まったんです。

　2 人はハンセン弁護団でなくて、普通の弁護士ですから、ハンセン病のハの字も知らない。だから「通常の医療過誤として淡々とやります」とい

うことでしたから、「いや、それじゃダメなんです。ハンセン病だったがためにこういったことが起きたわけだし、これは単にミサ子さんだけの問題ではなくて、私の友だち2人も全生園で医療過誤で死んでいる。だから、そういったことも含めてやらなければいけない。彼女が単に誤診されたということで裁判をお願いしているんじゃないんです」と最初から言ったんですが、なかなかピンとこなかったようです。

(注) 全療協：「全国ハンセン病療養所入所者協議会」の略称

国を相手の裁判へ

　内藤先生と2人の弁護士とミサ子さんと私が会って、ハンセン病を基底に置いてやってもらわなければいけないから、「しっかり勉強してください。時効の問題はどうなんですか？　早くやってもらわないと間に合わなくなっちゃうんじゃないですか？」と言いました。証拠保全を早くやってもらいたかったんです。

　提訴したのは、2003年4月23日で、その前年の2月ぐらいに証拠保全をしたのだと思います。証拠保全は、弁護士が療養所に行って、ミサ子さんに関係のある資料や、カルテのコピーを取るんです。世間の常識から考えたら、山下事件は明らかな医療過誤だけれども、ハンセン病の療養所の中で起こったこととなると、そうはいかない。国が相手でしょう。何が過誤なのか。ミサ子さんの病歴から何からずっと関係しますので、保全してから提訴するまで時間がかかっています。

　最初、内藤先生は簡単に済むと考えておられたふしがあります。それは、「山下ミサ子さんを支える会」のニュースレターに内藤先生が、「明らかな医療過誤だから、裁判になるはずはないと思っていた」と書いておられたからです。先生が「この裁判に勝たなければ、何に勝つんだ」みたいな気持ちでおられたことは承知していましたから、そんなに強い気持ちならば、絶対に間違いないと思っていたけれど、証拠保全をした先生が、「これこれのことについて、ちゃんと返答しなさい。善処されたい」ということを園に突きつければ、施設側は「悪うございました」と言うだろう、そ

れで和解が成り立つと思っておられたわけです。本心から楽観視しておられたとは思っていなかったので、あの文章を見て、初めて驚いたというか、えっ！と思ったんです。ところが園長は、「医者に相談してみたら、医療過誤はしていないと皆言うよ」と反論したんです。

ドクターは薬の配達人

いよいよ裁判をしなければいけないということになったとき、賠償金をいくらにするかという話し合いになりました。ミサ子さんは「お金は要りません」と言うのですが、「民事裁判を起こすということは、最終的にお金で決着をつけるという争いなんだから、金額を言わないわけにはいかない」「それじゃ、お任せする」ということで決めた金額が5000万円でした。

私は最初から国側は絶対に呑まない、認めないということを大前提に取りかかっているから、和解という方向に行って欲しくないと思っていました。私はミサ子さんには、「お金で解決したんじゃダメだよ。そうでないとハンセン病の裁判にならないから。ハンセン病裁判にしなければ、なんの意味もない」と。

この裁判が起こってから、厚労省から指示があって、どこの療養所でも関係書類にいろいろと手を入れているようです。ミサ子さんの資料も手を入れられた可能性はあります。ミサ子さんが言うには、入院しているときは、カルテは真っ白だったと言うんですから。ミサ子さんだけでなくて、何人もの人がそう証言しています。私も小関医師の診察を1回受けて、長いこと検査をしてもらっていないから、「菌検査をしてもらえませんか？」と言ったら、「何？ お前はまだらい病か！ そんなものやる必要があるか！」と一喝されてお終いです。「先生、湿疹が出たみたいで、痒いので、これも診てください」と言ったら、「○○という薬を出しておくから、持って帰れ」。ただそれだけですよ。これじゃ、ドクターでもなんでもないですよ。ああ、この人はやっぱりみんなが言う通りで、"薬の配達人"でしかないと。私も確信しました。

私が全生園に入園した、ちょうどそのとき、小関さんが大学を卒業して

入ってきた。丸坊主で、ちょこんと坐っていたんですが、学生なのか、子どもなのか、大人なのかわからないような感じで、ただ坐っているだけでした。一言も言わない。ただその人が、何年か経って白髪頭になっただけですよ。世間から閉鎖された療養所の中にずっといたから、"偉く"なっちゃったんでしょう。ちゃんと治療をして、治して退所させるのが医者の務めだということなんか、これっぽっちも考えていない。それで、入所者に「税金泥棒」だの「座敷豚」だのと言って、豚扱いしているんですから。何人の先生が、患者を治して退所させるために治療をしていたかということです。

亡き療友のためにも

　この裁判は、ミサ子さんを支えて、支えて、支え切った旦那さんがいたからこそ、最後まで続けられたのですけれども、その旦那さんに相談して、ミサ子さんは「恐ろしいけれども、やるしかない。自分のためだけじゃない。何人もの人が死んだのだから、許せない」と、やっと決心したのでした。私も全生園に再発で2回ほど入院したことがありますが、そのときに私の友だちの同級生が2人亡くなっています。私は遺族でもなんでもないので、カルテを開示してもらう術はありませんけれども、あれは間違いなく医療過誤であったと私自身、思っていたので、これはミサ子さんのためだけでなく、亡くなった多くの方々がこの裁判をきっと支援してくれるに違いないと思って、この裁判を初めから応援しました。

相談から提訴まで

内藤雅義 原告代理人・弁護士

医療過誤訴訟の相談を受ける

　私がこの事件の相談を受けたのは国賠訴訟の和解が成立した後に、国

賠訴訟で私が担当した原告で退所者の方から、山下ミサ子さん（仮名）の相談に乗ってくれないかと言われたのがきっかけでした。その方と山下さんと会い、「並里まさ子先生に会ってほしい」と言われ、並里先生と会いました。先生からは「じつは論文もある」という話が出ました。その論文を見せてもらうと、並里先生の単名論文でした。明確には書いていないけれども、どう見ても医療過誤としか思えないことがハンセン病療養所で起こったという趣旨の論文でした。すごく勇気のある論文だなと思ったことを覚えています。

　当時、並里先生は栗生楽泉園の副園長でした。国立療養所の現役の副園長が国相手の裁判で協力してくれるとは、私は思っていなかったのです。ところが「ご協力いただけますか？」と聞きましたら、協力してくださると言うので、「ああ、これはいけるな」と最初に思いました。じつは、その後、並里先生は開業したいと思っておられたのですが、私は残酷にも「尋問、できれば訴訟が終わるまで待ってほしい」と言ったのです。並里先生は、第1審判決まで楽泉園の副園長でした。なんとひどいお願いをしたものだと今さらながら思います。

　そこでカルテを押える手続きの準備として、先生の論文を元にして、私が証拠保全申立書を書きました。

　ところが、当時、統一交渉団（ハンセン病国賠訴訟原告団・全国ハンセン病療養所入所者協議会・ハンセン弁護団）では、厚生労働省と交渉をしていて、全生園を含む療養所当局との協力の問題がいろいろとありました。療養所を被告とする裁判で、ハンセン弁護団そのものが表に立つのは望ましくないのではないかという話になりました。そこで、私自身も団員であった東京の医療問題弁護団に事件担当を依頼し、ハンセン病については若干知恵を出しつつ、私自身は後ろに引きました。このようにして患者の権利が療養所の中で守られるようにという趣旨で医療弁護団に事件を回し、ハンセン病というより通常の医療過誤の事件として本件は始まりました。そこで医療弁護団の佐々木幸孝弁護士と川口里香弁護士が担当して、2002年2月に証拠保全をしてカルテを押えました。

和泉眞藏先生に相談

次いで、並里先生ともう1人、国賠訴訟でも原告のために動いていただいた和泉眞藏先生に相談させていただきました。2002年6月でインドネシアに出発する直前でした。和泉先生の口から全生園の本当にひどい話が出ました。和泉先生の著書『医者の僕にハンセン病が教えてくれたこと』（CBR刊）にも書いてありますけれども、先生は、この事件の当時、全生園のとなりにある国立多摩研究所の生体防御部長でした。そこに全生園で亡くなった方の病理標本があったので、病理標本を見たら1980年代の後半に、普通に社会で生活していても、どんなに悪くなったとしても、らい菌がこんなに多くなるはずがないという量のらい菌を持った患者さんがいたという話をされました。それと山下さんの事件が結びつきました。和泉先生も「協力します」と言ってくださいました。インドネシアに行かれる和泉先生にカルテを送り、意見書を書いていただくことになりました。

全生園との交渉

カルテに基づいて佐々木幸孝、川口里香両弁護士が全生園と交渉を始めました。普通であれば、並里先生の単名の論文もあるし、和泉先生の話も聞いて、これだけひどい事件ですから、園が過誤を素直に認めて、すぐ終るかなと思っていたのです。ところが国は、「いや、本人が病院に来なかったんだ。診療を拒否したんだ」と言ってきました。何年間も何もしないで、むしろ悪化させる薬を投与しておいて、「患者が診療に来ないからだ」なんて言えるのか。実際には園に行っても悪くなるばかりだし、本当にひどい状況が当時の園の中にあったので、彼女はいたたまれなくなって、家に戻っていたりしていた経過を無視していたのです。

訴訟の関与と提訴へ

国の対応から訴訟をやらざるを得ないということになり、訴訟に私も参加することを決意しました。並里先生と和泉先生の話を踏まえ、東京のハ

ンセン病国賠東日本弁護団に「私は代理人をやりたい」と話して了解を得ました。それが 2003 年 1 月末でした。その後押しをしたのは、訴訟を前提にして、意見書に署名をもらうために和泉先生に送った意見書案に付された手紙に書かれた、次のような言葉でした。「1 人の被害者を守れないで何が国賠訴訟か、と言いたいと思います。多数者のために、あるいは力のある人のために少数者を犠牲にして顧みなかったのが日本型隔離政策でした」。

　このような経過から、私自身も第 1 審から関与することになりました。そこで、もともと代理人であった佐々木幸孝弁護士と川口里香弁護士に加えて HIV 弁護団、そして医療問題弁護団の事務局長でもあり、ハンセン弁護団員でもあった鈴木利廣弁護士も代理人に加わってくれました。このようにしてどちらかというと、ハンセン病の事件というより、医療過誤の事件として訴訟を進めることになりました。鈴木利廣弁護士には、その後、医療過誤訴訟のベテランとして、「対質」の方針など、いろいろ教えていただきました。

揺れ動く山下夫妻の気持ち

　ところが、訴訟提起直前の 2003 年 3 月、原告（山下ミサ子さん）とそのお連れ合いから、裁判をやめたいという申し出がありました。お連れ合いは原告が全生園の治療で悪化した当時、一緒に園に行き、主治医を並里先生に代える交渉をしており、お連れ合いがいなければ、全生園の間違った医療で命を落としていたかもしれません。でも、周囲からは「国相手の裁判は勝てない」と言われたり、今後原告が全生園で受けざるを得ない医療を考えると大変だという話でした。お連れ合いは、原告のことを心配したのだと思います。そこで、原告ご夫妻、そして訴訟のきっかけを作った退所者の方と私の 4 人で話し合いをしました。私は、並里先生のみならず、和泉先生も協力をしてくれるということから、絶対勝てるという話をしました。原告は、この事件を亡くなった人たちのためにするという意思をもっていたし、全生園を知る退所者の方も、同じ気持ちでした。そ

の話し合いの結果、訴訟提起をすることになり、4月に提訴となりました。

　なお、訴訟提起の直前に、この医療過誤事件が起こった当時、全生園長であった成田稔先生にも訴訟を提起する話をしました。私は、国賠訴訟では、成田先生の陳述書を作成した関係でしたし、今回の訴訟では成田先生への批判もすることになるから、挨拶をしておいた方がいいと考えたからです。

　さらに提訴をすると、今度は、並里先生が月に1回全生園へ来てやっていた診療支援が中止になりました。提訴のきっかけを作った方を含む退所者を中心に、全生園長へ再考を要請したのですが、受け入れられませんでした。そのため、草津にある楽泉園まで診療を受けに行った退所者もいました。

　このような経過の中で訴訟が始まりました。

訴訟当時の主治医からのメッセージ

国立療養所栗生楽泉園副園長　**並里まさ子**

山下ミサ子さんを支える会の皆様へ

　必死の思いで立ち上がった原告（山下ミサ子さん）のケースは氷山の一角であるにもかかわらず、彼女に続くことのできる人は皆無と思います。

　原告は、私が全生園で9年間に診て来た患者さんのほんの1例です。

　彼女は理解ある夫や多くの友人に恵まれ、勇気を持って立ち上がるだけの条件が揃っていました。しかし家族を支え、ひっそりと社会生活をしている人たちが訴訟を起こすなど、決してたやすいことではありません。子供がいるつつましい家庭をご想像ください。彼らの多くは、50代、60代です。DDS単剤時代に治った人の再発は、珍しいことではありません。その時東京近辺に住んでいたら、全生園に行かざるを得ないでしょう。その後の経過は、山下さんの経過を知ればどのようなものであったか、容易に想像できると思いますが、それは悲惨なものでした。

　内緒で全生園に通うだけでも大変なのに、何年通院しても治る治療を受けていない人たちは、主治医交代後、一からやりなおさなければなりません。また当時40代の患者さんは、長期間入院中に、何の有効な治療も受けず、らい反応に苦しんでいました。治療が遅れると、その分らい反応は重度になります。山下さんの場合も、主治医交代以後のらい反応は、すさまじいものでした。ご本人も私も、一緒に苦しんで、2年間外来通院を続けてもらい、3年目頃に、やっと仕事に復帰できました。

　それら1例ずつの詳細を、知っていただきたいです。しかし彼らが原告に立てる条件は皆無です。

　療養所内の医療過誤問題は、いま差し迫っているということを皆さんで捉えていただきたいと思います。最も中心となっていただくべき療養所自治会の方々、退所者も含めて全療協の方々に、時間がないということをもう一度思い出していただきたい。とくに裁判が進行する中で、問題の重さ

がこれほど明らかになっているのに、自治会は終始一貫国側の立場です。この人たちの支えがあったら、この問題はもっと早く解決したのではないかと思うのです。

　ハンセン病学会の中でも、同じことが言えます。私がハンセン病学会の臨床部門の中で、毎年全生園での医療問題を訴えてきましたけれど、いまだにハンセン病学会からこれについてご意見をいただいていません。表沙汰にしたくないということかと思います。

　皆さん高齢になられて、いま解決したい問題が、しかもできるはずの問題がたくさんあるのに、時間がありません。残念です。

　私は草津の栗生楽泉園に転職した後も、しばらく全生園に診療援助に行っておりました。ところが、2年ぐらい前に診療禁止になりました。そしてそのころにこの裁判の問題が始まりました。いま全生園の中にどのぐらい問題があるかというと、まったく闇の中です。あれから3年、さらに時間が経っています。ハンセン病は慢性の疾患ではありますが、再発例も含めて早期発見、早期治療が何よりも大切なのです。時間が経過する間にどのくらいの犠牲者が増えていくのか、想像に余りあるものがあります。

　療養所での医療過誤裁判では、山下ミサ子さんが、おそらく最初で最後の原告です。これを葬っては、あの巨大な密室（閉鎖されたハンセン病療養所）は永遠に闇に閉ざされます。

　いま支援者の方々から、この機会を次の行動の原動力にしようとのありがたいメッセージをいただきました。

　我々はどのような戦略が取れるのか、皆様のお知恵を拝借させてください。

本書を出版する理由

編著者一同

　本書は、日本で唯一ハンセン病の医療過誤が司法によって裁かれた全生園医療過誤訴訟について、原告である山下ミサ子さん（仮名）が東京地裁提訴に至った経過、勝訴判決を得た後、国が控訴して東京高等裁判所での和解に至るまでの経過、訴訟を支えた支援者の気持ちや活動、そして和解後の成果と残された課題についての記録です。

　原告の山下さんが勝訴・和解した後の2015年、関係者全員で相談して、記録を正式に出版することが決まりました。山下さんは、本書の出版を望み、裁判資料（陳述書、尋問調書等）の掲載に同意していました。諸般の事情で記録の完成が遅くなりましたが、その間、折に触れて山下さんと連絡を取った際には、日常生活などについてごく普通の会話ができましたし、2021年7月ごろまでは出版の話にも応じてくれていました。

　ところが、同年秋、急に山下さんが私たちを避け、出版について触れたがらなくなりました。理由は推測するしかないのですが、高齢（84歳）で一人暮らし、コロナ禍で友人との交流が途絶えた中で暮らしていたからでしょうか、連絡しても拒絶され、現在まで出版の最終的な同意を得られていません。

　本書は、ハンセン病療養所で起きた医療過誤事件の被害者、山下さんの法廷闘争の記録です。さらに、全生園では同様の事件があったにもかかわらず、山下さんに続く病歴者が現れなかったために、日本のハンセン病の歴史の中で、病歴者が医療過誤で国を訴えて勝訴した唯一の貴重な記録であり、後世のためにも残すべき大切な資料であり、社会的意義の大きな出版です。

　とはいえ、山下さんの同意を得られないまま出版して良いのか、プライバシー（憲法第13条）の侵害にならないかなどについて、編著者の間で長時間かけて議論を繰り返しました。その結果、山下さんのプライバシーに慎重に配慮した上で執筆・編集し、出版することには、大きな社会的

意義があるという結論に達しました。

　山下訴訟は、療養所を設置してハンセン病医療を一般医療から隔離した国の誤った政策を糾弾して、国に過失を認めさせた唯一の医療過誤訴訟です。療養所も医療機関ですから、当然医療過誤はありますが、民事訴訟として争われたことはこれまで一度もありません。山下さんは、自分が受けた被害の賠償だけでなく、療養所医療の改善向上を求めてあえて提訴に踏み切ったのです。その志の高さと勇気は賞賛に値しますし、決して歴史の中に埋没させてはならない事実であり、ハンセン病に対する偏見・差別の解消に役立つ出版です。さらに付け加えるならば、勝訴・和解の結果、全国のハンセン病療養所で医療機能評価機構の評価が行われ、入所者の命に直結する療養所医療の向上が実現しました。

　本書の出版について、現在のところ山下ミサ子さんの意思は明確ではありませんが、法律家、ハンセン病専門医、フリーライターの立場で、長年ハンセン病問題に取り組んできた編著者は、本訴訟について広く知ってもらうことが、国民のハンセン病問題についての理解を深め、ハンセン病差別のない社会の実現を目指す被害当事者だけでなく、全ての関係者にとって必要であると考え、編著者の責任において出版することにしました。

　本書の出版によって、山下さんがいささかも生活上の困難に直面しないよう、編著者一同切に願っています。

第Ⅱ部

被告国と闘う

［訴訟編］

第1章　提訴から尋問まで

　2003 年 4 月 23 日、訴状を東京地方裁判所に提出し、訴訟が始まりました。東京地方裁判所では、医療過誤事件は、医療集中部で審理されます。全生園医療過誤事件は、医療集中部である民事第 30 部で裁判が進められることになりました。

　提訴した理由を原告は次のように語っています。「自分をこんな姿にした主治医を許せなかった。でも医療も生活もすべて管理する療養所に対して、入所者が批判の声を上げるのは難しい。だから、退所して外で暮らすようになった自分が訴えることで、療養所の医療面と生活環境の現状を変えたかった。後遺症の治療で今後、多磨全生園に戻る可能性もあるけれど、覚悟を決めて裁判を起こしました」。(村上記)

****

1　全生園医療過誤訴訟の概略

内藤雅義

　原告は、ハンセン病（らい腫型、LL）を発症し、15 歳の時に鹿児島県の星塚敬愛園に入所したのち、御殿場市にある神山復生病院に転院して、1970 年の 32 歳の時、退院して社会復帰しました。退院後は、東京都東村山市にある多磨全生園に通院して再発防止のために DDS（プロミンと同じスルフォン剤で、内服薬）をもらって服用していました。

　ところが、1981 年にハンセン病の初期症状である「ビリビリする」など

の神経症状が顔に現れました。全生園の担当医師（小関医師ら）は、症状の原因を明確にして根本治療をすることなく、1981 年から 1992 年までの長きにわたって誤った治療をしたために、原告は顔面、手、足に不可逆性の変形を伴う重篤な障害と、ほぼ全身の知覚麻痺、発汗障害、頭髪の脱落による 1 級の後遺症を被ったという事件です。

　本件で争点となったのは、次の点です。

① 　被告の過失 – 各期の過失とその背景

　　原告は、被告診療所（多磨全生園）の過失を 3 期に分けて主張しました。

　　第 1 期（1981 年 6 月頃から 1985 年）は、再発と診断するまでの時期です。

　　第 2 期（1985 年後半から 1990 年 8 月）は、被告の主張でも再発が確定した後、治らい剤（抗ハンセン病薬）であるクロファジミンを投与するまでの時期です。

　　第 3 期（1990 年 8 月から 1992 年 10 月頃）は、クロファジミンの投与を開始してから、原告の担当医が並里医師に代わるまでの間になります。

　　各期の過失についての双方の主張の相違は、以下の通りです。

　　第 1 期については、原告が「再発を疑い早期に確定診断をして多剤併用療法の基礎に従った治らい剤を投与すべきである」と主張したのに対して、被告は「当時は、神経症状が現れたときは、治らい剤の投与を中止して、プレドニン等のステロイド剤を投与すべきであるとされていた」として過失を否定しました。

　　次に再発が確定した後の第 2 期については、原告が「治らい剤を多剤併用療法の趣旨に従って投与すべきだ」としたのに対して、被告は「らい反応が認められるので、その場合には、それが落ち着くのを待って治らい剤を投与すべきであると考えられていた」として、ここでも過失を否定しました。

　　第３期については、原告がクロファジミンの単剤投与では不十分であるとしたのに対し、被告側は、らい反応を抑えるためにはやむを得ないとしました。

　　被告療養所の問題点は、世界で免疫学の進展に伴い確立されていた原因（らい菌を排除する）療法ではなく、現れた神経症状に対する対症療法に終始する姿勢でした。もう一つは、国際的に、らい菌に対する治らい剤に耐性菌の出現が再発の原因となっているという認識があったのですが、全生園ではこのような認識が欠如していました。

　　このような対応になったのは、ハンセン病医療そのものが療養所に隔離され、ハンセン病を後遺症なく原因から治療して、患者を社会内で暮らせるようにするという視点が欠けていたため、目先の症状にだけ対応したということが背景にあります。

② 全生園の状況と担当医師の態度

　　以上のような過失とともに、被告側は、原告が治療に来なかったために治療ができなかったという主張を繰り返し、責任を原告に転嫁しました。しかし全生園では、対症療法により多くの患者が重篤化して、死亡、さらには、それを苦に自殺した入所者がいました。また、小関医師によるセクハラ・暴言等が存在していました。原告は、これが嫌で全生園での入院治療を躊躇したのです。

　　なお、原告側証人の２人の医師が、原告に行われる治療は通院治療が十分可能であると主張していたことを付け加えておきます。

③ 時効について

　　損害賠償請求権の消滅時効については、国がハンセン病医療を独占する中で、国に損害賠償を請求することは非常に困難であり、そのことを踏まえれば、被告の消滅時効の主張は、権利乱用であると主張しました。

2 原告の訴え

（1）［訴状］ 2003 年 4 月 23 日提出

訴　　状

2003 年（平成 15 年）4 月 23 日

東京地方裁判所　民事部　御中

原告代理人弁護士　　　　佐　々　木　幸　孝

同　　　　　　　　　　　川　口　里　香

同　　　　　　　　　　　内　藤　雅　義

当事者の表示　別紙当事者目録記載の通り。

損害賠償請求事件

訴訟物の価格　金 5000 万円

帖用印紙額　　金 21 万 7600 円

請　求　の　趣　旨

1. 被告は原告に対し、金 5000 万円及びこれに対する本訴状送達
   の翌日から支払済みまで年 5 分の割合による金員を支払え。
2. 訴訟費用は被告の負担とする。
3. 仮執行宣言

請　求　の　原　因

第1　当事者

1　被告は国立ハンセン病療養所多磨全生園（以下「全生園」という）
　　を開設している。

2　原告は、ハンセン病の元患者であるが、1981 年頃からハンセン
　　病が再発し、再発後の多磨全生園における治療が不適切であっ
　　たため、症状が悪化し、顔面、手指、下肢等にハンセン病の

　　後遺症を残している。

第2　ハンセン病について

　1、ハンセン病の病像

　(1)　ハンセン病は、結核菌と同様の抗酸菌であるらい菌による慢性
　　の感染症である。らい菌の増殖により直接に組織破壊を来し、
　　或いはらい菌に対する生体の免疫反応により2次的に組織破壊
　　を来したりする。
　　　らい菌は細胞内寄生菌であって、これに対する人体の防御はT
　　リンパ球による細胞性免疫が担っており、らい菌に対する細胞
　　性免疫の強弱によって病型が分かれる。
　　　すなわち、I群、T型（TT型）、B群（BT、BB、BL型）、L群（LL
　　型）である。

　(2)　らい菌は、結核菌と異なり、神経細胞に対する親和性がある。
　　そして、ハンセン病では、神経病変と皮膚病変が主たる症状で
　　あるが、眼、男性生殖器等への浸潤も来しうる。

　(3)　ハンセン病は、慢性に経過する疾患であるが、治療中・治療開
　　始後、時に初診時に既に急性・亜急性の症状を呈することがあ
　　る。らい菌抗原（死菌によるものを含む）に対する免疫反応であり、
　　この症状を「らい反応」と呼ぶ。らい反応はときに不可逆的な
　　後遺症を残すことがあるので、早期に発見し、早期に治療する
　　ことが必要である。その中には、B群における境界反応（リバー
　　サル反応とも言う。）とLL型ないしBL型に起こるらい性結節
　　性紅斑（ENL、患者の間では「熱瘤」と呼ばれていた。）がある。

　(4)　らい反応以外にも、らい菌の浸潤による組織破壊があり、LL
　　型の場合、未治療で放置した場合、左右対称性に徐々に進行す
　　るacral distal symmetric anesthesia（末梢部より左右対称性
　　に進行する麻痺）と称される障害がある。

　2、ハンセン病の治療法

(1)　ハンセン病の治療は、早期に発見し、障害を残さないように治療を図ることが、とりわけ 1940 年代にスルフォン剤による治療が出現した後の国際的な治療の原則であった。

(2)　スルフォン剤の投与は、当初プロミン等の静脈注射から開始されたが、1950 年代には DDS と呼ばれる経口投与の可能な内服薬が広く用いられるようになり、世界的には通院外来治療が主流となった。ただ、服薬の管理を誤ると耐性菌の出現を招くことがある。

(3)　そこで、世界的には、静菌作用を有するスルフォン剤のみの単剤投与から殺菌作用を有するリファンピシンの投与、そして、その併用、更に 1980 年代初頭には、DDS、リファンピシンとともに、Ⅱ型らい反応に抑制作用を有する B663（クロファジミン）も含めた 3 剤による多剤併用療法（MDT）が提唱され、薬剤耐性の出現を抑えた非常に有効な治療法となった。

なお、クロファジミンについては、皮膚に色素沈着が認められるという弊害がある。

(4)　らい反応については、ステロイド剤の投与や、サリドマイドの投与をするが、らい反応の出現を理由に治らい剤の投与を差し控えることはしないのが、治療の大原則であった。それは、治らい剤の投与をしないと、らい菌が増殖し、むしろ障害が悪化するからである。

第 3　原告のハンセン病治療の経緯

　1、　今回の再発まで

　　原告は 9 歳の頃（1947 年）ハンセン病の初発症状としての皮疹が背部に認められた。

　　その後、15 歳の時（1953 年）にハンセン病と診断され、1953 年から 1963 年まで鹿児島の国立らい療養所星塚敬愛園で治療し、その後、静岡県御殿場市にある私立療養所神山復生病院

で DDS 及びその誘導体による治療中にらい菌が陰性化し、寛解状態に至った。そのこともあって 32 歳の時（1970 年ごろ）には神山復生病院を退院し、その後は、全生園（但し、当時の名称は「国立らい療養所多磨全生園」）に通院し、1 〜 2 ヶ月に 1 回の割合による定期検査と DDS の交付を受けて経過観察をしていた。ちなみに、この通院時には、顔面の神経障害は認められていなかった。

2、再発後の治療経過（甲 1）

（1）ところが 1981 年 8 月頃、すなわち、神山復生病院退院約 11 年後に、顔の膨脹感と違和感が出現した。

翌年には、眼瞼が垂れ下がる兎眼の症状が出現し、ステロイド剤であるプレドニゾロンが投与されたものの、効果は認められなかった。

1985 年にはほぼ全身に、紅色の皮疹が出現し、その後 1986 年の菌検査により陽性となった。

この頃、高度の兎眼と前額部、上口唇の運動障害が出現し、プレドニゾロンが再投与され、その後、1991 年まで継続投与された。DDS は、1986 年後半より中止となり、以後 4 年間治らい剤は投与されなかった。この間、特に急激な表面上の悪化は見られなかったが、体表面の知覚の相当程度が失われてしまった。1990 年になって、らい結節が多発し、頭部の脱毛が見られた。そこで、同年 5 月〜 6 月頃に全生園の病棟に入院し、同年 8 月からはクロファジミンによる単剤投与が開始され、これが 2 年継続した。その結果、投与 4 ヶ月目よりクロファジミンによる色素沈着を認めた反面、結節は多少減少傾向を認めた。しかし、その後 ENL が出現し、サリドマイドが投与された。

（2）原告の主治医は、通院当時から小関正倫医師であったが、入院後も一向に改善傾向が見られなかったために全生園の医師であ

る並里まさ子医師に相談したところ、並里医師は、国立らい療養所邑久光明園の園長原田医師を紹介してくれ、その診察を受けた。原田医師の診断により、入院当時と変わらない菌指数を示していることが分かった。そして、クロファジミンの単剤投与等、全生園の治療の問題点が指摘された。そこで原告は当時の全生園副園長の村上医師に申し入れて、担当医を小関医師から並里医師に代えてもらった。

(3) 1992 年 11 月頃主治医が小関医師から並里医師に代わった。並里医師が代わった当時の原告の症状は、以下のとおりである。

①全身に知覚鈍麻が認められ、特に顔面（結膜、口唇を含む）では完全に知覚が消失していた。

②顔面表在筋の大部分が麻痺し、常時流涙、流涎が見られる。

③左手関節の尺側掌屈障害、全指趾の屈曲、短縮、変形が見られ、指節関節の多くは動かなかった。

④慢性の虹彩炎と、角膜炎を認めた。

(4) 並里医師に代わった後、リファンピシン、オフロキサシンの 2 剤投与に切り替えたところ、ENL が出現したが、その後、1994 年頃には、症状が著しく改善し、1997 年に退院し、現在に至っている。

第 4　被告国の責任

1、　原告に DDS を継続投与していたにもかかわらず、ハンセン病の再発症状が認められたのであり、世界的には、耐性菌の出現を抑える多剤併用療法（MDT）が標準的な治療として確立していたのであるから、担当医師としては症状を把握して効果的な治療薬の選択を行うことにより症状の悪化を防ぐべき注意義務があった。ところが、原告の担当医である小関医師は、適切な治らい剤の投与を行うべき注意義務を怠ったため、らい菌が体内で増殖し、その結果、らい菌そのものによる組織破壊と、らい

菌の増殖放置によりもたらされたらい反応により、原告の手足や顔面等に重度の後遺障害をもたらしたものである。この場合、小関医師の過失は以下のとおり、3段階の時期に分けて指摘できる。

(1) まず、第1期は、1981年6月に神経症状が出現してから、1985年に皮疹が出現するまでの時期である。

当時、DDSを含むスルフォン剤の単剤治療による再発が国際的に強く指摘されていたのであるから、神経症状が出現した場合には、再発を疑い十分な検査を行って診断を確立すべきであった。特に、顔面の膨脹等を訴え、眼瞼下垂が出現した時点で、再発が十分に疑われたのであるから、再発か否かの診断を行い、適切な治らい剤を選択して投与を行うべきであるのにこれを行わなかったものである。仮に万が一再発ではないとしても、投与されたプレドニンの投与量が1日僅か15mgであり、短期間しか投与していないために長期の治療を要したものであり、治療としての効果を欠いたものであった。

(2) 次の第2期は、皮疹の出現した1985年から1990年までの期間である。この時期には明らかに再発が認められるのであるからより十分な治らい剤、とりわけ、耐性菌の出現を考慮した多剤併用療法による治療を行うべきであるのに、漫然とDDSの投与を継続した後、1986年後半以後は、DDSの投与を中止して、免疫抑制剤であるプレドニンのみを4年間にわたって投与するという治療を1990年まで継続した。

その結果、原告の免疫力は低下し、体内でらい菌が増殖して結節が多発し、らい腫型（LL型）へ移行してしまった。

(3) 次の第3期は、1990年にB663（クロファジミン）の単剤治療を行い、1992年11月に、原告の治療を並里医師に引き継ぐまでの期間である。B663は、治らい効果が弱く単剤投与では、とりわけLL型の治療には向かないとされていたにもかかわらず、

　　　　その投与を継続したものであり、その結果、障害が悪化した。

2、　ところで、並里医師に代わる前の原告の担当医である小関正倫
　　医師は、医師になって後、ほぼ一貫して全生園において、ハン
　　セン病治療に従事して来た。日本では、1996 年にらい予防法
　　が廃止されるまで基本的に、被告国がハンセン病医療を独占し
　　てきたのであるから、本来であれば、ハンセン病療養所のハン
　　セン病専門医は、最新の知見を常に学習すべきであった。
　　ところがらい予防法によりハンセン病医療が孤立し、他から批
　　判を受けることなく漫然と旧態依然たる医療が行われることが
　　あった。その典型が本件である。

3、　全生園の医師である小関医師の原告に対する治療が、患者に最
　　新の知見による治療を提供する義務に反していたことは明らか
　　である。

第5　原告の損害

1、　原告は神山復生病院を退所した後、社会内で勤務し、1981 年
　　に顔面の神経症状が出現した後にも、就業していたが、症状が
　　悪化して、1982 年年以後、全生園での入所治療を余儀なくされ、
　　その結果、事実上就業ができなくなった（なお、ハンセン病療
　　養所では、入所と入院とは異なる概念であることに注意を要す
　　る）。

2、　原告の症状及び障害は、1992 年 11 月頃に並里医師に引き継い
　　だときの状況が最悪であり、その後、一部回復したものの両手
　　足等に重大な神経運動機能障害を残しており、後遺障害は、併
　　合 1 級に相当する。
　　即ち、両手指の機能全廃として、4 級となり、これに、両下肢と
　　もに著しい運動機能障害（下肢で 10 級）があり、その併合等
　　級は 9 級であり、これら両手足の併合等級は 3 級となる。これ
　　に、顔面醜状 7 級を併合すると 1 級となる。また、これに両眼

の瞼に著しい運動機能障害を残すものとして11級がある。なお、現在もハンセン病そのものは治癒したものの、後遺障害は悪化する可能性が少なくない。

3、　ところで原告は、1981年以後、概ね症状が固定した1997年までの休業損害を計算し、これにそれ以後の逸失利益を加算すべきものであるが、原告は以下のような控えめな計算をする。

　　　即ち、一番症状が悪化していた1992年には既に1級の後遺障害が出現していたとして、平成4年当時の賃金センサス女子労働者産業計企業規模学歴計の50歳〜54歳の平均賃金329万6100円に、当時の年齢54歳から67歳までの13年のライプニッツ係数9.3936を乗ずると、3096万円余となる。

4、　他方、後遺障害慰謝料は2800万円を下らない。

5、　そこでこれらの合計額の内、5000万円及び本状送達の翌日から支払済みまで民法所定の年5分の割合による遅延損害金の支払を求めて本訴に及ぶ。

　　　ちなみに、1981年から1992年までの休業損害及びこの間の入通院慰謝料、入院雑費は請求していないし、更に後遺障害から考えて将来介護料の請求が可能であるが、これもしていない。

　　　なお、本件の原告は元ハンセン病患者であり、家族等の関係から仮名によることを望んでおり、裁判所が裁判における表示にあたり仮名によることを許可されるのであれば、「山下ミサ子」という名前によられたい。

****

（2）第 1 回口頭弁論

期日　2003 年 6 月 19 日、午前 10 時〜 10 時半

東京地方裁判所

　日本の裁判所に提訴した一般の事件では、訴状や答弁書を「陳述する」
と言うだけで、それらを全部読んだとみなされますので、特にまとめて述
べることはありませんが、裁判によっては、法廷で原告や弁護士が意見を
述べることがあります。この全生園医療過誤事件の第 1 回の公開の口頭
弁論では、原告は傍聴人の前で次のような意見陳述をしました。（村上記）

****

平成 15 年（ワ）第 8896 号事件

2003 年 6 月 19 日

東京地方裁判所　民事 30 部　御中

陳 述 書

山下ミサ子（仮名）　原告

一、私は、全生園におけるハンセン病の治療の間違いのために、今ご覧
　　になっているような顔になり、体中に麻痺が出てしまいました。

　　　このような私が、現在、一番不安に感じているのは今後の医療の
　　ことです。私は、昨年多磨全生園を退所しましたが、病気の発覚を
　　恐れ全生園以外の病院に通う勇気がありません。一つは、一般の病
　　院でハンセン病がどう思われているのか不安があり、ハンセン病にか
　　かったとなかなか言えないことです。しかし、それと同時に他の一般
　　の病院では、ハンセン病から起こる様々な知覚障害や運動障害を理

41

解してもらえないからです。例えば、足に感覚がないために足裏にできる豆やタコを放置すると、たちまち悪化して壊死状態の裏傷という障害ができやすくなります。そのために定期的に足の豆やタコを削る必要があるのですが、こんな簡単なことでも、実は修練が必要なために、ハンセン病療養所以外の一般病院ではなかなか出来ないのです。

　それにもかかわらず、何故、私が敢えて全生園を相手に訴訟を起こしたのかについてこれから述べたいと思います。

二、私は、今から30年ほど前に、静岡県にある私立の療養所を退所しましたが、そのときには、知覚麻痺が部分的にはあったものの手足の感覚は大部分残っていました。したがって異常があればすぐ気づくために裏傷の心配もありませんでした。仕事も普通にしていたのです。

　ところが、全生園で治療を受けている内に悪くなっていきました。そして1990年に入院してから症状は一層悪くなってしまったのです。入院後、投与されている薬（プレドニン）を飲んでいると、他の患者さんから、その薬を飲むと悪くなると言われました。そこで、そのことを主治医の先生に話をしても一切取り合ってもらえず、説明もしてもらえませんでした。むしろ、先生からは、「そのうち顔がベロンベロンになるぞ」とまで言われたのです。

　私はこのようなことから、全生園での毎日が不安で仕方がなかったのです。

　しかし、それでも私には、他に行くところがありませんでした。

三、私の病気が非常に悪くなったとき、幸い色々な偶然から、主治医を代えていただくことができました。もし、このとき主治医が代わっていなければ、間違いなく失明していたと言われています。しかし、私を救ってくれた先生は転勤となり、今、全生園にはおられません。そして、入所している患者は、他の園での治療を受けるには主治医の承諾が必要です。

四、このようにして幸い私の目や命は救われたものの顔は醜くなり、そして、

身体は不自由になってしまいました。

　次のようなことがありました。丁度、全生園で主治医の先生が代わった頃のことでしょうか、以前私が入所していた鹿児島の星塚敬愛園の入所者が 10 人くらい全生園を訪れてきたことがありました。そのとき、私が全生園にいるということで挨拶にきたのですが、その人達は、私に気がつかないで通り過ぎてしまうのです。私が声をかけ、そして、私の声を聞いて、やっと私だと分かったのです。そのときそこに居た人は皆泣きだしてしまいました。私は、そのときまで病気の進行で顔が変わっていくのを知っていたため恐くて鏡を見ていなかったのですが、そのとき、自分が如何に変わってしまったのかを思い知らされました。それから、半年ほど後に鏡を見たときのことは言葉で言い表せません。もう、二度と療養所の外へは出まい、人にも会うまいと思いました。でも、代わった主治医の先生に励まされ、少しずつ元気を取り戻していきました。

五、私は、ハンセン病国家賠償訴訟の原告となり、勝訴によって自分に少し自信が持てるようにはなりました。昨年の 4 月には全生園を退所しました。また、このような顔になってしまったことから、私がハンセン病であることを知っている妹にもずっと会えないでいたのですが、最近、漸く、妹の娘にこの顔を見せて写真を撮って見てもらうことができました。しかし、それでも、通りすがりの人から「変な顔」とか「お化け」と言われることがあり、そんなときは落ち込みます。

　私も女です。おしゃれやお化粧も大好きでした。しかし、今では髪が抜けてパーマをかけることもできません。そして化粧品を持っているのですが、お化粧もできません。

六、今日、たくさんの方が傍聴に来ていただいています。その中には、多くのハンセン病療養所退所者の方がいらっしゃっています。それは、この裁判が、私だけの裁判ではなく、退所者の方々の医療の問題にもかかわっているからです。入所者の方は療養所で暮らしているため、なかなか療養所相手の裁判に傍聴に来るのは困難です。しかし、

　それでも、入所者を含む多くの方々がこの裁判に注目をしていることをご理解下さい。この裁判を通じて、ハンセン病療養所に入所中の方々も、そして療養所に治療に通う退所者の方々も、療養所に対して、おかしいことはおかしいと言えるようになり、ハンセン病の既往者が、ハンセン病本病を含め安心して医療を受けられる体制ができることを、強く希望して私の意見陳述を終わります。

＊＊＊＊＊＊＊＊＊＊＊＊＊＊＊＊＊＊＊＊＊

3　双方の主張と争点

解説　内藤雅義

　本件で公開の法廷で口頭弁論が行われるのは第1回だけで、その後は、非公開の手続きである「争点整理」（準備手続）に移りました。準備書面によってお互いの主張をやり取りする争点の整理です。原告と被告はお互いにどの点の言い分が違うのか、つまり、どの点が争点となっているかを整理して詰めます。

　このように争点整理をした上で、争点について、証拠に基づいて裁判所が判断（判決）を言い渡すというのが裁判の構造となっています。

　裁判所でこの争点についての判断の基礎となるのが、「証拠」です。

　証拠としては、大きく分けて、「書証」と「尋問」があります。書証については、裁判以前から存在した記録（カルテなど）や専門的医学文献とともに、専門的に医師が作成した意見書、さらに事実を述べた陳述書などが提出され、これらを前提に尋問が行われます。

　書証は、争点整理手続きで提出され、争点整理をする際の基礎ともなります。

　このようにして、争点整理手続きは、一つには、裁判所がお互いの主張で争点となっている点を明らかにするとともに、これと合わせて書証の提出がなされ、その後行われる公開の法廷における尋問の必要な範囲を決める意味を持っています。

4　証拠

　証拠は、前記 3 で述べたとおり書証と尋問です。本件のような民事訴訟では、原告が提出する書証は甲号証、被告が提出する書証は乙号証とされます。そして、東京地方裁判所における医療過誤訴訟では、診療経過に関する書証を A 号証、医学的知見に関する書証を B 号証、損害に関する書証を C 号証として分け、番号が付けられます。

　たとえば、原告の提出した医学的知見の書証の 7 番目のものは、甲 B 第 7 号証とする等です。

　双方が提出した書証については、証拠説明書が提出され、ここに書証の概略が示されます。

　これら書証については、資料編（p358 ～ 365）をご覧ください。

　本書では、裁判所に提出された証拠のうち、原告の陳述書（甲 A1 号証）、並里医師の陳述書（甲 B 第 18 号証）と和泉医師の意見書（甲 B 第 6 号証）を、次項に掲載しています。なお、被告側の医師の陳述書としては乙号証（抄録）を資料編に掲載しています。

＊＊＊＊＊＊＊＊＊＊＊＊＊＊＊＊＊＊＊＊

（1）原告本人の陳述書

甲 A 第 1 号証
平成 15 年（ワ）第 8896 号事件
2004 年 5 月 6 日

陳　述　書

東京地方裁判所民事 30 部合に A 係　御中

住所　　（省略）

原告　山下ミサ子（仮名）

1. 私は1938年2月4日、鹿児島県に生まれました。現在66歳ですが、15歳のとき（1953年）、ハンセン病と診断されました。

   本来ハンセン病は感染力が弱く、当時すでに医学上は治る病気になっていたにもかかわらず、日本では長くハンセン病患者の絶対隔離政策が取られてきました。そのため、一般にはハンセン病は強烈な伝染力をもつ不治の病として恐れられていました。私は最初にこの病名を知らされたとき、底のない淵の中に突き落とされたような辛くて悲しい気持ちになったことを今でも忘れられません。

2. ハンセン病と診断された私は、1953年から1963年まで、鹿児島県の国立らい療養所星塚敬愛園に入所して治療を受けました。

   敬愛園に入所中、高松宮両殿下がお見えになったときに同行された藤楓協会の浜野理事長に、家に帰りたいと願い出たことがきっかけとなり、社会復帰に備えて左手の手術を受けるため、1963年、静岡県御殿場市にある私立療養所神山復生病院に転院しました。同病院で左手の手術を受け、またDDSという治らい薬による入院治療を受けて寛解し、32歳のころ（1970年）菌検査が陰性化して社会復帰しました。

3. 私は、同年神山復生病院を退院し、東京に就職先を得て上京し、普通の社会人としての生活を始めました。上京後は、東村山市にある国立らい療養所多磨全生園（現在の名称は、国立ハンセン病療養所多磨全生園。以下「多磨全生園」）に1〜2ヶ月に1回ぐらいの割合で通院し、定期検査を受けたり、念のためDDSをもらいながら、経過を観察していました。通院を開始してから10年以上の間、ハンセン病の症状は認められず、普通の日常生活を送っていました。なお、この通院開始当時から、多磨全生園での私の主治医は小関正倫医師でした。

4. ところが、神山復生病院を退院して約11年後の1981年6月頃、私

は顔に膨脹感とビリビリする違和感を感じました。さらに、翌年には、顔面の神経が麻痺し、その結果、眼瞼の機能に障害が出て、目を閉じても眼瞼が完全には閉じなくなる兎眼の症状が現れました。その治療のため、小関医師からDDSとは別の薬を出されるようになりましたが、服用しても兎眼の症状を抑える効果はありませんでした。すぐ後でこの薬はプレドニンというステロイド剤だったことがわかりました。そして、この頃から、私には兎眼だけではなく、ハンセン病による様々な症状が少しずつ出現し始めました。

　まず左手の関節が曲がりにくくなり、その後、顔面の神経症状はさらに強まったように感じられました。なお添付した写真①は1979年に姪（1967年生まれ）が13歳で上京したときに一緒に撮影したものです。また写真②は1982年に甥（1965年生まれ）が17歳で上京したときに一緒に撮影したものです。

5.　そのようにして、治療の効果が現れないまま数年が経過し、1985年には、全身に紅色の皮疹ができ、その後1年間ぐらい出たり消えたりを繰り返すようになりました。さらに、1970年以来ずっと陰性を保ってきた菌検査も、1986年にはとうとう陽性になってしまいました。しかし、小関医師の治療方法に変化は見られませんでした。1987年5月には全生園に入室していますが、これは小関医師から勧められたものではなく、足の裏傷がひどくなったため、その治療に当たっていた外科の中谷医師から治療のために入室が必要であると告げられたからでした。ですから足の傷が良くなるとともに、私の場合は園の外で所帯を持っていたので外泊することが多くなったのです。この当時の小関医師は従前となんら変わりない治療方法であり、私のハンセン病の症状や、それに対する治療方針について何の説明もありませんでしたし、また私の受診態度について注意を受けたということもありませんでした。訴訟になってから被告の方で、私の受診態度が悪かったので有効な治療が行えなかった、というようなことを言っているとのことですが、とんでもない話です。ハンセン病の後遺症の恐ろしさ

は患者がいちばんよく知っています。医者の勧めにもかかわらず、患者が怠けて治療の機会を逃すことなど考えられないことです。

　また私の外泊（帰宅）が多かったのは、普通の病院では到底考えられないことが数々あったことも原因になっています。この訴訟の本筋ではないので、詳しくは述べませんが、私が病棟に泊まりたくないと思ったいくつかの事実を以下に挙げておきます。①入院後間もなく、入院していたＳさんが42歳で亡くなられましたが、その人は小関医師のプレドニンの投与が原因の医療ミスで亡くなった、というのが患者の間でもっぱらの噂でした。他の患者さんから、同じ治療を受けている私も気を付けたほうがいいと言われていました。②深夜に小関医師が同じ病室で隣のベッドで寝ている女性患者を呼びにきて、深夜1時過ぎに女性が戻ってくることがありました。③小関医師が酒を飲んで、舎にいた患者の妹さんが嫌がっているのに馬乗りになって胸をつかんだりした場面に居合わせました。④小関医師が、女性患者や看護師さんの身体を触ったりというセクハラ行為を繰り返していました。⑤目の不自由な患者さんが入院していましたが、その人がしまっておいたお金がたびたび盗まれると訴えていました。

　私はこれらのことから病棟にいることに嫌気がさし、外泊することが多かったのでした。もちろん、だからといって入院して行う治療が必要であるときちんと説明されていたなら、私は我慢して病院に泊まり、外泊することはありませんでした。

6.　ただこの頃から私の症状は目に見えて悪くなりました。前から症状が出始めていた兎眼は症状が進み、さらにひどい状態になってしまいました。さらに顔面の麻痺も進み、顔や唇を思うように動かすことができなくなってきました。

　小関医師からは、その頃から1991年まで、前と同じステロイド剤（プレドニン）の治療を受けましたが、症状はいっこうによくなりませんでした。なお、寛解して神山復生病院を退院してからずっと服用していたDDSは、菌検査が陽性となった1986年の後半ごろから、な

ぜか出されなくなりました。

　後から知ったことですが、その後、1990 年までの 4 年間、私にはハンセン病そのものの治療薬である治らい薬は、まったく投与されなかったそうです。その間に、私の身体の表面の知覚は、相当程度が失われてしまったのです。そのため、私の皮膚は次第に痛さや熱さを感じにくくなり、知らないうちに火傷や怪我をしてしまうことも多くなりました。

　さらに、1990 年には、身体にらい腫性の結節がたくさん発生したり、また髪の毛も抜け落ちるようになってきました。

7.　そこで、これ以上様子を見ながら入退所を繰り返して治療を受けるより、相当期間入院して治療に専念したほうがいいとの小関医師の勧めもあり、同年 7 月か 8 月頃、多磨全生園の第 3 病棟に改めて入院することになりました。入院の際、小関医師と婦長から、当時結婚していた夫と私は今後の治療方法や入院期間などの説明を受けましたが、そのときは約 2 年間の入院加療を受ければ、完治できるとの説明でした。

　同年 8 月頃から、新しい薬が出されるようになりました。小関医師や看護師からは薬の名前や種類の説明はなかったのですが、この薬は「クロファジミン」という治らい薬だったようです。

8.　しかし入院治療を受けても、ハンセン病の症状はいっこうに改善せず、むしろそれ以前より悪化するばかりでした。

　まず全身の皮膚がひどく乾燥し、手足の皮膚は鱗状に角化してしまいました。また、ひどい体毛の脱毛が続き、そのうちほとんど抜け落ちてしまいました。先ほども述べましたが、ほぼ全身に知覚麻痺が広がり、唇を含め顔面はほとんど知覚がなくなり、眼の角膜や結膜にも症状が現れました。また顔面の筋肉も大部分が麻痺してしまい、いつも目から涙が流れ、口からは涎が流れ出る状態でした。さらに左手の関節もほとんど動かなくなってしまいました。その他、顔面などに痛みがあり、また目も虹彩炎や角膜炎を起こしてしまいました。

9. しかし、私が症状の悪化を訴えても、小関医師は真面目に取り合おうとはしてくれませんでした。普通の医師がするように、患者の訴えに耳を傾けて様々な検査をしたり、薬を換えるなどして、より適切な治療方法を見つけようとするという姿勢は一切見せなかったのです。たとえば、ある日の診察の際、小関医師に顔面の神経がピリピリすると訴えたところ、ただ「そのうちベロンベロンになるぞ」とだけ言い残して、何の治療もせずに病室を後にして出ていったときの驚きと悔しさは一生忘れません。

10. 私は、この満身創痍の身体を抱え、小関医師の治療に対して少しずつ増してくる不信と、進行する病状に対する絶望感のなかで日々を送りました。また平成4年頃、同じ病棟にいた、小関医師が担当している患者さんが病気を苦に自殺したことがあり、とても衝撃を受けました。1986年に菌検査が陽性化してからすでに7年間も経った1992年、私は意を決して、ハンセン病の治療にとても熱心に取り組んでいると患者の間で評判の高かった多磨全生園の並里まさ子医師に、小関医師には内緒で治療に対する不安を相談しました。すると、並里先生は、国立ハンセン病療養所邑久光明園の原田医師を紹介してくださり、診察を受けることになりました。

11. 原田医師の診断により、私の菌指数は、入院当時と変わらない高い指数（6+の値）を示していることがわかったのです。そのとき、私はいったいこれまで何の治療を受けてきたのかと、言葉を失うほどのショックを受けました。そして、私が多磨全生園で小関医師から受けた治療の問題点も指摘されました。

12. そこで私は、このまま小関医師の治療を受けていたのでは治らないのではないかと考え、当時の多磨全生園の副園長であった村上医師宛てに原田医師が書いてくれた手紙を持って帰り、担当医を代えてほしいという要望とともに村上医師にこれを渡したのです。しばらくして、小関医師より「話がある」と別室に呼び出され、婦長と看護師の前で「医者を代えるそうだけど、上の命令だから仕方がない」など

と不満そうに言われました。私が「先生方同士は仲良くしてください。そうでないと私たち患者は困ります」と答えると、小関医師は無言で立ち上がり、「後はどうなろうと俺の知ったことじゃない」と言い放って部屋を後にしました。

このような経過で、ようやく1992年11月、私の主治医は小関医師から並里医師に代わりましたが、その当時の私の症状は、先に述べたように、本当に言葉では尽くせないほど絶望的な状態でした。

しかし並里先生は、2年間頑張って菌指数をゼロにして、必ず家に帰れるようにしましょうと強く励ましてくれ、私の症状に合った複数の治らい薬による治療が行われるようになりました。

13. その後、並里先生を信じ頑張って治療を続けたところ、次第に改善し、1994年頃には、症状が著しく良くなりました。またその間、兎眼の形成手術も受け、目もある程度閉じられるようになりました。

並里先生の懸命な治療の甲斐あって、1997年には、多磨全生園の第3病棟から退室することができ、園内の単身舎をもらって、そこから通院治療を受けるようになりました。

14. 現在は、園内の単身舎から出て、住所地で生活していますが、私の身体の皮膚は、知覚障害のために痛さや熱さを感じられなくなっているため、気がつかないうちにしょっちゅう怪我や火傷をしてしまうので、多磨全生園で通院治療を受ける必要があります。

また全身の知覚のほとんどが失われているため、字を書くことも、歩くこともままなりませんし、汗をかくことすらできないという不自由な日常生活を強いられています。

小関医師の治療を受けている間にひどく変形してしまった手足や顔は、もう元の通りには戻りません。ジロジロと見られることは日常茶飯事ですし、通りがかりの男性から「お化け」とからかわれたり、5歳ぐらいの小さな子に「変な顔」と言われたりとか、本当に悔しく悲しい思いを何度も繰り返しています。

私はこの不自由で人から奇異な目で見られる身体と一生付き合って

51

いかなければなりません。この不自由な身体と、醜い顔を見て、どれだけ驚き悲しませてしまうかと思うと、親兄弟にさえ会う気持ちになれないのです。

15. 私は子どものころからハンセン病と闘ってきたとはいえ、医学については素人ですから、治療方法や薬の種類などは、医師に任せるほかはありません。ハンセン病の患者は、他の病気のように、評判の良い医者を探して病院や医師を自由に選ぶことなどできないのです。自分の入った療養所で、自分の主治医と決められた医師の治療を諾々と受けるしかなく、医師や看護師からも、患者に対して治療方法や症状についての説明などは、ほとんどありません。私も、悪化する一方の症状に大きな不安を覚え、小関医師の治療に不信感を抱きつつも、ただ小関医師の指示する薬を飲みつづけるほかはなかったのです。

あとでわかったことですが、小関医師は、本来のハンセン病治療の水準からみて明らかに誤っている、治らい薬での治療を止めてステロイド剤だけを投与したり、その後も1種類の治らい薬しか投与しなかったりする治療行為を行ったため、どんどん私の症状を悪化させ、現在のように取り返しのつかない後遺症を私の身体に残してしまったのでした。このことを知り、私は心の底から怒りと悲しみを覚えました。

16. 日本では、ハンセン病患者を一生絶対的に隔離する政策がとられてきたため、患者やその家族はひどい差別にさらされてきました。そのため、たとえ治療の必要がなくなった元患者であっても、社会や家庭に戻ることを断念し、生涯閉ざされた療養所での生活を余儀なくされる人がほとんどでした。

ですから、療養所には最良の治療を受けてハンセン病を早期に完治させ、社会復帰を目指そうという雰囲気は乏しく、むしろハンセン病は「一生付き合っていく病気だから」と頭から諦めてかかる空気が蔓延していました。また日本では、法律の下で国がハンセン病医療を独占してきたのですから、小関医師のように医師になった後、ほぼ一貫して多磨全生園でハンセン病治療に携わってきた専門医は、本来

であれば、常に最新のハンセン病医療についての知識を学習し、最良の治療をハンセン病患者に提供する義務があったことは当然です。しかし実際には、療養所という孤立した閉鎖社会の中でハンセン病の治療に携わる医者の中には、低レベルの治療をしても外部から批判されないというハンセン病医療の実態と、療養所内部の無気力な雰囲気に甘んじてか、最新の適切な医療知識を学習して研鑽を積むことなく、むしろ患者の現在の症状に対する旧態然の対症療法だけをその場限りで行うような医師が多くなってしまったようです。多磨全生園での私の主治医であった小関医師は、不幸にもその典型であると言わざるを得ません。

残念なことに、らい予防法が廃止され、またハンセン病国家賠償請求訴訟で患者側が勝訴を勝ち取った現在でも、いまだにそのような低レベルの医療知識しかもたない、やる気のない医師がハンセン病治療の世界を取り仕切っているのです。その結果として、私のようなずさんな治療ミスによる犠牲者は、いまも後を絶たないのです。

小関医師の後、私を診察してくれていた並里先生は、現在では多磨全生園を去って、群馬県の国立療養所栗生楽泉園に転任されており、一方、当の小関医師は今も多磨全生園に勤務して、患者さんの治療をしています。

17.　療養所におけるハンセン病治療の医療過誤は、前記のように決して私個人に止まる問題ではなく、各地の療養所で少なからず発生している問題であるにも関わらず、一生療養所で生活しなければならないという事情を抱える患者たちは声を上げることができにくい状況にあります。

そこで私は、私自身の被った被害の賠償を求めるということだけではなく、私のような不適切な治療による犠牲者は私で最後にしてほしいという強い願いを込めて、小関医師の医療過誤による損害賠償請求を国に求めることを決意し、この訴訟を提起した次第です。

(2)　並里まさ子・原告側証人の陳述書

甲 B 第 18 号証
東京地方裁判所　　御中
2004 年 5 月 7 日

陳　　述　　書

住所（省略）

並里まさ子

　私は 1992 年 1 月に多磨全生園に赴任し、同年末から原告の主治医となった。原告に対して、1992 年以降ハンセン病の治療を行い、数年後感染症としてのハンセン病が寛解した後は、主に後遺症について、定期的な観察を続けている。

　以下原告の本症状について、Ⅰで原告との出会いから私が主治医となるまでの経過について述べ、次いで、Ⅱで原告の障害の悪化の状況を、Ⅲで私が主治医として行った診療を述べ、その上でⅣにおいて、私が本症例について日本皮膚科学会雑誌（105（6）847 - 854、1995）に書いた「長期寛解後に高度の障害を併発して再発したらい腫らいの 1 例」（以下「日皮会誌論文」という。）（資料編 p 365）を補足する形で、障害が生じた原因について考察し、最後にⅤにおいて、まとめを述べることとする。

Ⅰ　原告の臨床を担当するに至った経過

　全生園に赴任後間もなく、病棟に入室中の患者の中に、特徴的な症状を示す 2 人の患者がいることに気づいた。2 人とも、薬剤による著しい色素沈着と持続する虹彩炎を持っていた。同年夏、そのうちの 1 人である原告に病棟の廊下で呼び止められ、「先生、私は治るのでしょうか？」との質問を受けた。

　当時全生園の基本治療科には 3 人の皮膚科医がいたが、他の 2 人の医師から説明を受けることはできなかったため、その時点で、彼女の質問に答えることはできなかった。

　そこで、過去の臨床記録（カルテ）を調査した。その結果、一般医療の常識から大きく外れた医療行為が行われていると考えられ、これを放置することに強い不安を感じた。そこで上司（村上国男副園長、翌年より園長）に相談し、ハンセン病治療の専門家に自分の判断の是非を確認したいと伝えたところ、邑久光明園の原田禹雄園長と小原安喜子医師を紹介された。同年秋、原告の臨床経過の概略を持って邑久光明園を訪ね、上記2人の専門家に相談したところ、原告に対して行われた行為は、「治療」の名に値しないと確信した。（ちなみに光明園訪問の直前、類似の臨床症状を示していたもう1人の入室患者は、自殺を遂げた。）

　可能な限り早く適切な治療を開始すべきであったが、既に予定されていたインドでの短期研修を終えて帰国直後に、副園長より原告の治療を担当するようにとの指令を受け、化学療法を開始した。

Ⅱ　原告の障害の悪化
1〜2（略）資料篇 p366、日皮会誌論文参照
3 1992年12月、主治医交代時の所見
　ほぼ全身に黒褐色の色素沈着があり、皮膚の乾燥が著明で、四肢では、魚鱗癬様の角化（皮膚が乾燥して魚の鱗のような外観を示す）を認めた。菌検査では、菌指数（菌の多さを示す）ＢＩ 4+、菌形態指数（壊れていない菌の％を示す）ＭＩ 5%で、2年以上の化学療法後としては高値で（特にＭＩ）、化学療法の効果が不十分と考えられた。
1981年の所見に比して、著しく異なる点を以下に記す。
⑴　全指趾の短縮・屈曲が著明で、1981年よりも障害が進んだと推測される。手指の屈曲は1981年の記録にも見られるが、屈曲の程度は記載がなく推測の域を出ないが、より短縮したという（本人と家族）。左手関節（手首）は、掌屈（手指を掌側＝内側に曲げる）が不可能で、背屈はある程度可能である（不完全垂手）。
　全足趾の変形・短縮が著明で、右足は著明に短縮していた（因みに1982年以前に使用していた靴は23・5であったと言う。）。

(2)　限られた部分（陰股部、腋窩、背柱に沿った部分など）を除いて、知覚麻痺と発汗障害をほぼ全身に認めた。四肢の体毛は、消失していた。代償性の発汗（限られた部分より）が著明であった。

(3)　口唇の一部が僅かに痛覚を有するも、顔全体（角膜・結膜を含む）の知覚と、全表情筋の機能を失い、ほぼ脱神経の状態であった。その結果、重度の兎眼（下眼瞼が下垂して目を閉じられない状態）があり、口唇が下垂して、流涙、流涎を認めた。

(4)　鼻翼が吸収され、鼻の萎縮を認めた。

(5)　頭髪は著しく疎であった。

(6)　虹彩炎・らい性角膜炎を認めた。

　これらの所見は、らい腫型ハンセン病が極度に進展した病態で、体表面を被う末梢神経の大部分が障害を受けたことを示していた。

Ⅲ　主治医となってからの臨床経過

1　治療方針について

　まず客観的な末梢神経機能を把握し、眼科所見を明らかにした（上述Ⅱ 3）。今後の治療方針を定め、本人と家族に説明した。治療内容は、既にクロファジミン（CLF）の沈着が著しくこれ以上の投与は精神的負担があまりにも大きいと考え、また蓄積した CLF が当分の間は徐放されると考え、他の2剤、リファンピシン（RFP）とオフロキサシン（OFLX）を併用することによって、実質的には3剤投与に匹敵すると考えた。予想通りに経過すれば、数年後には著明な菌負荷の軽減が図れると考えた。

2~3（略）

4　原告の精神状態

化学療養開始時とその後の経過中、全期に渡って小原安喜子医師の懇切なる指導を受けた。また数年後にハンセン病による活動性病変が鎮静化したころ、重度の障害に直面した彼女の精神的抑鬱が明らかになった時には、夫をはじめ、小原医師と友人たちの支えが彼女を励まし、

社会復帰を可能にした。後日原告の身近な友人より、この頃深夜頻回に電話があり、自殺企図が懸念されたとのことであった。

Ⅳ　1982年から1992年の間に、著明な臨床症状の変化をもたらした経過とその考察

この点については、既に日皮会誌論文（資料編 P366）で述べた。

私自身、療養所の勤務医であり、過去の同僚医師を批判することは、正直言って辛い。しかし、全生園におけるハンセン病の医療は余りにもひどく、ハンセン病療養所という隔離された場において、原告と同様の被害を受けながら声を上げられないでいる多くの入園者、外来受診者のことを考えると、誤りは誤りとして指摘せざるを得ない。そして、日皮会誌論文を書いた責任もあり、これに付して、その後気づいた点も含め、問題点を指摘することとする。そこで、

［1］　1982年から1984年の間と

［2］　1985年から1992年の間の2期に分けて検討する。

［1］　1982年から1984年

1~4（略）資料編 p366，日皮会誌論文参照

5　1982年から1984年の臨床経過のまとめ

ハンセン病は、時期を失すれば重大な障害につながることは、改めて述べるまでもない。本例では上記の期間、その兆候が時間と共に明らかになってきているにもかかわらず、記録に残されたものはきわめて僅かで、積極的な原因追求による適切な診断とこれに基づく治療が行われなかった。障害の進行度を把握するための簡単な筋力検査、必要な部位での菌検査や皮膚生検などは行われず、習慣的に惰性的な診療が続いていたと考えられ、治療方針に関する記載も見られない。因みにこれら諸検査の多くは、途上国のフィールドですら、ルーチンの検査になっている。

繰り返し症状を訴えて指示通りに通院していた時期（1982年）に適

切な化学療養を開始しておれば、らい反応を起こさずに治療できた可能性が極めて高く、その後の悲惨な障害は起き得なかったはずである。

　また患者に対しては、臨床記録を見るかぎり、病状や治療方針に関する説明は皆無であった。改善の兆し無く徐々に進行する症状を持ち、患者は強い不安に陥ったと推察される。長期の治療を要する慢性疾患の場合、患者が治療に協力できる条件を揃える上で、病状説明と治療計画を明らかにすることは、必須である。

［2］1985 年から 1992 年

1~2（略）資料編 p372、日皮会誌論文参照

3　1985 年～ 1992 年のまとめ

　この時代、ハンセン病の治療は外来通院で充分可能となっていたが、担当医は、入院治療に固執しているようである。しかし入院後も病状が悪化し続ける中で、抗ハンセン病薬の投与を行っていない。

　上記の経過を振り返ってみると、一貫して治療方針が無いことを示している。医師たちは、ひたすららい反応を恐れている様子が窺われるが、らい反応についての知識が皆無に近く、らい反応を抑えて障害無く治癒させるための基本的な原則を理解していなかったため、菌の増殖が続く中でそれを抑えようとする如何なる治療も行わなかった。これは MDT に対する評価を論じる以前の根本的な誤りである。

　薬剤の副作用や PSL の離脱等が述べられているが、如何なる薬剤にも副作用はありうる。詳細な臨床的観察に基づいて、薬から得られる益と不利益を比較検討し、最も有益な方法を選びつつ治療は進められるものである。因みに外科的治療で入室中に、何のためらいもなく投与された抗生物質は等、抗ハンセン病薬として用いられるものよりも遥かに副作用の頻度は高い。また PSL の離脱云々については、不必要かつ有害な投与を継続した結果の臨床症状の悪化ではあるが、この間にも適切な化学療法を併用すべきであったことは、論を待たない。

　上記の間も前期（1982 年～ 1984 年）と同様、患者は重要な時には

よく受診している。これらの受診時に、どう患者(疾患)に向き合うかが、治療の成果を左右する。障害なく治そうとする気持ちを持って、病状を正確に把握し、最も適切な治療法を検討し、患者に繰り返し治療方針を説明する段階で、必死の思いで医療を求めている患者の協力は充分得られるはずである。

またこの間においても、虹彩炎が化学療法の開始を阻む要因として挙げられているが、ハンセン病による視覚組織の障害は実に多様で、らい反応の他にも菌の浸潤による組織破壊が重度の障害を来たしうる。いずれの場合も早期治療が予後を左右する重要な鍵である。「眼症状の治療は早期の全身的な化学療法が原則であり、有効な抗ハンセン病薬の出現で眼病変の予後は極めて良好となった」と、1970年出版の書物にも記されている。

V　全体を通じて

本例に係わった医師達は、ハンセン病の医療に関して基本的な知識を持たなかったため、患者は取り返しのつかない障害を受けた。またこのような結果を招いたことについて、ハンセン病の基礎知識の欠如だけでなく、患者に対する施療者の倫理観が、大きく問われなければならない。すなわち全経過を通して増悪し続ける患者の病状と真摯に取り組む姿勢が見られず、進行する神経麻痺に対して、何ら緊張感が感じられない。医療行為(投薬)によってらい反応を来たした場合の責任を逃れるための行為に終始徹していたように思われる。その姿勢は、菌負荷が最高になった時点で開始されたCLFの長期単剤投与にも、よく現れている。一方で診療上是非必要な検査を行わず、他方でその必要性が不明な検査が本人の許可無く行われている医療施設のあり方は、患者を治療しようという姿勢ではない。本例に係わった治療担当者たちの、ハンセン病治療に関する知識と熱意の欠如が、大きな犠牲を生む結果となった。

ハンセン病患者の体は、崩れるのが当然との考えが根底にあるためか、

社会復帰に対する配慮が皆無であったと言わざるを得ない。しかし何より
も非難されるべきは、日本でハンセン病の治療が可能な唯一の施設であ
る「ハンセン病療養所」で、このような医療行為？が平然と施行できた事
である。らい予防法の下で隔離されたのは、実にハンセン病を患った患
者のみでなく、医療も医学も隔離されたため、このような悲劇が生じたの
である。

　以上から推察できるように、本例は当療養所における唯一の犠牲者で
は決してありえなく、氷山の一角に過ぎないことを付記する。

****

(3)　和泉眞藏・原告側証人の意見書

甲B第6号証

東京地方裁判所　御中

2004年（平成16年）3月10日

意　見　書

住所（省略）

和泉眞藏

1. 経歴等

　私は1963年3月大阪市立大学医学部を卒業し、1年間の医学実地修
練生（インターン）の課程を終え、1964年5月医師国家試験に合格し医
師になりました。その後3年間、国家公務員共済組合連合会虎ノ門病院
で外科系病棟医（レジデント）として外科医の訓練を受け、1967年4月
から国立ハンセン病療養所である邑久光明園に就職すると共に京都大学
医学部のハンセン病部門である皮膚病特別研究施設の副手として勤務し、
ハンセン病医学の基礎と臨床を学びました。1971年国立療養所大島青松
園に転任し、1972年8月から1年間WHOの研究訓練生としてシドニー
大学細菌学教室で細胞性免疫の研究に従事したのち、1974年3月から1

年半、インド共和国アグラ市にあるアジア救らい協会インドセンターで、コロンボプラン派遣専門家としてハンセン病の免疫学的研究と教育に従事しました。帰国後、大島青松園で外科と整形外科の診療を担当する一方、京都大学医学部皮膚病特別研究施設でハンセン病の免疫に関する研究と一般病院におけるハンセン病患者の診療に従事し、1978 年 9 月京都大学医学部皮膚病特別研究施設の助手になりました。

　1988 年 4 月、国立多摩研究所病理室長に転任し、1990 年 4 月から 1997 年 2 月まで同研究所生体防御部長として、ハンセン病の免疫学と疫学の研究及び研究所全体の管理と研究指導にあたり、1997 年 3 月大島青松園の外科医長に転任しました。青松園での担当は外科でしたが、患者の要望があればハンセン病やらい性神経炎の治療も担当しました。また、この間一貫して京大医学部の非常勤講師として京大病院におけるハンセン病診療にも従事しました。1967 年 4 月に邑久光明園に就職してから 35 年間日本のハンセン病患者の診療にあたりましたが、2002 年 3 月に定年退職しました。

　2002 年 6 月、国際協力事業団（現独立行政法人国際協力機構）のシニア海外ボランティアとして、インドネシア共和国のアイルランガ大学熱帯病センターハンセン病研究室に赴任し、現在ハンセン病医学の疫学的研究と教育および臨床に携わっています。現在私が仕事をしている東部ジャワ州は毎年 5000 人もの新患が出る世界有数の流行地で、私どもの研究室には多数の I 型及び II 型らい反応を伴った患者が診察に訪れます。これらの患者の治療上の問題点を免疫学や分子生物学の最新技術を使って解析し、インドネシアの専門医に治療方針をアドバイスするのも私の日常業務になっています。

　以上のような国内国外のハンセン病専門医としての 37 年間の経験にもとづいて、山下ミサ子氏の臨床経過と同氏が受けられたハンセン病の化学療法についての意見を述べさせて頂きます。

2. 山下ミサ子氏の臨床経過と治療

（1）　山下ミサ子氏は 9 歳の時にハンセン病を発病し、6 年後の 1953 年、15 歳でハンセン病と診断されています。この時の病型は臨床症状から推察してらい腫型（L 型）であったと思われます。ダプソン（DDS）とその誘導体による化学療法で 1970 年には皮膚塗抹菌検査が陰性になり治癒しました。この時代はダプソンの単剤療法が普通でしたから、この治療には問題はないと考えます。治癒後も中等量のダプソンを服用し続けていますが、当時の治療としては普通のやり方でした。

（2）　臨床的に治癒してから 11 年後の 1981 年に顔面の違和感が出現し、数ヶ月後には運動麻痺が現れています。この症状は、原因はともかく、らい性神経炎が起きたことを示しており、正しい診断と迅速な治療が必要な状態であったことは間違いありません。被告療養所基本治療科の主治医は、神経内科の岩田医師に相談し、プレドニン 1 日量 15mg の内服が始まりました。

　　岩田医師はハンセン病の末梢神経障害の診療について長い臨床経験を持つベテラン医師で、私も信頼感を持っていますが、この症例のような病状の患者に対するプレドニンの初回投与量として、1 日量 15mg は少なすぎると思います。なぜなら、後に詳述するように、この段階ではまだこの神経炎の原因について二つの可能性があり、そのいずれかを判断するためにプレドニンの効果の有無が重要な材料になるからで、十分量（1 日量 40mg 以上）投与しても効果がなければ診断自身の変更を、考えなければなりません。山下ミサ子氏の場合は結局プレドニンの治療効果はなく病状は次第に増悪しました。

（3）　1986 年 4 月皮膚塗抹菌検査が 2+ と陽性になり、菌が体内で増殖していること、すなわち再燃が明確になりました。この時期に投与されていた抗菌剤はダプソン 25mg と少量で効果は不十分でしたが、そのダプソンも同年後半には中止になり、その後 4 年間抗ハンセン病

薬は一切投与されませんでした。菌数は次第に増加し、1986 年秋には 3+、1987 年 5 月には 4+、菌の活性度を示す形態指数も 10% になり、1987 年 5 月入院となりました。

　入院時の診断名は Lepromatous exacerbation（らい腫性増悪）でしたが、らい菌に効く抗菌剤は一切投与されず強力な免疫抑制剤であるプレドニンだけが 30mg に増量されました。その後プレドニン量は少しずつ減らされましたが切れることなく投与され、1988 年 2 月には菌指数は 5+ に上昇しました。この時の入院カルテの病名欄に Reversal Reaction（境界群反応）の診断名が見られますが、このような病状の患者に境界群反応は絶対に起きませんから、この誤った記載から当時の主治医が患者の免疫状態について正しく把握していなかったことが分かります。

　感染症患者に、抗菌剤を投与せず強力な免疫抑制剤を投与するのですから病状が悪化するのは当然で、1989 年 10 月には菌指数は 6+、形態指数 30% という最悪の状態になりました。

　因みに、菌指数というのは常用対数で表すことになっていますから、菌指数が 1 上昇すると菌数は 10 倍になったことを意味します。本症例の場合は、最初の神経症状が出た後、被告療養所に通院しながら菌指数が 0 から 6 に上昇したのですから、菌数は 100 万倍以上に増加したことになります。また、抗菌剤がなくても増殖したらい菌はかなりの比率で自然死しますから、菌が増えると大量の抗原物質が免疫系に供給されることになり、Ⅱ型らい反応（らい性結節性紅斑、末梢神経炎、虹彩毛様体炎など）を引き起こします。

(4) 1990 年になりⅡ型らい反応を抑えると共にらい菌に対しても弱い殺菌効果のあるクロファジミンが 1 日量 50mg で投与され始めました。本症例のような重症の L 型患者の化学療法にクロファジミンを単剤で用いることは、十分な治療効果が望めないので不適当な治療です。

(5) 1992 年 11 月、主治医が並里まさ子医師に代わりリファンピシンとオフロキサシンによる多剤併用療法が開始されました。重症の L 型患

者に見られるⅡ型らい反応が出現しましたがプレドニンより副作用が少ないサリドマイドでコントロール可能でした。9ヶ月の化学療法で臨床症状は著しく改善し菌指数も 2+ まで低下し、1997 年には病棟から退室できるまでになりました。1981 年に再燃したハンセン病は、高度の後遺症を残して 16 年かけて治癒しました。

3. 被告療養所が原告に行った治療行為の評価

　ハンセン病は、らい菌によって皮膚と末梢神経が侵される慢性抗酸菌感染症ですが、その臨床経過には患者の免疫状態が決定的に重要な働きをします。そのため治療に当たる医師は、その時々の患者の免疫状態を的確に把握し、かつ末梢神経の状態にも配慮して後遺症を最小限に食い止める治療に心がける義務を負います。この観点から、被告療養所が行った治療について時期を追って評価してみたいと思います。

（1）　第 1 期

　第 1 期は顔面に神経症状が現れた 1981 年（昭和 56 年）8 月から皮疹が出現した 1985 年 8 月までの 4 年間です。

①　争点—らい反応と再発

　　この時期について原告と被告は、この神経症状の原因について争っています。原告は明らかに再燃（再発）だったとし、被告はⅠ型らい反応（Reversal Reaction 境界群反応）だったとしています。

　　ハンセン病医学の標準的教科書である Leprosy 第 2 版（R.C. Hastings 編、Churchill　Livingstone 社 1994 年刊）の 340 ページによりますと、この両者を最初の段階で区別することは困難なことが多く、特に本症例のように皮疹が出ていない場合にはさらに情報が少なく鑑別は容易ではありません。神経症状についてだけ言うと、再発の場合には、治癒後 5 年以上たった後で、初発時には侵されていなかった末梢神経が時間をかけて侵され、発熱や浮腫などの全身症状がないことが多いのに対し、Ⅰ型らい反応は治癒後 5 年以内に主として初発時に侵された神経に急性神経炎が現れ、発熱や浮腫など

の全身症状を伴うことが多いとされています。しかしより簡単な鑑別診断法として、プレドニンを 40mg またはそれ以上の量で 4 週間使用してみて、症状がなくなれば I 型反応で、無効の場合は再発の可能性が高いという治療的診断法があります。

　私も原因がはっきりしない神経炎を治療するときには、先ずプレドニンに対する反応を見て診断することがありますが、必ず 40mg から始めて症状を見ながら漸減する方法をとります。最初から 15mg 程度の少量投与では効果の判定が困難だからです。

②被告療養所医師の対応

　被告療養所の医師は、臨床症状からいっても再発の可能性がより高いにもかかわらず、再発の可能性を過小評価して積極的に鑑別する努力をしていません。被告は準備書面で、医師は再発についても考慮してダプソン 25 ～ 50mg を併用したと主張していますが、もしそうだとすると菌が増殖して再発する患者に対する治療としては明らかに薬量が少なすぎますし、当時既に日本でも始まっていたリファンピシンをなぜ服用させなかったのか疑問が残ります。

③その後の経過から見た再発とらい反応の評価

　その後の経過を見ると、第 1 期の神経炎は被告が主張する I 型らい反応（境界群反応）ではなく、原告が主張する再燃であったことは明らかですが、被告療養所の医師が当時ひとつの可能性として I 型らい反応を疑ったこと自体には一定の合理性があったと考えます。

(2)　第 2 期

　第 2 期は皮疹が現れた昭和 60 年後半から平成 2 年 8 月までの 5 年間です。この時期の臨床症状は明らかに再燃ですから、漫然と従前の治療を続けているのは許されません。

① 1985 年 10 月の症状

　第 2 期の始めの 1985 年 10 月 26 日、患者は小関医師の診察を受け、顔面の神経痛と背中のかゆみを訴えています。この時小関医師は老人性皮膚掻痒症と診断し、かゆみ止めを処方するのみで菌検査は行

いませんでした。半年後この場所かららい菌が検出されましたからこの背中のかゆみは再燃の兆候でした。

　このことと関連して私に思い出すことがあります。私が国立多摩研究所に勤務していたとき、東京警察病院からハンセン病の疑いがある入院患者がいるので診察してほしいという依頼がありました。それを受けて往診したのですが、私より前に小関医師が診察していました。全身に紅斑が出ていた男性老人患者を診察した小関医師は、菌検査をせずに老人性紅皮症と診断しました。小関医師の後診察した私は皮膚塗抹菌検査を行ってらい菌を発見し、境界群ハンセン病と診断しました。皮膚塗抹菌検査はハンセン病診断の最も基本的で重要な検査ですから、初めての患者を診察したときには、例え陰性の可能性が大きくても専門医なら確定診断のために必ず行わなければならない検査です。この杜撰で無責任とも言える診察態度には驚きを禁じ得ませんでした。

②菌検査結果の陽性

　1986年4月、背中の新しい皮疹かららい菌が見つかるようになりました。再発の確定的な証拠でした。この時点になっても被告療養所の医師はⅠ型らい反応と診断し、ダプソン2錠（50mg）とプレドニン1錠で治療しようとしました。

　1986年10月17日の診察では背中と両下肢に紅斑が新生しており菌検査も全ての皮疹から3+、形態指数5％のらい菌が見つかっています。これまでのダプソン1錠（25mg）という不十分な量の化学療法では病勢が食い止められないのは明らかでしたが、このダプソンの服用すらこの時点で中止してしまいました。

③境界群反応とらい腫性増悪

　1987年4月28日診察した被告療養所の医師は、Reversal Reaction?（境界群反応?）と Lepromatous exacerbation（らい腫性増悪）の二つの可能性をカルテに書いていますが、薬は何も処方されませんでした。免疫学的にはこの二つの病態は全く正反対の状態

で、1人の患者にこの二つの病態が同時に存在することは絶対にありませんし、治療法も全く違いますから、医師は当然さらに詳しく検査して、どちらの病態かを確定診断して急いで治療を始めなければなりません。

　1987年5月11日患者はらい腫性増悪の診断で被告療養所に入院しました。入院翌日から1日6錠（30mg）のプレドニンの投与が始まりました。このプレドニン量は極めて大量で、あらゆる免疫反応を抑制し、らい菌を急速に増殖させる量です。被告療養所の主治医は、菌が急速に増殖をする状態にあることを知りながら、抗菌剤を併用せずに、それまで使ったことのないほど大量の免疫抑制剤を使ったのです。その当然の結果として菌はさらに増えて病状は悪化しました。

④プレドニン投与と抗ハンセン病薬の投与中止

　この時期になぜこのように大量のプレドニンが使われたか、被告準備書面(4) 7ページによりますと、らい反応の改善を図る目的であったと説明されています。しかし、この「らい反応」がⅠ型なのかⅡ型なのか説明されていません。もしⅠ型と考えているとしたら、それは明らかに誤った診断です。なぜなら、らい腫性増悪の患者には絶対にⅠ型らい反応は出ないからです。結局このプレドニン増量の理由は不明で、準備書面にあるように、副作用をもたらしただけでした。

　このような投薬の結果、菌数はさらに10倍に増えて1988年1月には5+になりましたが、ハンセン病に対する治療は始まりませんでした。

　1988年に入ってもプレドニンの投与は続き、減量する試みは見えますが、驚くほどゆっくりしたペースでした。プレドニンは副作用が強い薬ですから、可能な限り迅速に減量する必要がありますが、被告療養所の医師の減量法は、この原則から大きく踏み外した異常なものでした。そして1988年10月菌指数5+、形態指数30%という事態になり、Ⅱ型らい反応（らい性結節性紅斑）がはっきりと現れました。それでも治療方法は変更されず、ほぼ1年後の1989年10月

には菌はさらに 10 倍に増えて 6+、形態指数 30% という極限に近い状態になりました。それでもまだ治療は変更されませんでした。

⑤ 第 2 期における被告療養所の医療行為の評価

　　第 2 期に被告療養所が原告に対して行った処置は、医療行為として医師に許される裁量権をはるかに逸脱する行為でした。してはならない投薬をする一方で、しなければならない措置は何ひとつ行われない、医療の名に値しない行為でした。厳しく言えば、患者に極度の身体的および精神的ダメージを与えたことで、刑事責任を問われてもおかしくない行為でした。被告療養所の医師がなぜこのような誤った処置をしたのかは、5（2）で詳しく検討します。

（3）第 3 期

　第 3 期は 1990 年 8 月のクロファジミン投与開始から並里医師に主治医が交替する 1992 年 11 月までの期間です。

①クロファジミン単独投与の問題点

　　クロファジミン 50mg、週 6 日投与のハンセン病に対する単剤療法が始まりましたが、クロファジミンは、抗菌力の強い他の薬と併用する薬で、本症例のような重症の L 型ハンセン病に単剤で投与する薬ではありません。しかも非常に強い褐色の色素沈着という副作用が必発の薬ですから、原告のように社会に基盤をおきながら療養する患者への投与には格別慎重でなければなりません。

②Ⅱ型らい反応とサリドマイド

　　この時期はⅡ型らい反応もひどく、らい性結節性紅斑や虹彩毛様体炎が出ています。これに対して 1991 年 2 月から同年 11 月までサリドマイドが 1 日量 50mg で連日投与され、その後は断続的に 1992 年 1 月まで 1 日 50mg で処方されています。

　　サリドマイドは元もと睡眠薬として開発された薬ですが、免疫調節作用があり、ハンセン病ではⅡ型らい反応の特効薬として用いられています。使用方法および使用期間については定まったものはなく、症

状と効果を見ながら適宜増減して使用するのが一般的です。諸外国では1日300mgを服用することもあるようですが、日本人は体格も小さいので私は通常初回投与量として1日100mgを処方することにしています。効果があれば数日で減量し服用を中止します。反応が再発すれば再投与しますが、副作用がほとんどないので症状の推移に合わせて調節して良い薬です。

　被告療養所の医師は、初回から50mgという少ない量を連続して9ヶ月も投与していますが、サリドマイドの免疫系に対する作用機序を理解した使い方ではありません。またこの時期もプレドニンが少量使われていますが、サリドマイドはプレドニンから安全に離脱するために使うことが多いので長期間にわたる両薬剤の併用は異常な使い方です。

4. 並里医師の治療についての評価

　1992年10月末、山下ミサ子氏の主治医になった並里医師は、ダプソンを中止してリファンピシンとオフロキサシンによる多剤併用療法を始め、II型らい反応に対してはサリドマイドで対応しています。多剤併用療法開始後8ヶ月目に兎眼による角膜損傷を防ぐために形成外科的手術が行われていますが、視力低下や失明という患者にとってもっとも深刻な後遺症を防ぐ処置として時宜を得た治療であったと思います。

　並里医師の治療により山下ミサ子氏のハンセン病は治癒しました。1980年以降、世界ではダプソンに加えて、リファンピシンやクロファジミンなど新しい抗ハンセン病薬が用いられるようになり、全てのハンセン病患者が治癒するようになりました。山下ミサ子氏が並里医師の治療で治癒したのは特別なことではなく当然の結果だったのです。

　主治医が交替して普通のMDTが行われただけで患者が治癒したという事実は、原告の病状が特別に治療が困難な特殊な状態ではなかったことの明確な証です。逆に言うと、それ以前の被告療養所の処置が如何に不適当なものであったかの動かし難い証拠でもあります。

5. 被告の主張に対するいくつかの意見

　被告準備書面の中には、専門医として看過できない主張が含まれていますので、重要な点にしぼって指摘しておきたいと思います。

(1)　皮膚塗抹菌検査の結果について:

　　皮膚塗抹菌検査の方法が適正であったか否かが原告と被告の間で争われています。

　　被告準備書面 (2)　第 1、2 (二) (1) によると、被告療養所では菌検査部位として耳介、前額、顎、(以下省略) を定位置と定めて行っているので、それに従った小関医師の検査法は問題ないと被告は主張しています。しかし、1981 年 (昭和 56 年) 以降の全期間の菌検査の記録を見ても、定位置である前額、顎から標本を採取した記録はありません。本症例の場合、患者の初期の訴えは顔面に集中していますから、再燃の可能性を判断するためには、当然もっとも病変に近い前額や顎からの菌検査が行われなければなりません。しかし、主治医はそれを実施しないで一方的に境界群反応と断定しています。このような専門医としてあるまじき杜撰な診断が後々の治療を誤らせる出発点になったのです。

(2)　被告療養所医師のハンセン病治療に関する基本方針について

　①らい反応に関する被告の主張

　　被告療養所の医師は、ハンセン病の化学療法に際して、視力や運動麻痺を起こすらい反応を先ず治療したのちらい菌を標的とした化学療法を行うべきと考えているようです。例えば、被告準備書面 (4) 第 1、2 (3) ア (イ) において、「適切なハンセン病治療の方法としては、視力・運動機能障害をもたらすらい反応の鎮静を最優先して抗ハンセン病剤の投与を中止し、ステロイド剤を投与することであって、その後、らい反応鎮静後に速やかにステロイド剤の離脱を行って、その離脱と並行してハンセン病増悪に対する抗ハンセン病剤を投与することであった」と述べています。同じ主張は被告準備書面 (6) に

も見られます。

②被告の主張の基本的間違い

　残念ながらこの基本方針は根本的に間違っています。

　現在、ハンセン病の治療に際してらい反応（Ⅰ型およびⅡ型）が起きても、ステロイド剤などによって反応を抑制しながら多剤併用療法を続けることになっています。この方針の基本理念は、らい反応の根元はハンセン病そのものにあるから、ハンセン病の治療が遅れると結果的にらい反応の治療にも支障を来すという考えです。

イ、らい反応と抗ハンセン病薬の投与

　　一方日本においては、らい反応を起こしたときには、化学療法を一時中止するか、減量によって反応を鎮静化させる治療法が長年行われてきました。私自身も1980年代初め頃まで日本において化学療法をしていたときには、反応が強い場合に化学療法を中止したり減量したりしていました。これは、日本の患者のらい反応が虹彩毛様体炎などの眼症状を起こしたり、神経痛などを伴う場合があるからです。しかし、らい反応のもとにはハンセン病があることは諸外国と変わりないのですから、治療方針の基本理念は同じです。従って、わが国においても、らい反応を起こした患者の治療は、ハンセン病に対する化学療法を基本におき、らい反応に対する処置はそれと並行して行うのが唯一正しい治療方針です。被告療養所の医師のように、先ずらい反応を抑制しようとして抗菌化学療法を行わないとらい菌が増殖してハンセン病が重症化し、更に強いらい反応が出るようになり、結果として眼や運動神経の障害が起こり、悲惨な結果を生むのです。原告の場合は正にそれでした。

ロ、二つのらい反応の区別と眼症状

　　原告の経過については、もう一つ重要な点を指摘しておかなければなりません。

　　被告療養所の医師は、山下ミサ子氏がⅠ型らい反応を起こし

たので、眼や運動神経に障害を残さないためにらい反応の鎮静化を先行させたと主張しています。しかし、Ⅰ型らい反応では強い眼症状が出る危険は高くありません。これに対してⅡ型らい反応は虹彩毛様体炎などの眼症状が出ることが多く、重症化するとらい菌が眼球中で増殖して虹彩真珠や角膜らい腫などを引き起こし高度の視力障害や失明の危険が更に高まります。並里医師が引き継いだときの原告はまさにこのような状態でした。

　これに関連して被告療養所の医師は、山下ミサ子氏は当初Ⅰ型らい反応だったものが治療中にⅡ型らい反応に移行したとしています。通常の治療経過ではⅠ型からⅡ型らい反応への移行は決して起こりませんから、これは被告自らが原告の状態を「医原病」と認めたことになります。その理由を簡潔に説明しましょう。

　病原体に対してヒトの免疫系は、細胞性免疫と液性免疫の二つの方法で応答します。細胞性免疫というのは、らい菌のように人間の細胞の中に侵入して増殖する性質の菌を殺して処理するために働く免疫反応で、ハンセン病に対する防御免疫も細胞性免疫が担っています。Ⅰ型らい反応はこの細胞性免疫が急速に回復したときに起きる反応ですから、病気の経過としては本来好ましい反応です。ただ、あまり急速に変化すると回復不能な神経障害を起こすので、プレドニンなどでブレーキをかけますが、抑え込み過ぎないことが大切です。

　一方液性免疫は、体液中で増殖する病原体を抗体で攻撃する免疫応答ですが、らい菌のように体液中ではなく細胞内に入り込む細菌には防御効果がないだけでなく、大量の抗体が自然死した菌体成分や補体と結合してⅡ型らい反応を引き起こして眼や末梢神経に強い障害を残すハンセン病患者にとっては厄介な免疫反応です。的確な方法で押さえ込まなければなりません。

　被告準備書面で被告は「らい反応の鎮静化後に速やかにステロイド剤の離脱を行って」と述べています。被告療養所の医師

は、眼や運動神経を守るために必要と考えて I 型らい反応（それ自体が原告の場合は誤診だったのですが）を完全に鎮静化させようとした結果、数年にわたってプレドニンだけを投与する事態に陥り、結果的により危険な II 型らい反応を引き起こし、再発した原告のハンセン病の治療ができなくなりました。

これは被告療養所医師のハンセン病治療医学についての根本的に誤った理念と実践がもたらした必然的な医原病だったのです。

(3) らい反応患者へのダプソン投与の評価

被告療養所の医師は、準備書面で繰り返し原告にはらい反応があったので強力な殺菌作用を持つリファンピシンではなく、ダプソンを用いたと主張しています。私はこの主張は当を得たものでないと考えます。なぜなら、抗ハンセン病薬の中でも、ダプソンは最もらい反応を引き起こすことが多い薬だからです。そのことは、ダプソン単剤療法時代と多剤併用療法時代の療養所の状態を比較すれば直ぐに明らかになります。

私は、ダプソン単剤療法時代の 1971 年から 1978 年まで大島青松園に医師として勤務し、よく当直勤務につきましたが、この当時はらい反応による神経痛の処置のために夜間頻回に起こされたことを覚えています。それから 19 年後の 1997 年 3 月から 2002 年 3 月まで再度大島青松園で勤務して当直業務につきましたが、夜間らい反応のために起こされることはほとんどありませんでした。2 回目は多剤併用療法の時代で、らい反応を起こす患者が激減していたからです。リファンピシンを含む多剤併用療法はらい反応に関してもダプソン単剤療法よりはるかに安全な薬なのです。

らい反応を極度に恐れる被告療養所の医師が、なぜ安全な多剤併用療法を選ばず、危険度の高いダプソンにこだわったのか理解できません。山下ミサ子氏にとっても、多剤併用療法が安全な治療方法だったことは並里医師の治療を見れば一目瞭然です。

(4) WHO 方式による MDT 適応の是非

　　WHO方式によるMDT（多剤併用療法）の是非についても原告と被告の間で争われています。この点について私は以下のように考えます。

　　山下ミサ子氏が再発して治癒するまでの期間は、ちょうど世界で多剤併用療法が普及した時期とほぼ一致します。日本でも1970年代から色々な方法でリファンピシンやクロファジミンが使われ始めていましたが、定式化した投与方法はありませんでした。従って、第1期にWHO方式によるMDTが行われなくても、被告療養所医師に法的責任を問われるような過失があったとは言えないと考えます。しかし、だからといって、被告療養所の医師が1970年代には既に日本でも使われ始めていたリファンピシンやクロファジミンを第1期から使用しなかったことが正当化されるわけではありません。なぜなら、山下ミサ子氏のようにダプソンを服用していた患者が再燃した時には、薬剤耐性の可能性を考慮して化学療法剤の変更を考えるのが当然だからです。第2期と第3期についてはなおさらです。それを考慮しなかったのは明らかに専門医としての過失と言わなければなりません。

(5)　患者の療養態度の評価

　① ハンセン病療養所における患者と医師の特殊な関係

　　再燃したハンセン病の治療に失敗した被告療養所の医師は、患者が身勝手で医師の指示に従わなかったことが適切な治療を困難にしたと主張しています。この主張に対し私は35年間ハンセン病患者を治療した経験にもとづいて以下のように考えます。

　　一般に慢性病の治療がうまく行くためには患者と医者の間に信頼関係がなければなりません。特にハンセン病の場合は、経過が超慢性である上に、長年にわたる絶対隔離政策によって治療施設も専門医も極端に少なくなっています。ハンセン病患者には治療に不満でも主治医を代えられない特殊事情があります。この点に配慮すれば、ハンセン病患者を治療する医師は、患者との信頼関係を深めるあら

ゆる努力をしなければなりません。その際重要なことは、患者との信頼関係を構築する第一の責任は、専門職である医師にあり、その基礎は担当医が如何に上手にハンセン病を治療して患者の病苦を除けるかにあります。治療効果が上がらなければ患者は医師を信じなくなるのは当然で、普通の病気では患者は病院や医師を代えるのですが、ハンセン病では難しいことが多いのです。原告が被告療養所の医師の処置に疑問を持ちながらも 10 年にわたってその医師の治療を受けなければならなかった不安は想像に余りあります。

　被告療養所の医師は、患者が治療に専念しないで、外泊を繰り返すなど治療態度に問題があったと主張しています。

　私は社会で生活しながら療養するハンセン病患者を京都大学で 35 年間治療してきました。その経験から学んだことは、患者は病気にだけ生きているのではないということです。病気以外にも仕事のこと、家庭生活のこと、親戚や近所とのつきあいなどもあり、いつも病気を最優先に考えられない事情も多いのです。私はそのような場合、患者とよく話し合って、医療上最善でなくても次善の治療法を選ぶことで患者との長い信頼関係を保つように努力してきました。特に気をつけたのは、治療が患者の社会での生活の妨げにならないことです。また自分の判断ミスで治療結果が悪かったり、誤診したときには率直に患者に謝罪してきました。こうした人間としての普通の関係から信頼が生まれると考えます。治療がうまく行かないことを患者に責任転嫁するのは専門家として恥ずべきことです。

② 被告療養所医師の治療方針の問題点

　それでは原告の療養態度が違っていたら、被告療養所の医師はうまく治療できたのでしょうか。私は、そのようなことはないと思っています。なぜなら、彼らがらい反応を伴ったハンセン病患者の治療について上記のような根本的に誤った認識を持っている限り治療はうまく行かないからです。

　ハンセン病の治療では、らい反応が高頻度に合併しますから、そ

れを恐れていたのでは、ハンセン病の治療はできません。患者の免疫状態と神経症状に配慮しながら、らい反応に正しく対処できない医師はハンセン病療養所に何年勤めていても、ハンセン病の専門医ではありません。

　　被告は、原告の神経症状について神経内科の専門医に相談して適切な治療を行ったと主張しています。しかし神経内科医はあくまで神経症状についてのアドバイザーにすぎず、ハンセン病治療の責任は病気を総合的に判断して最終決断を下す基本治療科の医師にあります。専門医がハンセン病による神経症状に正しく対処できないでは困るのです。

6. 書証乙B第23号証（尾崎聴取書）についての意見

　同書証は2003年11月7日に指定代理人伏田範男氏がハンセン病医療の権威である長島愛生園皮膚科医長尾崎元昭氏と面談した要旨を、聴取書としてまとめたものです。尾崎氏が日本におけるハンセン病医療の権威であることは私も同意見ですし、信頼して患者の治療を任せられる専門医だと考えています。ただ今回の聴取書については2点疑問があります。

（1）U‐MDTについて

　　尾崎氏は聴取書1.（1）で「全ての患者に一律に同じ治療を6ヶ月行うU‐MDTが実施されており」と述べていますが、私の認識と違います。Universal　MDT（U‐MDT）の臨床試験をWHOが試みようとしたことは事実です。しかしこれは反対意見が強く実施されませんでした。

　　私は2002年7月にインドネシアでハンセン病の研究を始めましたが、その時インドネシア側からWHOが2500例のU‐MDTのテストを分担してほしいと言ってきました。ついては私にも協力してほしいと依頼されました。私は、この臨床実験は危険だからやるべきでないと思うが、もしやるのならしっかりした検査体制を整えて実施すべきで、危険があったら早めに察知できる体制が必要だと進言しまし

た。

　その後長い間担当者から連絡がありませんでしたので、昨年7月国際ハンセン病学会会長の湯浅洋先生に伺ったところ反対が多くて実施されていないとのことでした。インドネシアでもWHOからその後何も連絡はないと言っています。

　尾崎氏はこのことを含めて現在世界で実施されているMDTは今後も変遷を繰り返して大幅に変わって行くと予想していますが、私が流行の現地で見ている限り、1997年に始まった現行のMDTが大きな困難に直面している様子はなく、WHOのMDTがまだ発展途上の不安定な治療法だという尾崎氏の意見には賛同できません。

(2)　被告療養所のクロファジミン投与法について

　尾崎氏は聴取書2で、原告にB663（クロファジミン）が単独で投与されたことには問題がないと言っています。私の理解では、尾崎氏は日本でもクロファジミンによる化学療法について最も多数の症例を経験したベテラン医師ですから、同薬剤の効果と限界については十分承知しているはずです。その尾崎氏が、菌指数6+ 形態指数30%の重症のL型患者にクロファジミンを単剤で2年間投与することを問題ないと言うとは考えられません。尾崎氏は本当に山下ミサ子氏のカルテや経過表を熟読した上で「問題ない」と判断したのでしょうか。指定代理人には聴取したときの事情を法廷で明らかにして頂きたいと思います。

7. 書証乙B24号証（後藤論文）（資料編p406）についての意見

(1)　DDSと後藤論文

　被告は準備書面（4）で、山下ミサ子氏の化学療法にMDTを使わなかった理由について様々な角度から検討していますが、要約すると、MDTで使われるリファンピシンは副作用がある上に殺菌効果が強力なので、らい反応を引き起こす可能性があるから使用すべきでないという主張です。その根拠として準備書面（4）15ページで、

　後藤論文の中の「日本では過去に MDT や RFP によって強い神経
炎・虹彩炎をきたし、その後遺症をかかえて療養所から社会復帰が
困難になった症例が多いことを考慮すると強いらい反応が起こってい
る場合に多剤併用療法をそのまま継続していいか否かについては、
今後検討の必要がある」という箇所を引用し、クロファジミンの単剤
療法を選んだことは正しかったと主張しています。

　しかし、後藤論文では明確に「DDS や RFP」と言っているのです。
もしこの後藤見解に賛成するのならば、被告療養所の主治医はなぜ
10 年近く危険な DDS をほとんど唯一の抗ハンセン病薬として選んだ
のでしょうか、その医学的合理性の根拠を明らかにして頂きたいと思
います。

(2)　クロファジミン投与と後藤論文

　後藤論文では、試案として、Ⅰ型らい反応を伴うハンセン病患者
の治療についてクロファジミンとステロイド剤の併用で治療を始め、
神経症状が消退したらステロイド剤と MDT でハンセン病の治療を開
始する方式が提案されています。また、Ⅱ型らい反応を伴う症例につ
いては、クロファジミンとサリドマイドで治療を始め、必要に応じて
プレドニンを加えながら反応が消退したら MDT に移行するとしてい
ます。

　後藤試案は一見、先ずらい反応を消退させてからハンセン病の化
学療法を始めるべきとする被告療養所医師の考えを支持しているか
に見えますが、実はそうではありません。後藤試案の主旨は、括弧
書きにあるように、2―8 週間というごく限られた期間にらい反応を消
退させて多剤併用療法に移行しようとすることで、被告療養所医師
が行ったような、らい反応の治療に強力な化学療法剤なしに長期間
にわたってステロイド剤を投与し続けるような事態は全く想定してい
ないのです。

　乙 B 第 24 号証として被告が提出した後藤論文は、被告療養所の
医師の過失を明確に証明する文書です。（資料編 p406 参照）

8. まとめ

　以上、ハンセン病専門医として可能な限り詳細に山下ミサ子氏の治療経過を検討してきました。それをまとめると以下のようになります。

（1）再燃と境界群反応の誤診

　　本症例の医療過誤のすべては、1981 年に出現した神経症状を再燃と見抜けず境界群反応と誤診したことから始まりました。この誤診は担当医が二つの可能性のどちらが現実に起きているかを鑑別する努力を怠った結果起きたのです。

（2）らい反応に対する治療理念の基本的誤り

　　それに続く治療経過では、らい反応に対する被告療養所医師の治療理念の基本的な誤りにより患者の状態は悪化の一途をたどりました。ほぼ 10 年間の経過中には、様々な症状が現れ危険を警告しましたが、被告はそれに気付くことなく誤った治療を続けました。原告の治療期間は、多剤併用療法が導入され普及する時期と一致していますから、例え再燃の診断が遅れて早期からリファンピシンが使用されなかったとしても、少なくとも原告の症状が悪化した後半期には主治医は積極的に多剤併用療法を導入してハンセン病の悪化を防ぐことができたはずです。しかしそのような治療法の転換は行われませんでした。やっと第 3 期に入って新しい治療薬としてクロファジミンが用いられましたが、使用法が間違っていました。

　　原告に光明が見え始めたのは、原告が被告療養所医師の処置に耐えられなくなり、主治医が並里医師に変更されたときからです。16 年という長い療養期間と高度の後遺症が残りましたが原告はやっと病苦から解放されたのです。もし並里医師の治療がなかったらと考えると恐ろしさで身体が震えます。同様の被害が他にないことを祈るのみです。

（3）隔離医療のもたらした異常な事件

　　多剤併用療法導入で、1980 年代以降私たちは全ての患者を治癒

させることができるようになりました。そのような時代にあって、日本のような医療先進国でハンセン病に対して普通の医療が行われず、10年以上にわたって患者を悪化させる異常な事件がなぜ起きたのでしょうか。

その背景には日本型絶対隔離絶滅政策の中で、患者だけでなくハンセン病医学・医療が一般医療から隔離された事実があります。その意味で山下ミサ子氏は日本型絶対隔離政策の犠牲者です。

「らい予防法」違憲国家賠償請求訴訟の判決で熊本地裁は、国の責任を厳しく断罪し、被害者に対して損害賠償を命じ、この判決は確定しています。もし国がこの司法判断を真摯に受け止めて反省しているのであれば、本件のような具体的な被害事例に関する訴訟で、過失責任を認めようとしない応訴態度はとるべきではありません。

被告国は、国が管理する療養所の中で起きたこのように異常な医療過誤事件の非を率直に認めて謝罪すべきです。

裁判所におかれましては、諸事実を公平に評価され、後世の批判に耐える公正な判決を下して頂きたいと切に願っています。

****

イ　被告国側の主張

（1）反論の要点

解説　村上絢子

被告国側の反論の要点は、治療法の正当性、原告の不規則な受診態度が病状悪化の原因、療養所の異常事態否定、損害賠償請求権の時効の起算点の4点に絞られます。

原告の主治医、小関正倫医師は陳述書で以下のように反論しています。

1976年8月16日から国立療養所多磨全生園の基本治療科に勤務し、

2006年1月に退職するまでの30年間、一貫して全生園の基本治療科でハンセン病の診療に当たってきた。同科の先生方と一緒に治療し、自分1人の場合は診療結果を相談し、指導を受けながら診察に反映させ、自己研鑽してきた。神経内科的病状については専門医に相談、あるいは一緒に診察して、常に密な連携をとって診療に当たった。

第1期：1980年〜1985年の医学では、神経症状が、らい反応であるか再発であるかを鑑別する診断が困難であった。1980年4月の診療で、原告に定期的に受診するよう説明。一方で1982年2月17日の症状から神経内科医は再燃（再発）を考慮し、ハンセン病に対してはDDSを増量し、神経炎に対してステロイド剤を投与した。他方、同年2月20日、神経内科医がらい反応による神経障害としたのは、皮疹がなく菌検査で（一）だったからである。再発であることの診断に必要な原告の神経症状に変化があった顔面の菌検査をしなかったのは、女性の顔面に傷をつけることを避けたためである。また当時は、神経症状があれば、ステロイドを投与すべきだとされていた。さらに原告の受診態度が非常に不規則であったし、薬を指示どおりに服用しなかったので、十分な治療効果が出なかった。

第2期：1985年〜1990年は1985年4月1日の菌検査で菌指数2（+）。再燃とらい反応が認識できる症状が出現。この場合、再燃よりもらい反応の沈静化を最優先して抗ハンセン病剤DDSの投与を中止し、境界反応による神経症状の増悪治療を優先してステロイド剤を投薬した。同年10月、菌指数3（+）。同年12月、境界反応による神経症状増悪と再発により、プレドニン療法継続。原告に治療法の説明をし、入室して治療するよう勧めたが、原告は受け入れなかった。1987年5月、菌検査で菌指数4（+）となり、症状はさらに悪化。ハンセン病は増悪しているが、神経症状改善の治療を優先した。1988年、菌検査で菌指数5（+）。病状悪化。原告に自己治療の危険性と自己都合の外泊の中止を説明したが、受け入れられず、プレドニン離脱計画は頓挫した。

第3期：1990年〜1992年は、プレドニンの減量・離脱と、抗ハンセン
　　病剤の投与を目標として、原告に入室して治療に専念するように指導
　　したが、受け入れられなかった。

　　　原告は第1期から第3期まで多剤併用療法を行うべきであると主
　　張しているが、らい反応の出現を経験している患者の再発はいかに
　　障害を軽減するかに重点を置いて治療するべきであるから、治療法
　　は適正であった。

　　　また原告が電話で外泊期間の延長とか、投薬の処方と診療につい
　　て断りを入れていることからすると、原告の外出、外泊の理由は全
　　生園が医療機関として異常事態が認められたからではないことは明ら
　　かである。

　　　現場にいる医師としては、その時、その患者の症状や置かれてい
　　る状態に合った治療をすることは医師の裁量と考える。主治医の適
　　切な判断に基づく診療がなされてはじめて患者に対する医療が実現
　　できると考えている。

　　　次に、損害賠償請求権の時効の起算点については、被告国の指
　　定代理人は準備書面で以下のように主張しています。
①債務不履行に基づく損害賠償請求権の消滅時効は、民法166条
　　により、「権利ヲ行使スルコトヲ得ル時」から進行を始める。診療
　　契約上の債務不履行を理由とする損害賠償請求権は、本来の債
　　務である診療契約に基づく債務を履行しなかったときに発生し、
　　以後これを請求できる。

　　　本件において、原告は小関医師に診療契約上の義務違反があっ
　　たとしているが、小関医師が原告を診察したのは主治医交代した
　　1992年10月27日までであるから、債務不履行に基づく損害賠
　　償請求権は、遅くとも2002年10月27日の経過をもって時効によ
　　り消滅している。
②不法行為に基づく損害賠償請求権について、その起算点は「損害

及ヒ加害者ヲシリタル時」（民法 724 条）である。被害者が不法
行為に基づく損害の発生を知った時点で予見可能な損害であれ
ば、すべてについて、時効の進行が開始することになる。

　本件で、原告は並里医師に引き継いだときの状況が最悪であり、
1992 年の時点で既に 1 級に相当する後遺症を生じていたと主張し
（訴状 8 ページ）、陳述書でも、「並里医師に相談する前の時点で
ほぼ全身に知覚麻痺が広がり……」と述べている。よって、原告は、
遅くとも主治医が並里医師に交代した 1992 年 10 月 27 日の時点で、
現在までの後遺症の発生を予見可能であったといえる。したがっ
て、本件の不法行為に基づく損害倍書請求権は、どんなに遅くと
も 1992 年 10 月 27 日から消滅時効の進行を始めたことになるから、
1995 年 10 月 27 日を経過した時に時効によって消滅する。

（2）小関正倫・被告国側証人・陳述書（資料編 P394）

（3）石井則久・被告国側承認・意見書（資料編 P378）

第2章　1審　＜尋問＞

1　尋問を理解するために

（1）尋問の進み方　　　　　　　　　　　　　　　解説　内藤雅義

　本件では、2004年7月12日と同月26日の2期日に渡って尋問が行われました。

　一般の尋問は、尋問を申請した側が先に「主尋問」、次いでその相手側による「反対尋問」が行われます。そして、証人、本人それぞれについて、主尋問と反対尋問がワンセットで行われますが、原告本人を除いて、証人の場合は、その後に行う他の証人の尋問を聞かないのが普通です。

　ところが、本件では、これとは違う次のような方式がとられました。

＜証人・原告本人尋問＞　期日　7月12日　午前10時30分〜午後6時
東京地方裁判所　第102号法廷　（尋問調書は抄録）

　　　①　小関正倫証人の主尋問

　　　②　並里まさ子証人の主尋問

　　　③　山下ミサ子原告本人の主尋問

　　　④　小関正倫証人の反対尋問

　　　⑤　並里まさ子証人の反対尋問

　　　⑥　小関正倫・並里まさ子両証人の対質

　　　⑦　山下ミサ子原告本人の反対尋問

＜証人尋問＞　期日　7月26日　午後1時30分〜
　東京地方裁判所　第102号法廷　（尋問調書は抄録）

　　　①　和泉眞藏証人の主尋問

　　　②　石井則久証人の主尋問

　　　③　和泉眞藏証人の反対尋問

　　　④　石井則久証人の反対尋問

　　　⑤　和泉眞藏・石井則久両証人の対質

　「対質」は、証人を並べて、裁判所なり代理人が双方に尋問をするという方式です。この尋問方式によって、尋問の内容が、傍聴していた人たち

にもわかりやすかったと言われました。

　ただし、本書では、読者の便宜のために、7月12日期日については、小関証人の主尋問・反対尋問、並里証人の主尋問・反対尋問、そして両証人の「対質」、最後に原告本人の主尋問・反対尋問の順で掲載することにしました。

　また、7月26日期日については、和泉証人の主尋問・反対尋問、石井証人の主尋問・反対尋問、両証人の対質の順番で記載しました。（ただし、いずれも抄録です）

　尋問を理解するに当たって、次の2点を理解するとわかりやすいと思います。一つは、第Ⅱ部 第1章3（P44）に記載されている「双方の主張と争点」です。本件の争点について、いずれの言い分が正しいかを判断するために、尋問が行われます。もう一つは、ハンセン病とらい反応の理解です。以下に並里まさ子医師による、解説 ①「山下ミサ子さんの臨床経過」（P85）と ②「ハンセン病とらい反応を理解するために」（P88）を掲載します。

　本件では、らい反応と再発を正確に区別した理解が全生園の主治医になかったことが大きな問題でした。

　らい反応はハンセン病の障害を重くするとされています。ただ、早期に治療すれば、らい反応は軽くてすみます。

　また、療養所では隔離を前提とした医療であったために、世界で行われていた社会復帰を目的としたハンセン病医療を学ばずに、後遺障害を軽くするよりも、目の前にいる患者のらい反応への対症療法のみに関心が集中して、原因治療への関心が薄かったことが山下ミサ子事件の背景にありました。加えて山下さんの治療については、全生園ではその遅れた医療の中でも特に遅れていたという事実も理解する必要があります。

(2)　臨床経過とハンセン病　　　　　　　　　　　　　解説　並里まさ子
　①山下ミサ子さんの臨床経過　（図1、図2、図2A、図2B は削除）（p86、
　　p87 参照）

1978 年：顔面の運動障害は認めない。

1992 年頃：両指の短縮、変形が著しい。

1992 年頃：毛髪が脱落。

1992 年：主治医交代した頃。高度の兎眼、顔面表在筋の障害が著しい。眉毛、睫毛はない。

　2001 年：2 回目の兎眼形成術を受けた直後。重度の兎眼、口角下垂を含む表情筋全体の麻痺。治療法のない時代にしか見られない障害。人間だけが持つ「表情」を表せなくなっている。その後、何度も兎眼形成術を受けている。

＊知覚検査の結果（甲B第 1 号証）
（横線部分は知覚障害箇所を示す）

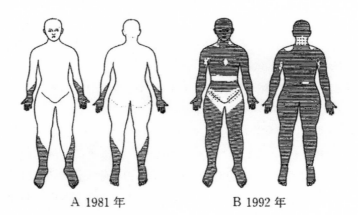

A 1981 年　　　　　B 1992 年

A：両手足の先端部分に知覚障害と発汗障害があった（1981 年）。

B：ほぼ全身に知覚障害あり。発汗は残された部分（白地）にだけ残存（1992 年）。

＊臨床経過のまとめ
臨床経過（退所者）

1953 年　　　　発症　　　**15才**
1970 年頃　　　寛解
1982 年　　　　顔面の違和感を訴えて受診

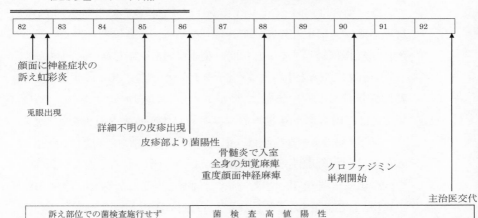

（クロファジミン単剤投与）

（治らい剤中止　ステロイド剤持続）

（DDS 少量＋ステロイド剤）

| 82 | 83 | 84 | 85 | 86 | 87 | 88 | 89 | 90 | 91 | 92 |

顔面に神経症状の
訴え虹彩炎

兎眼出現

詳細不明の皮疹出現
皮疹部より菌陽性

骨髄炎で入室
全身の知覚麻痺
重度顔面神経麻痺

クロファジミン
単剤開始

主治医交代

| 訴え部位での菌検査施行せず | 菌 検 査 高 値 陽 性 |

<経過のまとめ>

1982 年から 1985 年

1982 年の受診時、既に再発を強く疑うべき諸症状が揃っていた。

症状が進行する中で、適切な菌検査を行なわなかった。

DDS 単剤での寛解例における再発は広く知られていたが、再発か "らい反応" かの鑑別をしなか
った。また再発が疑われる場合の化学療法を行なわなかった。

1986 年から 1990 年

菌検査陽性で再発を確認したが、僅かな治らい剤を中止して、ステロイド剤のみを投与し続けた。

足根骨の炎症で手術：入室中にも、化学療法を行なわなかった。

（裁判の経過中、原告は自分が再発したことを知らされていなかったことが判明した。）

1990 年 1992 年

入室してクロファジミンの単剤治療を行なった。

87

②ハンセン病とらい反応を理解するために

　　ハンセン病はらい菌による感染症である。菌は宿主（ヒト）の、主に神経細胞や皮膚のマクロファージ（異物や細菌などを食べる貪食細胞）に寄生して増殖する。らい菌は、菌自体に毒素（菌体外に出す毒性物質）はない。ハンセン病の場合、宿主が菌を他者として認識するかどうかが重要で、認識できれば、細胞性免疫が働く。認識できない場合は、おとなしい菌であり、発育はきわめて遅く、宿主を破滅させず、宿主と共存の形を取りながら、生き延びるので、通常病像は緩慢に経過する。この間、宿主は何も反応しない。組織が少し壊されて、やっと少し気づく（チクチク感など）。山下ミサ子さんの初期症状である。ちなみに、サルモネラ、コレラ、ボツリヌス、破傷風などは、内毒素や外毒素の毒性物質自体が重大な障害を起こす。

　　ハンセン病の多彩な症状は、宿主（ヒト）の、菌を異物として察知する力（抵抗力；細胞性免疫）の強弱によって説明される。強力な抵抗力を持つ類結核型（TT）では、病像は局所に限局して治癒する。一方菌を異物として認識することができない（抵抗力がほとんど無い）らい腫型（LL）では、細胞性免疫が働かず、適切な治療が無ければ菌は増え続ける。菌は毒素を出さないが、通常の感染症の常識では考えられない桁違いの増え方をして、宿主の組織を占拠し破壊する。これらの中間に位置する病型が境界群（Borderline Group;B 群）で、病状は不安定であり、宿主の免疫能の変化に伴って臨床症状が変化する。

＜毒素のない菌であるにもかかわらず症状が出現する理由＞

　1　LL 型の場合

　　らい菌が細胞内で増えると、細胞が破壊されて菌は細胞外に放出され、新たな細胞に寄生する。この時点で宿主の組織障害が生じる。菌の増殖はきわめて緩慢であるため、初期には無症状か僅かな神経症状や自覚症状の乏しい淡い紅斑などがみられるのみであるが、未治療で経過すれば組織破壊が進行し、骨破壊にまで伸展しうる。こ

のような菌の侵食による組織破壊の他に、破壊された自己組織など
に対する、何らかの炎症反応も関与していると考えられる。

　また長期間無治療で経過した場合、徐々に眼輪筋の破壊が進ん
で両側性の兎眼となり、四肢では末梢部から中枢側に進行する知
覚・発汗障害が生じ、広範囲の末梢性対称性知覚麻痺（acral distal
symmetric anesthesia）を来しうる。1992年当時、原告にみられた
症状である。

2　LL型以外の病型の場合

　宿主は、菌に対して様々な程度に異物として反応することができる。
TT型では発症と同時に局所破壊が完結して治癒するが、境界群で
はそれぞれの抵抗力に応じて、菌が寄生した細胞（組織）を攻撃し、
炎症症状が出現する。

3　これ以外に、ハンセン病の経過中には「らい反応」がしばしばみら
　れ、後遺障害の重要な要因となっている。これは、らい菌関連抗原
　に対する、アレルギー反応によるもので、通常Ⅰ型らい反応（境界
　反応）とⅡ型らい反応（らい性結節性紅斑、Erythema Nodosum
　Leprosum; ENL）の二つに分けられる。

1)　Ⅰ型らい反応

　菌に対する宿主の抵抗力が急激に変化した場合に現れる症状で、
境界群に起こりやすいため、境界反応とも称される。化学療法を開
始後、菌が減少して宿主の抵抗力が増強した時点で生じることが多
い。そのため境界群での化学療法（殺菌治療）は境界反応の治療も
同時に行うことが稀ではない。類結核型とらい腫型の一部（LLp：p
93の表1参照）以外の病型で見られる。

　境界反応についてさらに詳しく述べると、理論的には、菌に対す
る抵抗力が増強した場合（up-grading）と、低下した場合（down-
grading）に分ける考え方がある。通常Ⅰ型らい反応（境界反応）と

いう場合は前者の反応を指す。後者の反応は菌が増加した場合に起きる変化を想定したものであり、実際に臨床症状として認められる変化はほとんど無い。菌の増加によるものであり、速やかな化学療法が必須である。

2)　Ⅱ型らい反応

　　菌に対する抵抗力がほとんどない、らい腫型で見られる。菌に対する細胞性免疫はないが、体内で大量に増加したらい菌に対して多量の血清抗体が作られる。この抗体と菌由来の抗原が反応し、さらに補体が結合して免疫複合体を形成することにより発症する。特徴的な硬い結節（らい性結節性紅斑 Erythema Nodosum Leprosum: ENL、かつて熱こぶと呼ばれた）を形成する他に、リンパ節、精巣、虹彩組織にも炎症が及び、時に発熱などの全身症状を伴う。因みにこの抗体は、菌に対して無力である。

　ハンセン病に特徴的な顔面・四肢の障害の多くは、両らい反応に由来するため、化学療法は常にらい反応を視野に入れながら行われる。Ⅰ型らい反応には、ステロイド剤が特効的である。Ⅱ型らい反応には、ステロイド剤とともに、サリドマイドが著効を示す。WHO の MDT に含まれているクロファジミンも有効である。

　両反応とも、原因となる菌に対する治療が成功しない限り持続・増悪しうるので、速やかな殺菌療法が治療の基本である。

＜単剤治療による耐性菌出現から多剤併用療法の時代へ＞

　免疫学の進歩により、1970 年代にはらい反応をはじめ、ハンセン病の病態の理解が進み、それらの知見を基に後遺障害の防止を念頭に置いた多剤併用療法（MDT）が確立された（1982 年）。続いて、らい反応への対応もマニュアル化が進み、医療資源の乏しい地域においても、ハンセン病の治療が可能になった。

　かつてハンセン病の治療は、DDS の単剤治療が主体であったが、1960

年代に、次々に DDS 耐性が報告されるようになり、WHO は 1977 年に、すべての単剤治療を中止すべきだという公式見解を発表した。さらにかつて DDS 単剤で寛解した例では（特に多菌型）、再度 MDT を受けることを推奨している。

　また DDS 単剤治療時代には、寛解後も DDS の少量内服を継続するよう指導されることが多く、原告も同様であった。このような場合、再発した患者のほとんどは、当然のことながら DDS に対して薬剤耐性を持つことになるため、寛解後の少量内服も中止すべきであると勧告されていた。

　世界では障害防止を目指して MDT を中心としたハンセン病対策が飛躍的に進んでいた 1980 年代、日本では依然として絶対隔離政策が続き、療養所がハンセン病医療を独占し続けた。一部の療養所内では、特に臨床分野では、ハンセン病医学を学ぶ空気が極めて希薄で、社会復帰を前提とするハンセン病そのものの治療は望むべくもなく、その場の症状が収まればよいという対症療法に終始した。しかし原因治療がなされない中での対症療法が成功するはずはなく、患者の多くが視力を失い、顔面・四肢に重度の不可逆性の障害を受けて自立した日常生活は不可能となり、あるいは死亡した。本件は、このような環境の中で生じた症例である。

＜参考＞

1966 年：Ridley-Jopling による病型分類が発表され、病態の理解が飛躍的に進んだ。

1970 年代：らい反応の解明が進んだ。

1977 年：単剤治療を行うべきではないことが、WHO の公式見解で通告された。

1982 年：WHO の多剤併用治療（MDT）がハンセン病の標準的治療として推奨された。

用語集

・MDT（1982 年）：多剤併用療法（multidrug therapy）（DDS、RFP、

CLFの3剤を、病型に従って組み合わせて使用する。）

・DDS（ダプソン）：ジアフェニールスルフォン、スルフォン剤。らい菌に対して静菌的な作用を持つ。

・プロミン：ハンセン病に対して、最初に用いられたスルフォン剤

・リファンピシン（RFP）：らい菌に対して強力な殺菌作用を持つ

・クロファジミン（CLF、B663）：フェナジン系の色素誘導体で、らい菌に対して、静菌作用を持つ。Ⅱ型らい反応に対して抑制作用がある。皮膚の乾燥と赤褐色の色素沈着を来す。

・タリビット[R]（オフロキサシン）：ニューキノロンの一つで強力な抗らい菌作用がある。

・クラビット[R]（レボフロキサシン）：ニューキノロンの一つで強力な抗らい菌作用がある。

・ミノマイシン[R]（ミノサイクリン）：テトラサイクリン系の抗生物質で、抗らい菌作用と抗炎症作用がある。

・プレドニン[R]（プレドニゾロン）：副腎皮質ホルモン剤で、らい反応の治療に用いられる。様々な感染症に対する抵抗力を低下させる。

・サリドマイド：ENLに著効を示す。催奇形性があり使用上の注意が必要。

・菌指数：患者の皮膚の一部を小さく切開して皮膚組織を掻き取り、塗抹標本を作成してチールニルセン染色を行い、菌数を数える。結核におけるガフキー号数に類似した算定法で、0から6+までの数字で示す。病状や検査を行う部位によって数値が異なる。

・菌形態指数：らい菌本来の形である桿状の菌（solid）と破壊されて断裂・顆粒化した菌を観察し、solid菌の割合を％で示す。菌の活動性が高いと高値を示すが、常に変化する。

・境界反応：Ⅰ型らい反応（らい反応参照）P89

・ENL：らい性結節性紅斑（らい反応参照）P90

文献

1）Ridley DS, Jopling WH：Classification of leprosy according to immunity. Int J Lepr, 1966; 34： 255-273.

2）Rea TH, Modlin RLLeprosy, Fitzpatrick TB et al ed： Dermatology in General Medicine, 5th ed, New York, McGraw-HiLL Book Co, 1999, 2306-2318.

3） WHO： Chemotherapy of Leprosy for Control Programme, WHO Study Group, WHO Technical Report Series No. 675, 1982.

4） Namisato M, Ogawa H（2019）Essential aspect of leprosy classification and clinical　course of 5 leprosy patients： including four relapsed cases. Clin Dermatol J 4（4）： 000187. DOI： 10.23880/cdoaj-16000187

表1

分類法	病型					
Ridley-Jopling 分類	類結核型	境　界　群			らい腫型	
	TT	BT	BB	BL	LLs	LLp
WHO 分類	PB	MB				

WHO：世界保健機関
TT：polar tuberculoid
BT：borderline tuberculoid
BB：borderline
BL：borderline lepromatous
LL：lepromatous leprosy
LLs：subpolar LL　LLp：polar LL
未分化群（Ⅰ群;indeterminate）：上記の何れにも属さない初期病変。
PB：paucibacillary 少菌型　　　　MB：multibacillary 多菌型

宿主の菌に対する抵抗力の変化により、矢印の方向に病型が変化しうる。TT と LLp は変化しない。

TT ← BT ←→ BB ←→ BL ←→ LLs　LLp

表2　　多剤併用療法 Multi-drug therapy（WHO/MDT）（1997年）

病型	皮疹の数／菌検査	1回／月	1回／日	期間
PB	5個以下／陰性	RFP 600mg	DDS 100mg	6カ月
MB	6個以上／陽性	RFP 600mg	DDS 100mg	12カ月
		CLF 300mg	CLF 50mg	

RFP：rifampicin　　CLF：clofazimine　　DDS：diaphenylsulfone
2018年のガイドラインでは、病型に関わらず全例3剤投与となっている。（World Health Organization：Guideline for diagnosis and prevention of leprosy, 2018）

2　証人・原告本人尋問

期日　2004年7月12日　午前10時30分〜午後6時
東京地方裁判所　第102号法廷　（尋問調書は抄録）

傍聴メモ　**村上絢子**

　約100人が入廷できる第102号法廷は、原告を支援する友人、入所者、退所者の会の会員たちで満席状態でした。原告を支援する側だと思っていた全生園入所者自治会の役員たちが被告国側の座席で傍聴していたのに違和感を覚えました。また入廷してきた原告の主治医小関正倫医師があまりにも存在感が薄かったので、この人が患者に向かって「座敷豚」「税金泥棒」等の暴言を吐いたのかと、そのギャップに驚きました。

　今回の尋問は、原告、原告の主治医で被告国側証人・小関正倫医師（多磨全生園基本治療科）、原告側証人・並里まさ子医師（栗生楽泉園副園長）に対し、それぞれの代理人から、午前は主尋問、午後は反対尋問があり、隔離された全生園で行われた、患者不在の医療の実態が浮き彫りにされました。つまり「患者は何も言うな」という主治医の傲慢な態度、重症化による死亡者、病状悪化を苦にした自殺者、20数人もの重症者の存在、医師を信用できず患者同士で情報交換し、自分自身を守らざるをえなかったという事実が証言で明らかになりました。

　尋問された小関証人は、たびたび大きくため息をつきながら証言していました。自分自身が尋問されているのに、「私たち」「チーム医療」と答えるとか、診断の根拠や治療法の選択についても、他の医師の意見・報告書に基づくとか、主治医としてのプライドもなく、責任転嫁する態度に終始しました。カルテに診療内容が記載されていないことを問われると、「当時は記載する習慣性がなかった」と答えたので、廷内に失笑がもれました。

　一方の並里医師は、「患者の立場に立って治療するのが医師としての務め」「小関医師の治療法は、医学的常識からは考えられない」「1982年に被告（小関医師）が原告を診断したとき、原告の症状は明らかに再発を示しているにもかかわらず、診断を誤り、長年に渡って間違った治療を惰性的に続けたため、原告の病状は悪化した」と、理論的に明快に反論していました。

小関証人の証言要旨

・らい反応を抑えるため、ステロイド剤（プレドニン）を継続的に投与した。原告の症状が悪化したのは、受診態度が悪く、通院が不規則だったためである。

・1986年に菌検査2+になったが、「境界反応」と判断した。神経障害が悪化したため、プレドニンを継続投与した。抗ハンセン病薬のDDSとリファンピシンの投与を止めたのは、まず神経症状の治療をするためだった。

・ハンセン病治療のため、入院の必要性を原告に説得したが、聞き入れなかった。（原告は、被告に説得されたのではなく、他の医師に、足の傷を治す外科治療のため、入院するよう勧められたと主張）

・DDSを使用したのは、B663の名前を言うと、色素が沈着して顔が黒くなるので、社会復帰を希望している原告が受け入れないと考えたため。原告は自己都合による外泊（じつは帰宅）が多く、治療効果が上がらなかった。

・再発と診断した後、ステロイド剤とB663単剤で治療。MDT（多剤併用療法）でなく単剤投与したのは、原告が「目だけは取られたくない（失明した

くない）」と言ったから。DDSには耐性があったし、リファンピシンを使うと、ショック症状を起こし、失明や重い症状になる危険性があったからだ。

・菌指数と虹彩炎の経過を見ながら、B663とサリドマイドを継続的に投与した。治療法の選択は、当時の医学的常識である滝沢医師と後藤医師の「報告」に基づいている。原告の後遺症は、外泊するなど、本人の診療態度が悪かったためである。

並里証人の証言要旨

・原告から声をかけられて、カルテを見た。1981年の初診時で、すでに目に障害が出ており、続いて眼輪筋の筋力低下など再発の特徴的な症状を示しているのに、ステロイドを投与するなど、原告は医学的常識では考えられない治療を受けていた。村上医師（当時全生園副園長）に相談し、原田禹雄医師（当時邑久光明園園長）を紹介した。原田園長は原告を診察し、「全生園の医療はここまでひどいか」と言った。その後、証人（並里まさ子）が原告の主治医になった。

・当初より神経症状が左右対称型であり、筋力低下、目に虹彩炎が出現していたことから再発していたと診断した。DDS耐性を考慮して、らい反応を最小限に抑えながら、多剤併用療法による治療をした。菌検査は頻回行って、経過を観察した。有効な治らい剤によって、1～2ヵ月で虹彩炎は軽減し、約1年でらい腫性増悪も軽減した。4年後に寛解状態となって、治癒した。

・小関医師の診断と治療法の選択は、理解不能だ。ハンセン病は早期発見・早期治療がなにより必要とされるのに、菌検査をしていない。原告に治療方針を説明もせず、病状の進行と重度の後遺症が残ったことについて、小関医師が原告の責任としていることは問題。診察記録がほとんどない。検査データを患者に話すのは、信頼関係を保つ上で重要で、小関医師は、当初から治療方針を説明する必要があった。

(1) 小関正倫・被告国側証人の尋問

ア：主尋問

（略）

西村（被告指定代理人）：原告すなわち患者さんに対する診療、治療としてはどのような治療が適切と考えられておりましたか。

小関：らい反応による神経障害の再発に対しては必要十分量のステロイド剤を継続投与し、症状に応じて増量、減量すること、またハンセン病の再発を考慮し抗ハンセン病剤であるDDSを増量投与し経過観察とのことでした。

西村：抗ハンセン病薬としてのDDSということを証言されましたが、他の抗ハンセン病薬については検討はされなかったのでしょうか。

小関：原告の症状が悪化した場合には増量が必要であったかもしれませんが、他の抗ハンセン病剤の投与を検討しなければならなかったかもしれませんが、原告の症状からはその必要性を認めませんでした。

西村：第1期におきまして最終的に証人が先程おっしゃられたような治療計画、これは実施できたのでしょうか？

小関：できませんでした。原告の通院が非常に不規則なためできませんでした。

（略）

西村：先程診療録、診療経過一覧表で確認いただいた1982年2月17日の症状、この時点につきまして原告はこの時点で再発であると主張しておりますけれども、療養所のほうでは再発との診断はなぜされなかったのでしょうか。

小関：当時、療養所では皮疹が認められること、菌が陽性であることのこの二つに該当した場合を再発と診断するという考えを取っていました。原告には皮疹もなく菌も陰性だったため再発とは

診断しませんでした。しかし、再発を考慮していました。

　　　　　（略）

西村：診療経過一覧表を示す。

　　　1986 年 4 月 1 日に実施された菌検査で菌が陽性となっておりますね。

小関：はい、そうです。

西村：この菌検査で菌陽性となっておりますので菌陽性の結果が出たところで証人ないし療養所としては再発と診断されておるのですか。

小関：そうです。

西村：1986 年 4 月 1 日の診療の内容部分に「小関医師診断境界反応」と記載されております。この部分ではなぜ再発ではなく境界反応と記載されておるのですか。

小関：菌検査の結果は当日には出ません。原告の 4 月 1 日の診察で原告には背部から腰に境界部の皮疹を思わせる大きな環状紅斑を認められましたが、前回の症状とあまり変化がなかったためその時点でカルテに境界反応と記載しました。

西村：そのような診断ないしカルテ記載をされておるんですが、治療としてはどのような治療を実施されておりますか。

小関：境界反応による神経障害の増悪による回復不可能な目の障害、手足の運動機能障害の増悪を回避する治療を優先すべきであると判断し、プレドニンと DDS を投与しました。

西村：同じページの診療経過の 1986 年 10 月 17 日の部分で DDS の投与がなくなっております。これはどのような理由から DDS の投与をやめられたのでしょうか。

小関：神経症状が増悪したため左奈田先生は DDS の投与を中止しました。文献にもあると思います。

　　　　　（略）

西村：原告は 1987 年 5 月 11 日に入室されているようですね。

小関：そうです。

　　　　　（略）

西村：ハンセン病の治療に関してですが、この入室後の治療について
はどのような方針ないし計画を立てておられましたか。

小関：ハンセン病の再発によるらい腫性増悪の状態で神経症状も増悪
していたため、抗ハンセン病剤を中止しステロイド剤を投与
し、神経症状が鎮静した後にステロイド剤の離脱と並行して増
悪したハンセン病に対し抗ハンセン病剤を投与することとしま
した。

　　　　　（略）

西村：プレドニンからの離脱については原告から話があったりしてま
したか。

小関：はい、ありました。

西村：どのような話がありましたか。

小関：プレドニン減量しても大丈夫かと聞かれました。

西村：そういう質問に対して証人はどのように答えられていましたか。

小関：プレドニンは 5 ミリぐらいまでは減量できるが、時間がかかり
ます。今はプレドニンは止められませんと説明しました。

　　　　　（略）

西村：このような時期、1989 年等につきまして療養所の方ではハン
セン病薬の投与なり治療、これをなぜ実施されなかったので
しょうか。

小関：原告は陳述書で、ハンセン病の後遺症の恐ろしさは患者が一番
よく知っています。医師の勧めにもかかわらず患者が怠けて治
療の機会を逃すことはないと陳述されていますが、私、金先生
の抗ハンセン病薬剤の投与それから治療方針などについて機会
あるごとに説明してきましたが、原告はこれを受け入れてくれ
ませんでした。治療はできませんでした。

西村：1990 年 8 月 12 日に原告が帰室、すなわち入室されております

　　　がこれはどのようないきさつから入室されることになったので
　　　すか。

小関：7月6日に原告のご主人から直接私に電話があり、その後、私
　　　を含め、原告、原告のご主人を含めた話し合いが持たれ、その
　　　後ようやく入室となりました。

西村：入室後はどのような治療を計画されておりましたか。

小関：再発による神経障害に対しては、B663（クロファジミン）、
　　　50mgを週6日、それからプレドニン5mg週4日、メチコバー
　　　ル4錠毎日という治療を開始することになりました。

西村：それはどのような考え方からそのような治療内容になったので
　　　しょうか。

小関：ハンセン病の再発の治療はいかに障害を少なくするか、重度と
　　　なる目の障害、手足の運動障害をいかに軽減するかに重点を置
　　　き治療をしなければなりません。そこでまずらい菌に対して静
　　　菌作用を示し、また弱い殺菌作用も示し、らい反応に対しては
　　　抗炎症作用が認められているB663を原告に投与することとし
　　　ました。

　　　　　　　（略）

西村：最終的に総括してお尋ねさせていただきたいのですが、これま
　　　で証人がハンセン病に対する療養に携わってこられまして端
　　　的、簡潔に言っていただければハンセン病の治療についてはど
　　　のように考えられておりますか。

小関：ハンセン病の治療は難しいです。実感です。また、原告の治療
　　　でも主治医交代後の並里先生も苦慮されているなと感じまし
　　　た。

西村：その苦慮されているなという部分について簡潔に説明していた
　　　だけますか。

小関：処方箋グラフを見ますと治療指針には投与すべき薬剤及びその
　　　期間が定められていますが、すべてそのとおりに行くわけでは

ないということ。特に菌が陰性となった後もサリドマイドを投
与されている点などです。

西村：難しいなとおっしゃっているのはこれ治療指針どおりにできな
いと、そういうことなんですか。

小関：いえ、そういうことではありません。ハンセン病診断治療指針
にはハンセン病治療指針を基準とし患者の症状などを総合的に
勘案して治療しなければならないと考えています。そうでない
と治療指針だけでやるのでは医師とは言えないからです。医師
の裁量で治療が行われるべきであると考えています。

イ：反対尋問

（ア）神経障害を抑えてから抗ハンセン病薬投与という考え方の変更

内藤（原告代理人）：証人の証言によりますと、神経障害がある場合
には神経障害を抑えてから抗ハンセン病薬を投与するというふ
うに述べられておりますね。

小関：はい、そうです。

内藤：この考えは今も変わらないんでしょうか。

小関：いや、歴史的に違ってきました。

内藤：それはいつ頃変わった話なんですか。

小関：1992、3年頃からですか、だんだんと。

内藤：神経障害が起こった場合には抗ハンセン病薬の投与を中止する
というんですけれども、その神経障害の起こっている原因は何
ですか。どういう場合に投与を中止するんですか。

小関：らい反応によって生じた場合には中止するということです。

内藤：第2期の初期について、神経障害を抑えてから抗ハンセン病薬
を投与するんだというふうに述べておられますけれども、どう
いう原因に基づく、理由に基づく神経障害ですか。

小関：そのときは境界反応による神経障害の増悪です。

内藤：入室した当時はいかがでしたか。

小関：入室した当時はらい腫性増悪による状態であり、神経症状も増
　　　悪の状態でありましたから、らいが再発したためによる神経障
　　　害です。

裁判官：第2期の初めの1986年4月1日の診察のときに菌検査で2
　　　プラスが出ているんですが、そのときの神経症状というのはや
　　　はり境界反応だという認識だったんですね。

小関：はい。

裁判官：それからしばらく境界反応だという認識ですか。

小関：しばらくそうですね。

内藤：1987年5月11日に入室しましたね。その当時は。

小関：らい腫性増悪による神経症状も増悪した状態ですから、らい反
　　　応によるものではありません。

内藤：らい腫性増悪の場合にでも抗ハンセン病薬は神経障害がある限
　　　り投与しないとこういう意味でしょうか。

小関：それはもう経時的なことでありますから、当時はそういう考え
　　　がまだありましたということです。でそのようにしました。

内藤：当時はその考え方でやっていた。

小関：はい、そうです。

　　　　　　　　（略）

（イ）再発の原因を究明したのかどうか

内藤：（診療経過一覧表を示す）1982年2月20日に岩田先生が見て
　　　おられて、下から4行目、「再発なもの」と書いてありますけ
　　　れど、これはどういう意味だかお分かりになりますか。

小関：らい反応による神経障害の再発と診断されてます。

内藤：英語ではリアクティブと書いてあるので反応的という意味なの
　　　かもしれませんね。これ反応とした場合にこの反応は境界反応
　　　なんでしょうか ENL なんでしょうか。

小関：境界反応です。

内藤：（甲 B 第 17 号証［医学文献抜粋（写）Leprosy チャーチルリ
　　　　ビングストン社］の 141 ページを示す）下から 5 行目ぐらいで
　　　　すけれども、ハンセン病の兆候と症状は 3 つのプロセスと関係
　　　　していると。一つはらい菌の増殖、2 番目が患者のらい菌の抗
　　　　原に対する免疫反応、3 つ目が末梢神経の損傷でそれ自体は第
　　　　1 と第 2 のプロセスの結果であるとこう書いてありますね。

小関：……。

内藤：日本文のほうを示します。ハンセン病の兆候は三つのプロセス
　　　　と関係している、この部分ですけれども。これはヘイスティン
　　　　グという有名なハンセン病の教科書ですけれど、ここに書いて
　　　　あることは間違っていますか。

小関：正しいです。

内藤：もし正しいとすれば、らい菌が増殖して抗原が生まれてそれに
　　　　よって免疫反応が出てそれで障害が出ると。その中にらい反応
　　　　も含まれるということになりませんか。

小関：これは何年の文献でしょうか。

内藤：1985 年です。よろしいですか。

小関：はい。

裁判長：よろしいというか、少なくともこういう知識はあなたはどの
　　　　　段階から持っていましたか。その時点から持っていましたか。

小関：1981 年にはこのように僕も教わっていますから。

裁判長：こういう知識は持っていたということですね。

小関：はい。

内藤：そうであるとすると、まず抗原であるらい菌の増殖があるか否
　　　　か。ある意味では再発であるかを調べてそれに対する原因療法
　　　　をするべきではありませんか。

小関：ただ、日本では先程も証言しましたように文献がありまして、
　　　　神経……。

内藤：対症療法だけでなくて、原因を究明すべきではありませんか。

小関：原因は究明していますわけですから。

内藤：じゃ、原因は何ですか。

小関：らい反応です。

裁判長：原因は究明していると。原因はらい反応だというふうに究明したとおっしゃっているんでしょうか。

小関：はい。

裁判長：だからどうやって究明したんですか。

小関：神経内科の岩田先生に原因……。

内藤：そうではなくて、らい反応の原因はどういう原因だと。

小関：ですから、私たちは最初佐奈田先生が原告の神経症状の原因究明のために神経内科の岩田先生の神経内科を診察していただいたわけです。それで岩田先生は、診察の結果、原告の麻痺はらい反応であると究明された。それで私たちは原告の再発も考慮しながら、岩田先生と討論し患者を一緒に診ながら、相談しながら討論して経過観察としたわけです。

裁判長：要するに再発も考慮しながらというのはすごくよくわからないです。要するに原因は何ですか、この神経症状の原因は何ですかといって、いや、これはらい反応ですと決めたら再発を考慮する余地はないんじゃないかと思うんで、なぜそこ再発も考慮しながらという言葉が出てくるのかよくわからない。

（略）

（ウ）初期症状をハンセン病の再発だと疑わず

内藤：鼻のむずむずとか初期の段階で筋力の低下がありますけれどもこれは再発の初期症状だと思ったんでしょうか思わなかったんでしょうか。

小関：後で考えれば再発の初期症状であったということも十分考えなければならないと僕は思います。

内藤：乙Ｂ第２号証［医学文献（写）（らい医学の手引き）］の180ペー

ジを示す）（2）というところに知覚障害というのがあって、だ
れでも多かれ少なかれ知覚の鈍麻や脱失が認められるが、らい
腫型ボーダーライン群ではときには不明確なこともある。また、
知覚麻痺が現れる前に知覚過敏を起こしたり掻痒感や蟻走感な
どの知覚障害を訴える場合があると書いてありますね。これは
そうすると初期症状だったかもしれないですね。

小関： はい。

　　　　　　　　（略）

（エ）ハンセン病診断における総合的認識の必要

内藤： 乙B第2号証［医学文献（写）（らい医学の手引き）］の23ペー
ジを示す）これによるとらい菌の存在を常に忘れてはならない
が、菌の証明に限界があることから、豊富な臨床経験と慎重な
見通しによる臨床的、病理組織学的判断をたよりに、らいを判
断しなければならない。らいの診断を決定的なものにするため
に、菌の検出にできるだけの手段をとらなくてはならず、皮疹
や、知覚脱失部の皮膚面、特に可能であれば表在性の知覚末梢
神経枝の一部を摘出して菌検出に努力すべきであるとこう書い
ていますね。

小関： はい。

内藤： 顔の部位というのはそういう部位じゃなかったんですか。

小関： 顔については神経症状はステロイド剤を投与することにより症
状の軽減を見ているわけですから、らい反応によるものである
としてこの神経症状はらい反応によるものであるということ
で、菌の再発によるのではないとして菌検査行わなかった。

　　　　　　　　（略）

内藤： 生検は考えられませんでしたか、バイオプシーは。

小関： 生検は考えましたが、顔に傷が残ることも考え、その時点では
行いませんでした。

内藤：顔面にどういう症状が出ていますか。

小関：顔面に紅斑が出ています。

内藤：そうすると、顔面にムズムズがあったところに紅斑が出たと。

小関：はい。

内藤：そこから菌を取れば菌は陽性だったんじゃないですか。

小関：これはらい反応と書いてありまして、らい反応による皮疹です。

裁判長：これ、らい反応による皮疹というのは何でわかったんですか。

小関：それは境界群の皮疹を思わせる皮疹であるからです。

内藤：（乙Ａ第1号証［外来診療録（写）］の19ページを示す）らい反応を示す何か特徴的な所見がそこに書いてあるんですか。

小関：いえ、特に、書いてありません。

裁判長：それだと、なぜらい反応による皮疹だと言うふうに断定したのかこの書面ではわからないということですか。

小関：僕が実際患者さんを診て記載しているわけですから、そのときの記憶ではそう。

（オ）ハンセン病が疑われる部位の菌検査をしなかったこと

内藤：（乙Ａ第1号証［外来診療録（写）］22ページを示す）こっちには紅斑と書いてありますね。22ページに塗抹検査伝票があって、紅斑部から取ったら菌が陽性になったんですね。

小関：はい、なりました。

内藤：そうであるとすると、顔面の部位からは菌検査したんですかしなかったんですか。

小関：しませんでした。

　　　　　　　（略）

（カ）世界的には、らい反応中に抗ハンセン病薬投与をやめなかった

内藤：（甲Ｂ第17号証［医学文献抜粋（写）Leprosy チャーチルリビングストン社）］の訳文の4ページを示す）下から6行目か

ら7行目にかけて、何年かの期間をかけてということ、どういう意味なんですか。

小関：……。

内藤：これはヘイスティングスの教科書ですけれども、これによると1970年代後半には反応期間中に治療を中断することはしなくなったと書いてありますけれど、それはよろしいですか。

小関：これはヘイスティングスでございまして、日本の当時の文献では中止をすると言われましたから。

内藤：でも、これヘイスティングスというのは国際的な標準的な教科書ではありませんか。

小関：国際的なものがすべて日本に適用されるとは限りませんし。

裁判長：あなたはその当時日本における標準的な教科書というのは何だというふうに思っていたんですか。

小関：当時はいろいろなものがありましたから、それで今日の治療指針は一番その時間時間的に治療指針としてはあるわけです。

裁判長：そうすると今日の治療指針が最も信頼できる書物だと。

小関：と、ある程度も考えられるということですよね。

（キ）「1987年 今日の治療指針」（資料編 p415）について

内藤：（乙B第22号証［医学文献抜粋（写）（1987年今日の治療指針）］を示す）当時の日本国内でやられた知見は神経症状があった、症状があった場合の投与を中止すると。

小関：はい。

内藤：これはどこ向けの文献なんですか。ハンセン病の専門医向けの文献なんでしょうか。

小関：ハンセン病の専門医が行って初めてハンセン病治療する人などに対して、またハンセン病を治療している医師たちについての治療法である、そのように私は理解しております。

内藤：これは一般フィールドというか要するに療養所外の医療機関に

　　　　向けられた文書ですよね、これ。

小関：療養所の医者が読んでもまた知識の源としてもいけないという
　　　ことはないと私は考えています。

内藤：独自に海外の文献などを調べて最近、1982 年とか 1985 年と言
　　　われた時代には日本国内にも難治らいが広く言われていたと思
　　　うんですけれども、違いますか。

小関：そうです。

内藤：難治らいというのは耐性が原因だと言われませんでしたか。

小関：それも言われてました、一つでした。

内藤：耐性菌が出てそのために再発した場合に、どういう治療をすべ
　　　きかというのは当然考えるべきなのではありませんか。

小関：それはそういう仮定の場合にはそう考えなければならないと。

　　　　　　　（略）

（ク）ENL の発症と治療の遅れ

内藤：（甲 B 第 10 号証［医学文献抜粋（写）（化学療法によるハンセ
　　　ン病の臨床経過と予後の研究）レプラ：45（3）］の 169 ページ
　　　を示す）左の欄ですけれども、ここでは治療開始が長引けば
　　　ENL が発症しやすい兆候を示している。結節性あるいはビマ
　　　ン浸潤性の全身散布型と、浸潤局面性及び斑紋性の比較的限局
　　　型 2 群に分けると、前者のほうが後者に比べて ENL を生じや
　　　すい。で、右の段に行くと、以上の成績を要約すると、ENL
　　　はらい腫性病変がより進行した症例が発症しやすいとこう書い
　　　てありますよね。そうすると、ENL を防止するためにもでき
　　　るだけ早期に抗ハンセン病薬を投与するべきなのではありませ
　　　んか。

小関：投与すれば防げることが多いということですね。それはそうだ
　　　と思います。

内藤：（乙 B 第 2 号証［医学文献（写）］らい医学の手引）の 174 ペー

ジを示す）真ん中から3段落目ですけれども、らい病の予後について以上総括、早期かつ的確な化学療法を開始できたかどうか、またそれによく反応したかどうかがらいの予防をするというようなことが書いてありますけれども、ともかく化学療法をやって原因菌をたたかないと、らい菌そのものをたたかないと要はどんどん悪くなるのではありませんか。

小関：らい反応についての治療については、当時はこのようでありまたこのようなことも考えられていましたが、当時は神経障害をいかに軽度にするか、要するに原告は社会復帰を望んでいると言ってますから、視力障害や手足の運動機能障害は原告の日常生活や社会生活を奪うことになるかもしれないわけですから困難にもさせると思いますし、視力障害、運動機能障害の予防、増悪を解除するという治療をしたわけです。

内藤：しかし、菌がどんどん増えていけば抗原がどんどん増えて、そのため後になってますますらい反応は重くなっていくのではありませんか。

小関：らい反応はサリドマイドで、私は原告の治療においてはサリドマイドでコントロールしましたから。

　　　　（略）

（ケ）プレドニン投与と症状の出現

内藤：プレドニンというのは免疫抑制剤ですよね。

小関：はい。

内藤：そうすると菌の増殖を助けますよね。

小関：はい。

内藤：そうすると抗原がどんどん増えますよね。そうすると、プレドニンをやめればまた神経症状が出てくるんじゃないですか。いつやめるんですか、プレドニンは。

小関：プレドニンは治療によって、ですからある程度減量できて抗ハ

　　　ンセン病剤を投与し、それでらい反応が鎮静した場合には、ス
　　　テロイド剤も止められるわけですから、ある程度の減量ができ
　　　たら抗ハンセン病剤を投与しそれで経過を観察しながら。です
　　　からここではプレドニンの離脱と並行して抗ハンセン病剤を投
　　　与することとしました。

内藤：しかし、ずっと投与しましたよね、結局は。

小関：結局は、私たちが原告に、原告は陳述書で陳述していますよう
　　　にハンセン病の恐ろしさについて書いてありますけれども、私
　　　たちの治療方針が原告に受け入れられなかったためであって非
　　　常に難しいことじゃないでしょうか。

内藤：でも、原告の症状というのは徐々に悪化して行きませんでした
　　　か。

小関：悪化はしていませんでした。神経症状は改善していきました。

内藤：神経症状はともかく、いろいろなハンセン病の症状は出ていま
　　　せんでしたか。

小関：最終的には出てきましたが。

内藤：（診療経過一覧表を示す）1987年10月14日、左肘頭部に結節
　　　様皮疹、左目に涙、顔面紅潮、顔全体が下がる感じ、10月15
　　　日に右足深部に違和感、不安訴え、12月10日、顔面紅潮、腫脹、
　　　両眼充血あり、1988年1月21日、左肘部に紅色結節、これハ
　　　ンセン病の症状がどんどん進んでいるんじゃないでしょうか。

小関：これはプレドニンの減量に並行して行っていますから、一概に
　　　ハンセン病が増悪しているとは考えにくい。

内藤：一概にかどうかじゃなくて、ハンセン病は進んでいるんじゃな
　　　いでしょうか。

小関：ですから、プレドニンの減量も行っておりますので、この時期
　　　は。ですから、ハンセン病の症状というよりもプレドニンの減
　　　量による症状も考えなければならない。

　　　　　　（略）

（コ）カルテに書く習慣性はなかった

内藤：1986年4月1日に菌検査が陽性になりましたね。

小関：はい。

内藤：この菌検査はいつ伝えたんですか。

小関：多分2、3日後だと思います。

内藤：本人は聞いてないと言ってるんですけれども。

小関：2、3日後に出ていますから、次の診察の時に本人には説明してるはずです。

内藤：1986年5月にDDSを1錠に減らしましたね。

小関：はい。

内藤：DDSを1錠に減らしただけで帰したんではないですか。菌が陽性ということが伝えてないんではありませんか。

小関：伝えました。説明しました。

内藤：何かカルテにそういうことを書いてありますか。

小関：私はいつも診察のときには検査結果については患者さん、どのような患者さんにも説明していますから説明しました。また、当時は説明内容をカルテに書くという習慣性はありませんでしたのでカルテには記載されてないと思います。

　　　　　　（略）

（サ）邑久光明園の菌検査

内藤：（乙B第32号証［診療録（邑久光明園）］を示す）これですと5とか6とかという数字が1992年10月にありますよね。

小関：はい。

内藤：そうすると、菌検査上はやっぱりこういう状況だったんではありませんか。

小関：並里先生もこの菌検査の前後に検査されてますけれども、並里先生の検査結果でも4とか3とかなってますから、私もこの光明園の菌検査にはどのようにコメントしていいか分かりません

が、菌は1990年8月以降には順調に菌指数は低下していますし、菌形態指数も改善されてます。

　　　　（略）

（シ）DDSの耐性は再発ではなかったのか

内藤：先程B663を使った理由としてDDSには耐性があるという趣旨のことを言われましたね。

小関：はい。

内藤：（診療経過一覧表を示す）1992年9月17日、ここでB663を中止してDDS1錠を開始していると書いてありますけれども、これはどういう理由でこのときにDDSに変えたのですか。

小関：まず、原告に虹彩炎があったためにまずB663を投与することによって、先程も証言しましたようにB663は虹彩炎に対して効果が認められていますから、まずB663によって虹彩炎の症状の経過を観察するということにしました。それで投与してきましたが、原告の社会復帰などから考えると色素沈着のことも考え、B663からDDSの増量投与と他の抗ハンセン病剤の併用を考えて、まずB663からDDSに切り替えたもの。

内藤：先程耐性があるからDDSやめたって言ったんですけれど、やっぱりDDSに切り替えるつもりでB663を使ったんですか。

小関：いえ、まずB663で原告の虹彩炎の症状を経過観察する、それが一番先でした。原告には虹彩炎がありますから菌指数の経過も必要でしょうが、虹彩炎を悪化させない、ですから虹彩炎の症状を経過観察することによってB663の投与を続けてきたわけです。

内藤：そこでDDSに変えたのをもう一度言ってください。耐性は考慮したんですか。

小関：耐性は考慮してました。ですから、DDSを増量投与することをまず念頭に置いたわけです。それでDDS1錠から開始した

んです。

内藤：またそうすると DDS 増量投与して 100mg 使うつもりだったん
　　　ですか。

小関：そうです。

　　　（略）

裁判長：陰性になって 10 何年かたっていますよね。

小関：はい。

裁判長：そうすると、再発に関しては DDS 耐性ができているという
　　　　ことは考えなかったの。

小関：再発と判断したらそれは DDS 耐性も十分に考えなければなら
　　　ない。

裁判長：しかし、ここで DDS を投与するだけの判断をしたのはどう
　　　　してですか。

小関：これは再発と判断してない、再発の恐れですからまず DDS1
　　　錠から 2 錠に増量投与しているわけですから。

裁判長：そこが全然わからないんですよ。要するに再発の恐れという
　　　　ことは、でも再発であるかもしれないと思って DDS を増量し
　　　　たんでしょう。

小関：いえ、再発ではないけれども、もしかしたら再発の恐れですね。
　　　いつ再発……。

裁判長：そこはちょっと全然理解できない。

＊＊＊＊＊＊＊＊＊＊＊＊＊＊＊＊＊＊＊＊＊

（2）並里まさ子・原告側証人の尋問

ア：主尋問

（ア）原告からの相談経過

内藤（原告代理人）：証人の陳述書によりますと、全生園に勤務する

　　　　ようになったときすなわち 1992 年の夏頃に原告から声をかけ
　　　　られたということですけれどもその通りですか。

並里：はい。

内藤：どのように声をかけられたんでしょうか。

並里：先生、私は治るんでしょうかと聞かれました。

内藤：当時の原告の状況はどんなような状況でしたか。

並里：まず目が充血していました。それから色素沈着が相当激しかっ
　　　たです。それから重度の障害があるんだなと思いました。

内藤：証人の書かれた陳述書によりますと、特徴的な症状を示す入室
　　　患者が 2 人おり、そのうちの 1 人が原告であったとありますけ
　　　れども、もう 1 人も同じような状況でしたか。

並里：はい、もうちょっとひどかったかもしれません。目の症状がも
　　　うちょっとひどかったかもしれません。そのように記憶してい
　　　ます。

内藤：その患者さんはどうなりましたか。

並里：間もなく自殺なさいました。

内藤：原告から私どうなるのですかと声をかけられてどうされました
　　　か。

並里：その場ではお答えできませんでしたので、後でカルテを見よう
　　　と思いました。

内藤：原告のカルテをご覧になったわけですね。

並里：はい。

内藤：原告のカルテを見て医学的に問題があるというふうに考えられ
　　　ましたか。

並里：医師の記載はほとんどなかったんですが、データをつなぎ合わ
　　　せますと相当問題が大きいと思いました。

内藤：どういう点で問題があると思いましたか。

並里：原疾患であるハンセン病のデータとして進行が非常に進んでい
　　　るという状況の中で、化学療法がなされていなくて、ほとんど

114

　　　なされてなくて、効果があると思われるものがなされなくて、
　　　ステロイド剤の投与が続いておりました。

内藤：ハンセン病は感染症ですけれども、化学療法の治療をせずにス
　　　テロイドを投与しているというのは医学的にどのように評価さ
　　　れますか。

並里：常識では考えられないことです。

内藤：陳述書では問題を感じて、当時の全生園の副園長である村上國
　　　男医師に相談をしたとありますけれども、そのとおりですか。

並里：はい。

内藤：村上先生はハンセン病の専門家ですか。

並里：いえ、胸部外科がご専門だと思います。

内藤：村上先生と相談してどうなりましたか。

並里：基本治療科に問題が大きいとは聞いていたけれど、やはりそう
　　　ですかというふうにおっしゃったと思います。

内藤：その後何か具体的な手段を取られましたか。

並里：専門家に私が相談したいということもありまして、邑久光明園
　　　の原田園長と小原安喜子先生をご紹介いただきました。

内藤：それで紹介された原田園長と小原医師には会ったんですか。

並里：はい、会いました。

内藤：相談した際にカルテを持って行かれましたか。

並里：要点をコピーして持っていったはずです。

内藤：そこで相談した結果について、まず原田先生は何とおっしゃい
　　　ましたか。

並里：全生園の基本科はひどいと聞いていたけどここまでひどいかと
　　　おっしゃったかと思います。

内藤：小原先生はどんな感じでしたか。

並里：悲しそうな顔をなさってうつむかれて、私がお手伝いしましょ
　　　うかとおっしゃっていただいたです。

内藤：結果的には何かそのときされたんですか。

並里：小原先生が私に念願のテキストを、とても大切なテキストを数
　　　冊ご紹介くださいました。

内藤：園に戻られて、原告には邑久光明園の原田先生と小原先生に相
　　　談したことについては伝えましたか。

並里：はい、伝えました。

内藤：そのとき原告だけに話をしましたか。

並里：ご主人と一緒のところでお話ししました。

内藤：その話を聞いて、原告とご主人は何か行動されましたか。

並里：すぐにご主人が私が連れて行きますとおっしゃって、すぐに手
　　　配なさって間もなくだったと思いますが、邑久光明園に原告を
　　　連れて行かれました。

内藤：邑久光明園に行って、何かその後動きがありましたか。

並里：原田園長がそのときにお手紙をどうもお書きになって、村上副
　　　園長あてにお書きになったということを聞きました。

内藤：それはどなたから聞いたんですか。

並里：村上副園長から、当時の副園長からお聞きしました。

内藤：その手紙の内容は具体的にはどういう内容だったんですか。

並里：それはこの患者さんのためには主治医を替えないと治らないと
　　　思うという内容が書いてあったということを、村上副園長から
　　　聞きました。

内藤：その後主治医が代わりましたか。

並里：はい。

内藤：証人に代わったと言うことですね。

並里：はい。

　　　　　　　　（略）

（イ）並里論文について

内藤：（甲Ｂ第１号証［医学文献抜粋（写）長期寛解後に高度の障害
　　　を併発して再発したらい腫らいの１例)］（資料編 p366）を示す)

これによりますと1992年、つまり主治医の変更後、抗ハンセン病薬としてリファンピシンとオフロキサシンを投与していますね。

並里：はい。

内藤：リファンピシンの頻度というのはどれぐらいの量ですか。

並里：量は月1回の600mgが定められた量です。

内藤：オフロキサシンですけれども、これは看護日誌ではタリビットと記載されていますね。

並里：はい、そのとおりです。

内藤：それ以外に何か投与した薬で覚えているものはありますか。

並里：サリドマイドは投与しました。

内藤：サリドマイドについては最近も投与しているようですけれどもこれはどのような理由からですか。

並里：この方はご本人が表現なさる電撃痛というのが下肢にありまして、それから今回ハンセン病が再発して2、3年してからかと思うんですが、背部に不快な非常に執拗なそう痒感があるということをずっと訴えておられまして、その二つの症状に主に、最近はですけれども使っております。ほかの他剤がいろいろな抗炎症剤がほとんど効かなくて、サリドマイドが唯一有効というエビデンスに基づいて使っております。

内藤：リファンピシンやオフロキサシンといった抗ハンセン病薬を投与したことによってらい反応は起きましたか。

並里：起きました。

内藤：らい反応としてはどういう種類のらい反応ですか。

並里：Ⅱ型らい反応です。

内藤：具体的な症状としてはどういう症状ですか。

並里：手足、主に四肢が多かったですけれども、四肢の伸側にいわゆるENL、これは組織でも確かめておりますが多発いたしました。

内藤：ENL が出たということですけれども、いわゆるⅡ型らい反応
　　　によってハンセン病薬つまり化学療法剤の投与を中止したこと
　　　がありますか。

並里：中止しませんでした。

内藤：それはどうしてですか。

並里：これはマニュアルどおりといいますか基本で、らい反応を恐れ
　　　るという理由のために治療を、本来の原疾患を治療しませんと
　　　らい反応自体もますます悪くなりますし原疾患自体も悪くなり
　　　ます。

内藤：Ⅱ型らい反応としては目の症状がありますけれども、主治医を
　　　引き継いだときに目の所見としてはどのようなものがありまし
　　　たか。

並里：やはり虹彩炎と角膜炎がありました。

内藤：虹彩炎と角膜炎について抗ハンセン病薬を投与したことによっ
　　　て目の症状はどうなりましたか。

並里：治療を始めまして最初に効果が出てきたのが目の症状でした。
　　　虹彩炎が極めて軽くなったというのは眼科の先生から何度も聞
　　　いております。

内藤：どれぐらいの期間でその症状は改善したか。

並里：たしか1、2ヶ月でもう随分よくなったという話を聞いたと思っ
　　　ております。

　　　　　　　　（略）

（ウ）第1期において、再発を疑うべき症状

内藤：（診療経過一覧表を示す）1ページですけれども、原告と被告
　　　の間でらい反応か再発かということで問題になっているのは
　　　1982 年以降ですけれども、これを見て再発を疑うべき症状が
　　　出ているのはいつでしょうか。

並里：再発を疑う症状はもう最初の2月17日の所見が随分それを疑

わせる所見だと思います。

内藤：その後の臨床経過を見て、その疑われた症状は再発であるというふうに考えられますか。

並里：はい、そうです。

内藤：だとするといつ頃までに再発の診断が可能であったというふうに考えますか。

並里：私思いますには、同じ年の 6 月 30 日、7 月 30 日ですか、このあたりで決められるはずだと思います。

内藤：そうした場合に症状としてどのような症状に注目することになりますか。

並里：重要な症状がありまして、一つは神経症状、これとても重要ですが、あとその特徴的な筋力の低下が、この人、既に訴えているんですね。それからもう一つは虹彩炎が既に最初からその 2 月 17 日のときから認められております。この三つの症状、非常に大切です。

内藤：それ一つ一つお聞きしますけれども、神経症状としてはどういう点から。

並里：これも非常に LL の患者さんの初期症状、極めて初期の症状として教科書的に有名なんですが、特徴的な部位に比較的体温の低いところですけれども、非常に軽いむずむずとか蟻走感みたいなちくちくとかですね、そういう表現をなさいますが、それが比較的左右対称性にびまん性といいますか、でています。それからその経過が短期では動かない、2、3 週間とか 1 月ぐらいの間ではなかなか動かない、変化しないという特徴的な症状があります。

内藤：筋力低下としてはどのような。

並里：筋力低下は、この方の場合には顔の動きが鈍くなったということを訴えていらっしゃるんじゃなかったかと思いますが、続いて目の眼輪筋の筋力低下、いわゆる兎眼ですね、その症状も間

もなく現れておりますが、初期からもう顔の動きが悪いと訴え
ておられます。

内藤：臨床経過というか、時間的な経過から見て何か疑われるような
ことというのはありましょうか。

並里：ここにも書いてありますとおり、DDS 単剤でこの方は、この
時代には当然そうだと思いますが、単剤で一応寛解状態になら
れて、10 年以上たってから初めてこういう症状が現れてきた
と。この経過を見ただけで十分再発の疑いが持たれます。

　　　　（略）

内藤：小関医師は菌検査が陰性だと述べているけれども、今おっしゃっ
たように不十分だということでしょうか。

並里：大事な部分でなされておりません。

内藤：診断レベルでプレドニンを増量してみるべきだという考えがあ
りますけれども、どうでしょうか。

並里：この時期で有効な量のプレドニンを投与してみる、そしてその
後で確実に厳密に客観的な評価をするというのが重要なところ
ですけれども、それによって効果があるかないかを判定して、
再発かどうか、らい反応かということを診る、そういう方法は
十分あります。

内藤：再発だとするとそれまでずっと DDS を少量投与してきたこと
になると思うんですけれども、どのような原因を考えるべきで
しょうか。

並里：この当時、もう世界中であるいは日本でも非常に問題になって
おりました DDS 耐性のことです。

内藤：耐性を考えるとするとどういうような治療をすべきことになり
ますか。

並里：DDS、この場合は恐らく微量、ランクが DDS の場合はありま
して、低量での再発、耐性かもしれません、それ分かりませんが、
十分な量の DDS のフルドースを投与するか、あるいはその当

時はもう既に WHO の MDT は出ておりました。盛んに推奨されておりましたその MDT も一つのチョイスになりますが、あるいは日本ではそれが問題だという場合にはほかの他剤を併用する、他剤を併用するということはもう既にこのときに十分知られておりましたし、他剤を併用しないといけないということを WHO からこのはるか前から言われておりました。

内藤： 耐性を考慮した治療をすべきだとこういうことですか。

並里： はい。

内藤： いまフルドースとおっしゃいましたけれども、DDS のフルドースというのは何。

並里： 100mg ですね。

内藤： 昭和 60 年までの第 1 期について小関医師は、DDS の増量はらい反応を増悪させ神経炎を増悪させるというふうに述べていますけれども、この点をどう考えられますか。

並里： らい反応を最小限度に抑えるにはどうすればいいかという基本的なものが欠けております。

内藤： 先程原因を追求すべきだとおっしゃいましたけれど、その点についてはどうですか。

並里： らい反応は、早期の治療程らい反応はもうほとんど、場合によっては全くなしでも経過できますし、らい反応は治療が遅れれば遅れるほどひどくなるというのは、昔の 1970 年の教科書にも出ていたと思います。

　　　　　　（略）

（エ）　第 2 期に菌検査で陽性になったのに、小関医師が境界反応と診断したことについて

内藤： （乙 B 第 43 号証［陳述書（作成小関正倫）］資料編 p394）及び乙 A 第 1 号証［外来診療録］（写））を示す）陳述書の 5 ページ、1986 年 4 月に背中に紅斑が出現して菌検査で菌指数が 2 となっ

たと。ハンセン病の再発を認識できる症状が認められたという
ふうに言ってますけれども、先程これはもう境界反応だという
ふうに述べたようですけれども、乙A第1号証の21ページの
4月1日の欄をご覧になって何か境界反応だと認められるよう
な症状はありますか。

並里：境界反応という言葉が書いてありますが、境界反応を支持する、
その根拠となるものが一切ない、カルテに記載されていません。
境界反応は見たら非常によく分かりますし、特徴的な皮膚症状
あるいは神経症状、いろいろな症状があります。が、その症状
が何も記載されておりませんので、これだけでは根拠がないと
思います。

内藤：小関先生の陳述書の5ページのウというところでは、5月にプ
レドニンの投与にもかかわらず症状は改善しないのでDDSを
減量したというふうに述べていますけれども、この点について
はどう思われますか。

並里：理解ができません。説明のしようがないと思います。

　　　　　　　　（略）

内藤：その後入院していますけれども、小関先生は境界反応による神
経症状を抑えるためにプレドニンを投与して、プレドニンを離
脱してから抗ハンセン病薬を投与するんだとこういうふうに述
べておられますけれども、これについてはどう思われますか。

並里：理論的に不可能ですね。らい反応というのは抗原、すなわちら
い菌あるいはらい菌関連抗原が、らい菌の関連するものがあっ
て起こるものですから、らい菌を、その抗原を減らさないであ
るいはそれに対する対処を何もしない、化学療法しないでらい
反応を抑えてからというのは理論的に不可能です。

内藤：1985年から90年までの第2期について、1987年の5月の入室
後の経過について、一つは原告の外泊が多くてプレドニンの離
脱ができなかった。また、らい反応があるのでDDSの服用を

　　　中止せざるを得なかったと述べていますけれども、この時期の
　　　原告の症状から見て、入室しなければ通院できない程度の症状
　　　だったんでしょうか。

並里：この前にさかのぼりますけれども、らい反応というものそれを
　　　それぞれⅠ型、Ⅱ型ということと、それからその重症度ですね、
　　　その把握が全然なされておりませんので、らい反応には軽いも
　　　のもたくさんあります。ここに重度の、そういうことを考えな
　　　いといけないあるいは外泊してはいけないというような、ある
　　　いは通院ではできないというようならい反応が起こっていたと
　　　いう根拠が何もありません。ここにも記載されておりませんし。
　　　　　　（略）

内藤：第 3 期ですけれども、その後 1990 年 8 月以降に継続的に入室
　　　をして、B663 すなわちクロファジミンの投与を受けたようで
　　　すが、それについて問題点がありますか。

並里：単剤投与はいけないのはもう 1977 年から WHO のフォーマル
　　　コールが出されております。それから先程の証言を聞いており
　　　まして、初期に安全のためにといいますか投与したということ
　　　だと思うんですけれども、非常に短期間、短期間というのは大
　　　体 1、2 ヶ月かと思うんですけれども、単剤投与というのを許
　　　し得る期間ではないかと思います。速やかに多剤に移行しない
　　　といけません。

内藤：B663 の殺菌作用は強いんでしょうか。

並里：弱いです。

内藤：それと期間が長過ぎるということですね。

並里：2 年間に及ぶことはちょっと信じられません。
　　　　　　（略）

（オ）第 3 期のクロファジミンの投与について

内藤：原告がなかなか治療を受けなかったみたいなことがあるようで

すけれど、それについてはどんなことが考えられますか。

並里：まず一番最初から、1982年2月にいらしたその当時から治療方針をしっかりこちらが努力してその治療方針を決めて、それで患者さんにこういう治療方針でするんだということをもう本当に患者さんに納得していただくというその説明が全然、今、説明なさったとおっしゃったように思いますけれども、そうされてなかったと思います。

内藤：あまり患者さんの症状もよくなっていないようだけれども。

並里：もう十分、月に1回の診察で十分にできるはずですし、それから当初は患者さんが随分来ておりますね、1982年、大体何回か何回かずっと来ております。その頃までに治療方針を立てないと不可能ですね、治療は。

　　　　　（略）

イ：反対尋問

（ア）主治医交代後の原告の状況

白石（被告指定代理人）：証人は現在も原告本人の定期的な観察というか診察はしておられるんですか。

並里：間隔は長いですが、やっております。

白石：現在、まだ抗ハンセン病の治療薬は投与されているんですか。

並里：化学療法は今は使っておりません。

白石：とすると、それ以外の薬を処方されているんですか。

並里：はい。

白石：ちなみにどんな薬ですか。

並里：一般のエヌセイド、消炎鎮痛剤とか、それからサリドマイドもときに投与いたします。

白石：原告は証人が主治医になってから現在までにハンセン病は治癒はしてないんでしょうか。

並里：感染症としてのハンセン病は治癒しており、治癒診断基準とい

うもの我々作っておりますが、それに基づけば治癒しておりま
す。

白石：感染症としてのハンセン病は治癒している。

並里：はい。

　　　　　　（略）

（イ）　主治医交代時の菌検査所見

白石：（甲 B 第 18 号証［陳述書（並里まさ子作成）］（p54）の 2 ペー
　　　ジを示す）下の方に 3 として「1992 年 12 月主治医交代時の所見」
　　　というふうに項目が書いてあるのが分かりますか。

並里：はい。

白石：その本文の 2 行目の終わりから 3 行目にかけて、菌指数「BI
　　　4+」、菌形態指数「MI 5%」となっていますけれども、これい
　　　つの検査結果なのか覚えていらっしゃいますか。

並里：覚えてはいませんけれど主治医交代時ですから 10 月の終わり
　　　でしょうか、11 月に入ってからだったらば私が海外研修が終っ
　　　てから直後になります。どちらかはちょっと分かりませんが。

白石：（［被告準備書面（2）］菌検査一覧表を示す）1992 年 12 月 21
　　　日に菌指数 4 プラスで形態指数 5/95 ですかね、書いてありま
　　　すけど、このことを指して陳述書にお書きになったのではない
　　　んでしょうか。

並里：BI の中の、私、その当時邑久光明園の原田園長がなさった程
　　　上手ではなかったと思います、私はこのときに菌検査の手技に
　　　関してですね。ただ、この BI の信頼性がどのくらい高いかど
　　　うかは分かりません。MI のほうに関しましては、もう取れた
　　　菌の中のパーセンテージを示しますので信頼性が高いと思いま
　　　す。5% という数字が高いと思いました。先程の証人の陳述で、
　　　一度 MI がゼロになったという言葉おっしゃったと思うんです
　　　けれども、それはしばしばあることです。抗菌剤を使いますと、

最初、当初効きますので、MI はゼロ値までよく下がりますが、その後必ずまた不十分な化学療法の場合にはリバウンドしてきます。これが上がってきます。

白石：同じ菌検査一覧表の主治医交代前の 1992 年 9 月 29 日に検査したことになってますね。

並里：はい。

白石：そこでは菌指数が 2 プラスで形態指数 MI が 0% ということですか。

並里：はい。

白石：この形態指数 MI のほうがあれですか。

並里：信頼性が高いとこの数字からでは言えると思います。

白石：MI のほうが信頼性が高いと言うんですか。

並里：はい。というのは、菌指数の場合には採る場所、先程の部位が問題になっておりましたけれども、部位によって部位差は非常に高いです。光明園のデータでも 6 プラスから 1 プラスまであったと思います。

白石：菌形態指数のほうが信頼性が高いということでよろしいんでしょうか。

並里：はい、私はそう思っております。

白石：原告が受けてきた治療の結果、それまでに受けてきた治療の後の値としてこれはどう評価されるんですか。

並里：この 5%、自分のとりました 5% という数字を見て不十分だなというふうに思いました。

白石：しかし、9 月 29 日のこの菌検査は証人自身がおやりになったのではありませんか。

並里：9 月はまだやっておりません恐らく。これは違うと思いますが。ちょっと調べてみてください。

白石：（乙 A 第 1 号証［外来診療録］（写）の 44 ページを示す）ここに伝票があって、9 月 29 日のを見ますと並里先生の名前が書

いてませんか。

並里：ああ、そうですね。それは覚えてないんですけれども。やっている場所をちょっとご覧になってください。この場所の選択も非常に大事なんですね。ここにたくさん、6カ所全部やっております。ENL が出たところとか色素沈着の跡とかいろいろな部分がありますけれども、アクティブな部分を上手に選んでない可能性は十分あります。でも、それ、私が今、確認しました。

　　　　　（略）

（ウ）並里医師に交代後の虹彩炎の改善

白石：先生が主治医をやるようになってから虹彩炎が急によくなったというのは、何が効果があったとお考えですか。

並里：らい浸潤がかなり楽になってきたんだなというふうに思っております。あるいは具体的な、今、多彩なものがあるでしょうということでちょっとよう言いませんが整理させてくだされればまとめてお書きします。

白石：要はハンセン病そのものがよくなったからということなんでしょうか。

並里：そういうふうに考えております。

白石：主治医を務めるようになってから 1、2ヶ月でということですね。

並里：リファンピシンとオフロキサシンが奏効してくれたなというふうに考えております。

　　　　　（略）

（エ）「今日の治療指針」についての裁判長の尋問

裁判長：（乙 B 第 22 号証［医学文献抜粋］（写）「1987 年　今日の治療指針」（資料編 p415）の 157 ページを示す）さっき小関さんの供述を聞いていたでしょう。

並里：はい。

裁判長：小関さんは、外国ではどうか知らないけれども、少なくとも日本ではどういう考え方を取られたかということの根拠としてこの乙B22号証のこの記述をおっしゃっていて、ここに書いてあることによると神経症状が出た場合にDDS、リファンピシンを中止してステロイド剤とかACTHを使用するこう書いてある。だからこれが当時の基本的な考え方だとこうおっしゃっているんですよ。それについてはどうですか。これは1987年です。

並里：この著者の方も、私、よく存じ上げておりますし、化学療法の専門家の1人だと思っておりますけれども、恐らくこの趣旨は重度の場合という条件が付いていると思います。重症度についてこれ明確にしておりません。それからもう一つは「今日の治療指針」というのは、恐らく開業医さんとかあるいは一般の医療家向けに書いたものだと私たちは理解しておりますが、この当時、まだらい予防法のもとで患者さんは一般のところで治療することはほとんどなかったと思います。恐らくこの、私がこれを読んで思いますのは、ハンセン病の人は療養所で治療するんだという前提があるかなっていうふうに感じております。この著者の方自身がこの当時、らい反応があれば、神経症状があれば何でもストップするということは決してなさらなかったと思いますし、神経症状の、とにかく神経症状ってどんな神経症状ですかってまず聞きたいです。重症度とか危険度ですね。

裁判長：そういうものがここには書いてなくて、ここに書いてある形式的に見れば確かにそれに当てはまるかもしれないけれども、その実質はこの神経症状は重症の場合のことが書いてあるんではないかとあなたは理解した、こういうことでいいですか。

並里：はい。

　　　　　　（略）

（オ）日本におけるらい反応時の治療について

裁判長：（乙 B 第 24 号証［医学文献抜粋］（写）「日本におけるハン
　　　　　セン病化学療法の現状」の 307 ページを示す）右側の 3 という
　　　　　文書の最終段階の、これは未治療、DDS 単剤治療にはと書い
　　　　　てある文書をずっと見ていきますと、WHO は反応がある場合
　　　　　にも標準的多剤併用療法 MDT を中断することなく行い反応治
　　　　　療を加えることを推薦している。しかし、日本では過去におい
　　　　　て DDS やリファンピシンによって強い神経炎、虹彩炎を来し、
　　　　　その後遺症を抱えて療養所からの社会復帰が困難になった症例
　　　　　が多いことを考慮すると、強い反応が起こっている場合には多
　　　　　剤併用を、そのまま継続してよいのかについて今後検討の必要
　　　　　があると考えられるとこういうふうに書いてあるんですね。こ
　　　　　れについてあなたはどういうふうに思いますか。

並里：日本の今、我々の療養所におられる方でその薬でやられたとい
　　　　うことをよくおっしゃいますし、実際そうだったと思うんです
　　　　けれども、その当時、らい反応というものの病態生理が明らか
　　　　になってなかったんですね。それでらい反応に対するマネージ
　　　　の仕方といいますか、がよく十分に理解されなくて、それでお
　　　　薬、新しいお薬を使って障害が起こったという方がたくさんい
　　　　らっしゃって、そういうことを非常に強く反映しているなと思
　　　　います。

裁判長：あるいはそういうふうに思うと。それが例えばこれはもう被
　　　　　告がそうなんですが、そういうハンセン病治療にあたっている
　　　　　医師の一種の常識的なことになっていて、そういう後遺症が出
　　　　　てくることが非常に怖いということで多剤併用療法を継続する
　　　　　ということに躊躇を覚えると。要するに抗ハンセン病剤を投与
　　　　　することを中止するということがあったのかどうか。そういう
　　　　　考え方が一般的だったかどうかということが問題になっている
　　　　　と思うんですね。

並里：私、この著者の方よく存じ上げておりますけれども、この方は

絶対そういうことはおっしゃらないと思います。中止しないと思います。するべきであるとおっしゃらないと思います。

裁判長：（乙B第11号証［陳述書］（作成者左奈田精孝）を示す）これ、ご覧になっていますか。

並里：はい、ざっと見ました。

裁判長：その6ページを見ますと、1986年10月17日の診察結果とその説明内容が書いてあって、これをみるとらい反応が強くなったと診断したためDDSは一時飲むのをやめると。その理由はここに書いてあって、DDSを飲むことによってさらにらい反応を増悪し、ハンセン病による皮膚症であるらい菌が増え、感じが鈍くなるところが増えても、目がだめになったり手足が下がったりするのを防ぐためであるとこう書いてありますよね。

並里：はい。

裁判長：この認識が先程来、こう書いてある認識をまさしく引き継いでいると思うんですね。それからさらにずっと書いてありますけれど、8ページの初めから3行目、プレドニンは末梢神経がらい反応によって障害されるのを予防するため投与されて、らい反応の危険がないという確証が得られなければ投与を続けるべきである。それはなぜかというと、治らい剤服用の強行はらい反応を増悪し失明及び四肢の弛緩性麻痺を生じることになり、これによって患者の日常生活あるいは社会生活を奪い去るのであるとこう書いてあるんですけれどね。基本的には先程の「今日の指針」をこのように読んでこういう治療がなされたというふうに思えるんですよね、流れとすれば。そうすると、基本的にこういう考え方自体に非常に問題があったのかどうかという、あるいはその当時の医学状況からしてもこのような考え方を本件患者にとることが許されなかったのかどうかということが最大の問題だというふうに思っているんですが、そこにつ

いてはあなたはどうですか。

並里：私、いつもカルテを見まして一番これが問題だと思いますのは、らい反応、反応って書いてあるんですけれども、らい反応の何の反応か、もう一つは、それからどのくらいの症状なのかなって。何がどう悪くなって何を苦しめているのかって、何が危険かということも一切わからないですね。見る限りではこの方、一般論としてもLLで最初からあの症状でこの経過で進んだ場合に、比較的軽いんですよ、らい反応というのは。特に初期に治療すれば特に軽いんですけれども、この8ページですか、この危ないから治らい止めるってその危ないっていう症状が全然私には見えてきません。

裁判長：失明だろうか四肢の弛緩性麻痺ということが、そういう危険が本件の患者においてあったかというとないんじゃないかということ。

並里：ない、非常に少なかったと思います。ただ、この人が途中で1回左手が一夜のうちにドロップハンド、垂手を起こしておりますけれども、それについてはまだ今この場でちょっとお答えできないです。ENLが起こっていた可能性はあるんですけれども、これは非常によっぽど進行しないとなかなか出てこない症状なんです。普通はもっと末梢の神経からやられますので、太い神経幹がぱんとやられて、一夜のうちに手が落ちたり足が落ちたりとかって、よくこれで心配していらっしゃるそういう症状は非常に少ない。Ⅰ型反応とかⅡ型反応の違いなんですね、それが。それも向こうから出されているらい反応の文献にも出ております。

(3) 対質　小関正倫証人と並里まさ子証人

　この法廷では、医療過誤訴訟では珍しい「対質」という尋問形式が採られました。裁判長の前に原告側証人と被告側の証人が並んで立ち、裁

判長の同じ尋問に答えるという方式なので、双方の陳述の相違点が明白になりました。

　神経症状、顔面の違和感、虹彩炎、筋力の低下は「再発の初期症状」だと証言した並里証人に対して、小関証人は、「当時は再発と診断しなかったが、現在はそのように認識している」と証言。菌がプラスになったのに、境界反応と診断した小関被告に対して、並里証人は、「境界反応と菌増殖は同時には起こらない。診断と治療法が間違っている」と反論。「過った治療を続けた結果、重度の後遺症が残った。将来も障害を起こしやすいが、それは、らい菌の浸潤のため」と言う並里証人に対して、小関被告は「一概には断定できない」と反論しました。（村上記）

（ア）神経症状の診断とそれに対する対処
裁判長：（小関証人に対し）今、聞いていましたね。
小関：はい。
裁判長：私が質問した内容も知っていますね、「今日の治療指針」の問題、後藤さんとかの論文の問題、それから左奈田さんが書いている陳述書の問題、これはみんな一連のものだというふうに私は理解しているんですが、小関さんはそのような理解でいいですか。
小関：はい。
裁判長：あなたたちが治療にあたった考え方は、基本的に今述べた通りであったと。左奈田先生の陳述書に書いてあるとおりであるということでいいですか。
小関：はい。
裁判長：あなた自身も全く同じ考えで治療に当たったということでいいですか。
小関：はい。
裁判長：今問題になっているのは、要するに問題となっているらい反応と言われているものが失明だとか四肢の弛緩性麻痺を生じる

というようなそういう恐れがあるようなものではなかったんではないかということを並里さんは言われている。その点について小関さんはどうですか。

小関：僕はその可能性はないとは言えなかったと思います。

裁判長：その理由は。

小関：やっぱり症状の発現形式と私たちが現場で診ていてそのように確認したということです。

裁判長：（診療経過一覧表を示す）まず第1期からずっと考えてください。第1期からその症状の発現形式でそういう恐れがあると考えたという症状の発現はどれですか。

小関：まず1980年4月24日診察には、1953年9月頃、これ28年か9年頃ということでもありますけれど、ENL らい性結節性紅斑を経験しているということですね。

裁判長：それから。

小関：それが神経痛と一緒に来るということ。それで1982年2月には左手の動きがだんだん、それからやっぱり眼科虹彩炎ね。それでまた今度岩田先生の神経内科の診察でも筋力が弱いと。その辺のことから考えると十分に配慮しなければならない。

裁判長：（並里証人に対し）並里さん、どうですか今の点について。

並里：まず最初の1953年の ENL ですが、この ENL の既往があったということが今度は再発したときのこの初期の極めて初期のこの段階のリスクファクターになり得るという文献を何も見たことがございませんし、関係ないですね。それから、初期症状については午前中に私が長いことかかって述べましたけれども、三つの症状を述べました。特徴的な神経症状、皮疹があるなしにかかわりがございません。LL の初期症状というのは皮疹を伴わないケースはたくさんあります。私自身も自分の経験の中で、10数年の経験ですけれども初期症状、顔面のぴりぴり、むずむずの蟻走感で初期症状を判定した方はこの10年間の中

で数例います。それから虹彩炎ですね、虹彩炎は初期症状としては非常によく知られているものです。これは1970年の手引きのほうにも書いてあったと思います。それから筋力の低下、これももう初期症状としては非常によく知られていることです。

裁判長：らい反応でそういう、これが失明や四肢の弛緩性麻痺に通じるという一見生ずるようなものであるというふうには判断できないというのは並里さんの考え方。

並里：できないですね、はい。その代わりにこの方は全身の、結果的には全身、ほぼ全身表面、体表面全部の知覚を失いました。細かい神経の障害が進んでですね。

裁判長：（小関証人に対し）小関さん、何か反論したいことありますか。

小関：それは私だって現在はそういう想像はつきます。再発と当然認識してますけれども、当時の日本での医学水準というものがそうであったということもありますし、そういうことです。

裁判長：それが第1期のものね。それから第1期をずっとこう来て、それから第2期に入ったらどうですか。そういう第2期において、そういう要するに失明だとか四肢の弛緩性麻痺を生じるという重大な結果が生ずるんではないかと、治らい薬を強行するとね。そういう症状としては第2期ではどういうことが挙げられますか。

小関：60年からみていますけれども、境界反応で来て、それで境界反応が鎮静することについてらい腫性増悪になったわけですけれども。ですけれども、らい腫性増悪で神経増悪で顔面等のありますから、両眼充血、頭痛、羞明がありますから、ここについても視力障害をいかに軽減するかに重点を置いて治療している。

裁判長：そういうものがもしも治らい剤治療を強くやるということになると重大な結果を生ずる。

小関：一時的に症状を抑えるためにステロイド剤を大量投与し、ある程度プレドニン、ステロイドが離脱できたときに治療を開始するということです。治らい薬を並行すると。

裁判長：それをしないと失明だとか四肢の弛緩性麻痺を生ずる恐れがあるというふうに考えたということですか。

小関：はい、それは考えました。

裁判長：（並里証人に対し）そう考えたということですが、そういう症状があるから。

並里：まず、1986年4月1日の境界反応で、これが全く不明です。境界反応と言いますのは、我々皮膚科にとってはもう特徴的な皮疹が出ます。いろいろなタイプがありますけれども。非常に特徴的な症状を示しますので、記載があれば必ず分かるはずなんです。けれど、その記載がありませんので境界反応の確認がこれはできません。しかもこのときに菌が、そのときに陽性になってプラスになって境界反応、これはもう逆ですねというか、境界反応というのはいろいろなものがありますけれども、この時点での原告の症状といいますのは菌が増えてきているわけですから。境界反応というのは菌が減ってきて、宿主の抵抗力が増えたときに出る反応なんです。だから逆なんで、この時点ではないと思います。ただ、所見が何も書いてなくて、境界反応という名前が記されているだけです。それからその前に、その前後でしょうか、神経内科で圧痛が、皮神経よりちょっと太い神経ですね、もうちょっと太い神経。お顔でも何カ所かポイントがあるんですけれども、そういうところのポイントを押えて圧痛がないということを、刺激症状がないということを記されていますね。これが何よりも、要は被告のほうがおっしゃる危ない症状が起こるということを否定している所見なんです。境界反応が起きるときにはよくそういうところを診るんですね、起きそうかどうか心配なときはですね。起きそうじゃなくても

　　しょっちゅうそういうところを診るのが我々の仕事なんですけ
　　れども、神経内科でたまたまそれが記載されておりまして、そ
　　れが反対のデータというかその危険はないということですね、
　　境界反応に関しては。

　　　　　（略）

（イ）菌の存在と原告の状況で境界反応が起こるかについて

裁判長：（並里証人に対して）まず、滝沢の。

並里：滝沢先生の論文というのは、私、よくはっきり覚えておりませ
　　　んが、ポイントはもし言っていただけたら。

裁判長：今言っておられたのは菌がプラスになっても境界反応という
　　　のは起こるというふうに書いてある。

並里：恐らくですね、最近の論文でもそういうものはありまして、二
　　　つの反応が共存するかどうかということだと思うんですね、Ⅰ
　　　型反応とⅡ型反応がですね。そういうことでよろしいでしょう
　　　か。

裁判長：（小関証人に対し）違いますか。

小関：違いますね。

裁判長：（並里証人に対し）違うんですか。

並里：何を言っていらっしゃるんですか。菌が増殖するときにも境界
　　　反応が起こるということですか。この患者さんにこの時点では
　　　あり得ないことだと思います。

裁判長：それはどうしてこの患者さんにはこの時点ではあり得ないと
　　　いうことなんですか。

並里：境界反応というそのものが病態生理がこの時点では合いません。
　　　菌が、先程申しましたように菌が出てないのが、出るようになっ
　　　た、多分増えていたと考えてよろしいと思います。菌が増殖し
　　　ているこの状態で、この時点では出ません。境界反応は宿主側
　　　の免疫力が増強したときに出るんです。

　　　　　　　　　（略）

裁判長：（小関証人に対し）小関さん、どうですか。

小関：いえ、僕は先程述べたとおりです。

裁判長：それは滝沢さんという人も言っているから菌が増殖しても境
　　　　界反応が出ることはあるんじゃないかと。

小関：からだと。

裁判長：（並里証人に対し）これがその場合ではないかと。

並里：もしここにありましたら見せていただきますが、さっと。

裁判長：（小関証人に対し）小関さんがおっしゃっているその滝沢さ
　　　　んの云々というのはありますか。

小関：……。

　　　　　　　　　（略）

（ウ）　ダウングレード反応でも、らい腫性憎悪が起こるか

裁判長：（小関証人に対し）その関係については小関さんはどういう
　　　　ふうに考えてますか。

小関：境界反応が結局ダウングレードでありまして、境界反応が軽快
　　　　するとともにらい腫性増悪になったと考えるわけですが。

裁判長：（並里証人に対し）ということだそうです。

並里：ダウングレードの境界反応を今言っていらっしゃるんですか、
　　　　境界反応には二つありまして、用語集に定めたと思いますが、
　　　　境界反応というのはしばしば、通常用いる場合にはアップグ
　　　　レードしか用いません。ですけれど、ダウングレードという考
　　　　えも十分確かにありますので、その場合は限定してその断りを
　　　　つけて使おうというふうになっていたんじゃなかったでしょう
　　　　か。ダウングレードの境界反応というのは、もうイコール再燃
　　　　といいますか悪化、菌が増えていく状態ですので再発とか再燃
　　　　という言葉のまた定義もややこしくなります、その無駄な浪費
　　　　をやめて、菌が増えたということと同じ同義です、ダウングレー

ドのほうは。

裁判長：（小関証人に対し）それで小関さんはダウングレードの境界
　　　　反応のことをおっしゃっているわけですか。

小関：はい、そうです。

　　　　　　　（略）

（エ）「今日の治療指針」のプレドニン投与の意味と患者の協力

裁判長：（小関証人に対し）先程、「今日の治療指針」、あれ後藤さん
　　　　ほかの論文の読み方に関して並里さんがその重症度の問題とそ
　　　　れからプレドニン等の投薬の問題、期間の問題これを限定して、
　　　　重症の場合でありしかも期間は短いということを前提にあの記
　　　　述を理解すべきだとこういうふうにおっしゃったこと、これに
　　　　ついてはどうですか。

小関：僕もそのとおりだと思います。ただ、患者さんの協力がどのよ
　　　　うに得られるか、それから症状をどのような点で固定とするか、
　　　　その辺は医者の裁量で許されるべきであると、僕はその点を十
　　　　分に考慮しながら患者の治療には努めているつもりです。

裁判長：そうするとやはりあの記述は軽いものが出た場合に、要する
　　　　に治らい剤の投与をやめなさいということが書いているわけで
　　　　はない。

小関：はい。

裁判長：やっぱり重いものとか。

小関：はい、ですから最初は一緒にやっているわけです。

裁判長：投与の期間は基本的には短い期間が想定されている。

小関：そうです。

裁判長：プレドニンなんかの投与の期間はね、そう理解していると
　　　　いうことでいいですか。

小関：はい。

　　　　　　　（略）

(4) 山下ミサ子・原告本人尋問

傍聴メモ　村上絢子

原告の陳述の要旨は、下記の通りです。

・1953年、15歳でハンセン病と診断され、1953年から1963年まで星塚敬愛園（鹿児島）に入所した。社会復帰に備えて手の手術を受けるため、1963年に神山復生病院に転院。その後、32歳で社会復帰して、通常の生活を送っていた。後遺症はなかった。

・上京後、多磨全生園に定期的に通い、経過観察を受けていた。この当時から主治医は、小関正倫医師だった。

・1981年ごろ、顔の腫脹感とピリピリする違和感を感じた。翌年、顔面の神経が麻痺し、目を閉じても瞼（まぶた）が完全に閉じなくなる兎眼（とがん）の症状が現れた。この頃からハンセン病の再発によると思われる様々な症状が出始めた。

・治療の効果が現れないまま数年が経過した。1970年以来、菌陰性だったのに、1987年には菌陽性になってしまった。しかし、小関医師の治療方法に変化はみられず、症状や治療方針についての説明も全くなかった。

・園の外で結婚していたので、外泊（帰宅）することも多くなったが、小関医師から受診態度について注意を受けたことはない。後遺症の恐ろしさは、患者自身がいちばんよく知っているので、医者の勧めに逆らってまで、治療を怠けることなどありえない。

・兎眼の症状が目に見えて悪化し、顔面の神経マヒも進行した。小関医師は、その頃から1991年まで、前と同じステロイド剤（プレドニン）の治療を継続。症状はいっこうによくならなかった。寛解してから服用していたDDSは、菌陽性になった1986年の後半から、なぜか処方されなかった。その後、1990年まで、治らい薬はまったく投与されなかった。

・その間に身体の表面の知覚のほとんどがなくなり、1990年には、らい腫性の結節がたくさん出て、髪の毛も抜け落ちるようになった。治らい剤ではなく養毛剤を処方された。

・入院して治療したほうがよいとの小関医師の勧めで入院した。しかし、症状は改善せず、悪化の一途をたどる（全身の知覚鈍麻、顔面筋肉の麻痺、手足の変形、虹彩炎、角膜炎など）。

・症状の悪化を訴えても、小関医師はまったく取り合おうとせず、「そのうちベロンベロンになるぞ」とだけ言い残して、病室を後にして行ったときの驚きと悔しさは一生忘れることができない。小関医師への不信感と絶望感の中で日々を送っていた。

・小関医師の治療を受けていた患者が、病状が悪化して自殺したことに衝撃を受けた。1986年に菌陽性になってから6年後の1992年、患者の間で評判の高かった並里まさ子医師に相談した。1992年に主治医が小関医師から並里医師に交代。並里医師の励ましと症状に合った治療法によって、1994年には症状が著しく改善した。

・けれど、小関医師の過った治療によって変形してしまった手足や顔は元通りには戻らないし、重度の後遺症が残ったことについて、心の底から怒りと悲しみを感じている。

・療養所という閉鎖社会の中で、低レベルの治療をしても外部から批判されないというハンセン病医療の実態があり、旧態依然の対症療法を行うだけの医師による犠牲者は、今もあとを絶たない。一生を療養所で送らなければならない入所者にとって、医療ミスによる被害について、声を上げられない状況にある。

・私のような犠牲者はこれで最後にしてほしいという強い願いを込めて、小関医師の医療過誤による損害賠償請求を国に求めることを決意し、訴訟を提起した。

　裁判長から、「小関先生に再発かどうか聞かなかったのか？　もし、再発したと言われていたら？」という質問を受けて、原告は「小関先生に聞

いても、放っておけば自然に治ると言われた。早く自宅に帰りたかったから、説明を受けていたら治療に専念したはず。自分では怖くて鏡を見られなかった。先生と真剣に話し合ったことはない。薬が変わっても、看護婦さんが薬を持ってくるだけだった」。

　並里先生に代わってからは、薬の説明もしてくれたし、「何か異常が起きたら連絡するようにと言ってくれた」と主治医の交代で救われたと証言しました。

****

山下ミサ子・原告本人尋問

ア：主尋問
（ア）再発の初期症状について

佐々木（原告代理人）：1970 年に復生病院を退院してからしばらくはハンセン病の症状というのは出なかったわけですか。

山下：はい。

　　　　　　　（略）

（イ）全生園での対応

佐々木：あなたの鼻の周りがぴくぴくしたりとかそういうのが現れた頃で、あなたの身の回りで何かこういうことがあったということは覚えていることありますか。例えばどなたがお家に長い間いたとか。

山下：私のおいは夏休みに 40 日ぐらい遊びに来てました。

佐々木：その当時のことですか。

山下：はい。

佐々木：あなたの陳述書では、おいごさんが来ているというのは 1982 年ですが、その頃そういうことがあったということですね。

山下：はい。

　　　　　　　　（略）

佐々木：そういうふうな症状が出てきたことについては全生園のお医
　　　　　者さんのほうには話をしているわけですか。

山下：はい、相談に行きました。

佐々木：それがどういうふうな原因でそういうふうなものが出てると
　　　　　かということについて説明ありましたか。

山下：ないと覚えております。

佐々木：そういう記憶はない。

山下：はい。

佐々木：あなたがそういうふうな症状を訴え始めたことで、全生園の
　　　　　お医者さんのほうでする治療が変わってきたということはあり
　　　　　ましたか。

山下：ないです。

　　　　　　　　（略）

（ウ）菌陽性後の全生園入室（入院）の理由

佐々木：菌が陽性化してから1年ぐらいしてから、1987年5月です
　　　　　けれども、あなたは全生園のほうに入院していますね。

山下：はい。

佐々木：この入院することになった経過というのはどんなことだった
　　　　　でしょうか。

山下：右の足の裏に傷ができまして、それが悪化して外科の診察に行っ
　　　　　たら中谷先生のほうから入院するようにという話を勧められま
　　　　　した。

佐々木：そのときは全生園のお医者さんのほうからハンセン病の治療
　　　　　に必要なんで入院しろというふうに言われたわけではないんで
　　　　　すか。

山下：はい、違います。

　　　　　（略）

（エ）入院後の治療内容と小関医師の言葉（ベロンベロン等）

佐々木：入院した後ですけれども、足の傷の治療は別として、ハンセン病の治療が重点的になされたということはあったんでしょうか。

山下：重点的にされたということは私は覚えておりません。

佐々木：入院してからDDSのようなハンセン病を治す薬というのは投与されましたか。

山下：メチコバールはいただきました。

佐々木：DDSは出されてなかったんですね。

山下：DDSも1錠か2錠はちょっといただいたような気もするんですけどはっきり覚えはないです。メチコバールだけ覚えてます。

佐々木：この時期DDSは出されてないんですけれども、それはどうですか。

山下：もう病気が落ち着いているから薬はないと思っておりましたから。

佐々木：今の書面の2枚目のところの1987年7月1日の項、顔のひりひり気になる。診察に来た小関氏に話すと。括弧してそのうちベロンベロンになるよと一言出ていくと書いてありますね。

山下：はい。

佐々木：これはどんなことがあったんですか。

山下：私はちょうど入口のほうの端っこのベッドにいたんですけど、顔がちょっとひりひりがひどくて夜もちょっと眠りづらかったので、先生が「どうだい」って入って見えたので、そのときに「先生、顔がここがちょっとひりひりがひどくなったんだけど」って言ったら、先生が顔も触らないでただ「そのうちにベロンベロンになるよ」と一言言われました。そのときはもう朝まで眠れなかったです。

　　　　　（略）

（オ）入室後に治療経過の説明がなかったことについて

佐々木：この裁判で被告の側であなたが外泊が多かったために有効な
　　　　　治療ができなかったというふうに主張していることは知ってい
　　　　　ますか。

山下：はい、この裁判で知りました。

佐々木：1987年5月に入院した最初の入院の前後ですけれども、小
　　　　　関医師なりほかの医者から、あなたのハンセン病の状態がどう
　　　　　いう状態であるのとかこういうふうに治療していきたいんだと
　　　　　いうふうな説明を受けたことはありましたか。

山下：ありません。

佐々木：外泊が多くて必要な治療ができないんだということで注意を
　　　　　受けたということはありましたか。

山下：そんなに先生と向かい合って注意していただいたということは
　　　　　ないです。

　　　　　　　（略）

（カ）入室後の全生園の状況について（他の患者や医師の対応）

佐々木：陳述書によりますと、あなたは当時その病棟にあまりとどまっ
　　　　　ていたくないと考えるような状況があったというふうなことも
　　　　　言ってるんですけれども、例えばどんな事情があったんですか。

山下：それは言っていいでしょうか、私、言いづらいんですけれど。

佐々木：たくさん陳述書に書かれているから、幾つか、一つ、二つ話
　　　　　をしていただけませんか。

山下：1987年に沖縄の42歳の男性の方でしたけど、再発された方で
　　　　　入っていまして、その方が亡くなったときに周りの方が、私が
　　　　　入った当時に注意してくださったんです。あなたの主治医はだ
　　　　　れかと。そしてプレドニンで何人も殺されているぞと。だから
　　　　　気をつけろということを聞いたときに、私はそれは分からな
　　　　　いものですからショックで考え込みました。それでもう一つ

は、62年のちょうど独眼竜政宗が放映されている年で、私らはその仮装大会のための準備をしていたんですけれど、そのときに8月に看護婦さんたちが12人いたところ2人に減らされて、それと介護員さん4人が2人になって当直制度もなくなりました。病室から半分が元気な人だけがいることになって、その夜、10月の初めの夜12時25分です、私、時計見ましたから。誰か入ってきたのでカーテンがこのくらい開けてありましたから。見たら先生が入ってきて、隣にいた方のところに行って何かこそこそ話し声が聞こえたので、私も何の用事か分からないから一応寝たふりしていたんですけど、先生は急いで部屋から出て行かれて、その女の方は後で戸棚を開けてつっかけを履いて右手に上っ張りを引っ掛けて出て行きました。そして帰ってこられたのが1時40分ぐらいで、時計を見たら。それからもう朝まで眠れなくて、それで私は看護婦さんの2人が出勤してかぎを開く音がしましたので、すぐにそれで詰め所に行って看護婦さんに相談しました。看護婦さんに全部言いました。

佐々木：そういうことがあったということですね。

山下：はい。

佐々木：そのほかにも三つぐらい夜病院にいたくないというふうな事情を書かれているんですけれども、そこに書かれていることは間違いないことですね。

山下：はい。あとは目の不自由な方は常にお金が盗まれてなくしたり、その問題があったので、それも婦長さんにも相談しました、警察を呼んでください。それは呼ぶことはできませんということで。それでその後は「やめて」って走っていく看護婦さんがいて、見てみると先生が追っかけて行っておしりを触ったり、そういうことは常にあって、私はもうそれを見るのが嫌で家に帰りたくて、いつもそのことが心のなかから消えなかったです。

　　　　　（略）

（キ）　一時退院と再入院

佐々木：その後も 10 月 30 日の頃に退院となっていると書かれてあり
　　　　　ますね。

山下：はい。

佐々木：これはどういう意味なんですか。

山下：退院していいぞと言われたので、退院祝いを私と 2 人がお金出
　　　　し合ってお友達と羽村動物園に皆さんで行きました、先生たち
　　　　も。そのときに退院してって、仮退院のあれです、それで。

　　　　　　　（略）

佐々木：1990 年 7 月頃に再びきちんと入院して治療をするというこ
　　　　　とになりましたね。

山下：はい。

佐々木：どうしてそんなふうなことになったのか経過は覚えています
　　　　　か。

山下：そのとき大分顔がまたひりひりがひどくなりまして、顔が少し
　　　　むくんだりして髪の毛が少しまた抜けたりする状態になったの
　　　　で、そのときにまた病院のほうにお世話になることにしました。

佐々木：先ほどの昭和 62 年に入院したときと比べて症状がまた悪く
　　　　　なったということだったんですか。

山下：はい。

佐々木：そのときには入院したいというのはどちらのほうから話をし
　　　　　たわけですか。

山下：私の具合が悪いのをうちの主人が見て小関先生に電話して、
　　　　ちょっと様子が、あまり体の調子がよくなさそうだから病院の
　　　　ほうに連れていってよろしいでしょうかという話はしたという
　　　　ことでした。

佐々木：あなたのご主人のほうから入院させてくれという話をしたわ
　　　　　けですか。

山下：はい。

佐々木：その入院のときですけれども、小関医師のほうからどんな話がありましたか。

山下：そのとき入院したときに、先生と主人とで行って、2年たってここに書いてありますけど3年間で治しますのでそのために治療をいたしましょうということは聞きました。

佐々木：その後、入院して小関医師の治療で症状のほうは変わっていったんでしょうか。

山下：いえ、だんだん顔も目もひどくなって、手のほうもだんだんおかしくなって、足のほうがだんだんまた1年に少しずつ縮んでしまって、そういう状態がずっと続いています。

佐々木：あなた自身自分の症状が悪くなっていくというのは感じておられたんですか。

山下：はい。

佐々木：（甲A第4号証（写真）を示す）この写真はいつ頃撮られたものか分かりますか。

山下：これは1990年10月の文化祭で出したものです。

佐々木：あなたが二度目の入院をしたときの文化祭に出したものね。

山下：はい。

佐々木：写っているものは何なんですか。

山下：これはテーブルクロスです。

佐々木：これはどなたが作られたものなんですか。

山下：私が編みました。

佐々木：1990年の文化祭の頃はこういった細かい編み物なんかもしておられたということですか。

山下：はい。

佐々木：こういう編物なんかができなくなってきたのはいつ頃からなんでしょうか。

山下：1990年の暮れだと思ったんです。家に帰って、外泊許可をいただいて帰って、朝、とたんに利かなくなりました。

佐々木：手が動かなくなってしまったわけですか。

山下：はい、関節も指も全部動かなくなりました。

（ク）主治医に対する不安感

佐々木：そういうことがあって、あなたがこのまま小関医師の治療を
　　　　　受けていたら治らないのではないかというふうに考えるように
　　　　　なったのはいつ頃のことですか。

山下：それはやはり病気が悪くなって来るお友達の人もありましたか
　　　　　ら、その方たちともいろいろ相談したり、亡くなった方のこと
　　　　　もあったりして、これでは私も同じ状態になるんじゃないかと
　　　　　いう不安感がありました。

佐々木：年月で言うといつごろの話になりますか。

山下：1991 年からそのあたりか、覚えがあまり。

佐々木：それであなたは具体的に行動を起こしたというのはいつごろ
　　　　　のことになるんでしょうか。

山下：1992 年でしたか光明園のほうに診察に思い切って行って、原
　　　　　田先生の診察を受けることにしました。

佐々木：原田先生のところに行くことになったのはどういう事情が
　　　　　あったんですか。

山下：並里先生に相談いたしまして、先生のほうから原田先生を紹介
　　　　　していただきました。

佐々木：原田先生のほうの診察の結果というのはどういうことでした
　　　　　か。

山下：すぐ菌検査をしてくださって、プラス 6 でした。その診察だけ
　　　　　です。

佐々木：そのプラス 6 という菌検査の結果を聞いて、あなたはどうい
　　　　　うふうに感じたんですか。

山下：そのときはもう頭が真っ黒になって、先がもう、またこれから
　　　　　先また長い闘病生活しなきゃならないっていうのと、家に帰れ

なくなるというのがありました。

佐々木：あなたはそのときは菌検査が6という高い数字だとは思ってもいなかったんですか。

山下：全然思ってないです。

佐々木：その光明園のお医者さんですけれども、診察しただけだったんでしょうか。

山下：いえ、今後の治療方法を教えてくださいました。

佐々木：あなたのために治療方法を教えてくれた。

山下：はい。

佐々木：何か手紙のようなものも書いてくれましたか。

山下：はい、村上先生に渡してくださいっていうことで私たちの前で読んでくださいました。

佐々木：あなたたちの前というのはあなたとご主人の前ですか。

山下：はい、そうです。

佐々木：この手紙の内容はどんな内容でしたか。

山下：治療法と投薬に対して大きな疑問を持っているということと、そういうお医者さんをちょっと代えるようにというのを記憶しております。

佐々木：いままでの治療方針について疑問があるということと、治療するお医者さんを代えるようにというふうなアドバイスの手紙だったんですか。

山下：そうです。

（ケ）主治医の交代

佐々木：その後、あなたの主治医、担当医というのは代わったんでしょうか。

山下：その手紙を村上先生に渡しまして、先生から1週間の余裕をくださいということで1週間後に自宅のほうに電話がありまして、村上先生より並里先生に主治医を代えますという電話が家

に入りました。

佐々木：主治医の交代にあたって、小関先生のほうから何かあなたに対して言われたことってありますか。

山下：そのやっぱり同じ1週間後、看護婦さんが別の部屋に来てください ということで行ったら、婦長さんと小関先生、私、看護婦 さん、一列に並んで話がありました。そのときに小関先生が、 上からの命令で自分は何も言えないけど、医者を代えるという ことだけどあなたの気持ち次第だって言われたので、私は並里 先生に代えていただきますということは言いました。そのとき に先生同士仲良くしてください。そうでないと私たちこれから 治療が始まることだから、それだけを言いました。そしたら先 生が、すぐ立ち上がって、もう出口のほうに出て行かれて、出 口のほうで後はどうなろうとおれの知ったこっちゃないって一 言言われました。それで並里先生の治療を始める前で言ったの で、不安で不安でもう一晩また眠れなかったです。そのことは 一生忘れません。

佐々木：並里先生に代わって治療方法でどんなところが変わったんで しょうか。

山下：先生からは新しい治療薬の説明があって、これから2年で治し ますので頑張りましょうということで詳しく説明してください ました。

佐々木：治療が実際に始まって、効果を現し始めたというのはどんな ところから現れてきたんでしょうか。

山下：目が一番良くなりました。そして髪の毛が少し生えてきました。

佐々木：現在、身体のいろいろなところに後遺症状があるようですけ れども、ちょっと時間の関係で全部聞きませんけれども、後遺 障害のうちであなたがもっとも苦しんでいるというところはど んなところですか。

山下：顔の表情ができないことと、話したり食べるときにちょっとこ

ぼしたり、涙腺が詰まっているために涙はもうしょっちゅう出たり、言葉もちょっと分かりづらいときもあります。

佐々木：顔の後遺障害というのが一番自分としては苦しい。

山下：はい。

佐々木：あなたがそういう現在こういう後遺障害に苦しんでいるわけだけど、その原因についてはどこにあるというふうに考えていますか。

山下：私が再発したときに先生がもっと真剣に、並里先生のような診察をしてくだされればここまでは来なかったと思っています。

佐々木：あなたはこの裁判を起こしたわけですけれども、裁判まで起こそうというふうに考えた理由っていうんですか、それをちょっと簡単に述べていただけますか。

山下：それは1992年4月に80歳のおばあちゃんがお風呂で水死されたことと、1992年7月7日に31歳の病気で悩んで私と一緒にいつも相談していたその青年が自殺したんです。それでそのときに警察も呼んでくださらなくて、私、それがすごく不安で、自分がまた再発して入った場合、同じようなこの状態が続くと病院にいるということはとても不安になって、ほかの患者さんの話もいろいろ相談受けてましたので、私は何の力にもなれなかったんですが、ここでこういう大切な場を持たせていただいたことで初めて本心を話すことができました。長いこと心の中に苦しんでいて一生忘れない思い出もあるし、小関先生が、馬乗りになっておばあちゃんの娘さん、妹さんに馬乗りになって、夜、当直なのにお酒飲んでその人の部屋で逃げて行ってやめてくれというのを聞かずに、胸を持って馬乗りになっている姿を見たときに、私はもうここにいたくない、もう二度と入りたくないという気持ちがあったけど、これからはほかの患者さんのために病院の患者さんがみんな楽しく生活ができるような病院とお医者さんを、看護婦さんが楽に働けるように望んで思

い切って裁判に持ってきました。心の洗濯をさせていただいて
ありがとう……。

　　　　（略）

イ：反対尋問

（ア）1990年の再入室とその後の経過

西村（被告指定代理人）：1990年7月6日の部分の記載とその次の7
　　月26日の部分の記載を見ていただけますか。午前中の質問で
　　もあなた話されたと思いますけれども、ご主人から療養所のほ
　　うに電話をしてという、そういう経過があったんじゃないです
　　か。

山下：はい。

西村：ご主人が療養所のように電話されたいきさつといいますか理由、
　　簡単に言うとどういうことがあったんですか。

山下：このとき私は顔がちょっとむくんだり顔のひりひりがひどく
　　なったり、体じゅうがだるくてうちでごろごろしていたもので
　　すから、それを心配して病院のほうに電話したということ、私
　　には言わなかったんですけど後で聞きました。

西村：ご主人からご主人が療養所のほうに電話したことを話聞いたん
　　ですね。

山下：はい。

西村：その次のページの1990年7月26日の部分のところを見ていた
　　だけますか。ご主人と一緒に療養所のお医者さんと一緒に面談
　　といいますか話をしている記録があるんですが、ご主人と一緒
　　に金先生、小関先生と入室前の話をされた記憶ありませんか。

山下：私はこれは本当に記憶がないし、主人のほうもこれを読んでビック
　　リしましたけど、金先生を知らないんですよ。会ったことも
　　ないって。

西村：入室する前に。

152

山下：そうです、この 3 人で話し合ったって書いてあるのがあるんですけど、金先生と小関先生と主人と私で 4 人で入室についての、それは一切会ってません。

西村：入室前にその相談もなく直ちに入室したという記憶なんですか。

山下：いや、電話だけちょっと入室して、具合が悪そうだから入室させてもよろしいでしょうかという電話だけしました。でも、したけどこの金先生と相談したということは一切なかったです、4 人で。

西村：この 7 月 26 日の記載をもう一度目を通していただいて、全く記憶ないですか。

山下：全然、私、こういうこと話してません。

西村：このカルテの記録ではご主人から療養所に電話があったのが 1990 年 7 月 6 日なんですけれども、その頃にご主人が療養所のほうに電話を入れている、お話をされた電話を入れているというのは確かなんでしょうか。

山下：はい。ただ、内容は全然言ってないことが書いてあります。

西村：ご主人が療養所に電話を入れたという話を聞かれて、そしてあなたが療養所のほうに帰室されたのはどれくらい期間たってからですか。

山下：それから何日ぐらいでしたか連れていってもらったことはあります。

西村：カルテの記載からだと、ご主人が電話してから実際に帰室になるまで 1 ヶ月ぐらい間があいているみたいなんですけれども、どうして間があいたか覚えてないんですか。

山下：覚えてません。

西村：主治医が小関先生から並里先生に交代するあたりの時期のことについて、邑久光明園の原田先生のところで菌検査を受けられて、その検査の数値が 6 プラスだったということを聞かれてびっくりしたということがあったんですね。

153

山下：はい。

西村：そのことがあって全生園のほうで並里先生に主治医が交代した後、特に並里先生の検査でも菌の数値について6プラスというそういう数値までは出てないみたいなんですけれども。

山下：並里先生は新しい治療法に入りますので、私の言うことをよく聞いて言ったとおりの治療をしましょうって。それで2年でゼロにしますので菌検査をさせてください。そのときに菌が6でした。

西村：そのことがあって、実際に全生園で並里先生が主治医に変わられた後も並里先生の診療のもとでも菌検査は続けていらっしゃいますよね。

山下：はい。

西村：並里先生に先生が代わってからは菌検査の数値、どのような数値が出ているという説明を受けてましたか。

山下：先生は菌検査終ったらそのすぐ分かった時点で病室に来てカルテを持ってきてくださって、今これだけになりました、必ず1回1回報告していただきました。

西村：並里先生に代わった直後でも6というような数字出てましたか。

山下：ないです。直後というか始めるときはありましたけど、6ありましたけど、その以降だんだん菌は落ちて行きました。

西村：並里先生に代わったらその数値6というのはもう出なくて、2、3とかそういう数値だったんじゃないでしょうか。

山下：はい、そうです。

西村：なぜ原田先生のところは6という数値がでたか、並里先生から説明とかなかったですか。

山下：原田先生から説明を聞きました。

西村：あなたが書かれた陳述書等でこのまま小関先生の治療では病気が治らないのではないかともう確信したというようなことを書かれていたことがあると思うんですが、そのように感じられた

　　　ことがあったんですね。

山下：はい。

西村：そのように感じられたのはいつの時期ですか。

山下：それは 1987 年頃とか、もういろいろありましたけど、患者さんがやっぱり亡くなったことと、あとは続いてまた亡くなった人のこと薬のいろいろなことを聞きましたから怖くなりまして、私もこの状態だと自分もあのようにしてひどくなって家に帰れなくなるんじゃないかという不安感があったので。

西村：このまま小関先生の治療を受けていては治ることが絶対にないと確信したそのようなことはありましたか。

山下：もう目も失明するんじゃないかという心配もありました。

西村：(乙 B 第 36 号証［陳述書（写）作成者原告本人］の 4 ページを示す) 下から 5 行目に、「私は、このまま小関医師の治療を受けていては絶対に治ることはないと確信し、」とありますが、このように確信される気持ちを持たれたことはあったのですか。

山下：はい。

西村：その確信に至ったのはいつ頃のことか分かりますか。

山下：もう 1987 年からずっと続いておりますから、いつも不安な気持ちで治療していましたから。

西村：この陳述書では原田先生から菌検査の結果の話を聞いて、それで並里先生に主治医が代わるそれまでの間のこととして書かれているんですが、このような時期に確信されたことはなかったですか。

山下：原田先生の診察を受けたときから私は菌が 6 というのを聞いて、もうお医者さんを早く代えて治療法を変えてほしいということをもう決心しておりましたから。

　　　　　（略）

（イ）並里医師に交代した後の治療について

西村：並里先生に主治医が代わった後からも、サリドマイド剤を使っているのですね。

山下：サリドマイドは、私は持病のためにこの骨盤、両方の骨盤がもうとんかちでたたくような痛さになるんです。それが全部内出血が始まってどの薬も合わなくて、サリドマイドをいただいたときに4日でそれが治りました。それでまだ治ったらまた忘れた頃に今度始まってその繰り返しは今も続いていて、サリドマイドを内服します。

西村：継続されているということですか。

山下：はい。

西村：それはサリドマイド剤を処方してもらうにあたっては承諾書等の提出は先生のほうにされていますか。

山下：はい。

西村：並里先生のほうからはハンセン病の病気については治りましたとか治癒しましたとか、そういう説明は受けてないですか。

山下：ちょうど4年で菌がゼロになったときに、先生はもうこれからは本病の薬の治療はしなくて大丈夫だからということを説明してくださいました。

　　　　　　（略）

（ウ）1982年当時の症状とその後の変化

裁判長：（診療経過一覧表を示す）1982年2月17日に左奈田先生の診察を受けて、去年の夏頃から顔に突っ張り感とか主として鼻の周囲、そういうものがあるという話をしていますよね。

山下：はい。

裁判長：1982年2月当時、あなたは仕事はしてなかったんですか。

山下：仕事はしておりました。

裁判長：どういう仕事をしていたんですか。

山下：4 カ所の家のお手伝いさんしていました。

裁判長：家ではどんな生活をしていましたか。

山下：家ではただ時間があるとクリーニング屋さんの内職で直しをしたり、洋裁屋さんから洋裁の詰めとか、いろいろなものを、そういうのをアルバイト的にしておりました、仕事の合間に。

裁判長：ご主人は。

山下：フランス大使館に働いておりました。

裁判長：そうすると、食事を作ったり掃除をしたり洗濯したりという家事もあなたがやっていたわけですか。

山下：はい。

裁判長：それは特に不自由を感じなかった。

山下：ないです。

裁判長：今やっていた仕事をしなくなったのはいつですか。

山下：足を悪くして……。

裁判長：いつ頃からですか。

山下：外科で 1987 年に中谷先生の診察に行ってもう仕事をするような段階じゃなかったものですから、仕事先を休みをいただいて、それから徐々に辞めました。

裁判長：そうすると 1987 年 5 月 11 日に入室してますが、これまではお手伝いさんとかの仕事はやっていたんですか。

山下：はい。具合が悪いときは休んだりして、まちまち、自由でしたので行ってました。

裁判長：この後はしてないんですね。

山下：この後はしてません。

裁判長：この後入室もしているわけですけれども、家に帰ったら家の仕事はしていたわけですか。

山下：はい。

裁判長：現在はどうなんですか。家の仕事は食事を作ったりそれから洗濯したり掃除をしたり、それはできるんですかできないんで

すか。

山下：今はできないときうちでしてもらって、私はできるところは洗濯したり食事を作ったり、お掃除とか、掃除機が持てなくなったものですから、掃除機はいつもかけてもらってます。

裁判長：掃除機は持てなくなった。

山下：はい、持てなくなりました。

裁判長：料理はなんとかできる。

山下：できます。

裁判長：やはり今一番顔面の神経症と髪の毛が気になるとおっしゃっていたんだけれども、それはやっぱり外に出るのがちょっと精神的に嫌になったということなんですかね。

山下：やっぱりサングラスかけないともう目がこうですし、髪の毛はもうほとんどこっちがないですから、帽子がないと部屋のなかではサングラスも帽子もこうして取りますけど、やっぱり外に出るときは必ず被ります。

裁判長：いずれにしても体の状態からしても働ける状態に今はないということですね。

山下：はい。

裁判長：先ほど小関さんが供述されるのをずっと聞いていたと思うんだけれども、この 1982 年 2 月 17 日にあなたのほうがちょっとおかしいなという訴えをした頃なんですが、再発かもしれないという話はこの頃聞きましたか。

山下：聞いてません。

裁判長：一切聞いてない。

山下：一切聞いてません。

裁判長：DDS を今までは半分だったやつを倍にするという、増量するということになっているようなんだけれども、要するに 1 錠だったのが 2 錠飲むことになっているようだけど、その理由は何か聞いていますか。

山下：その理由もただ薬を2錠にするということで、理由はほとんど
　　　聞かないんです、聞きません。前、左奈田先生にやっぱり詳し
　　　い菌検査ですかいろいろどんな状態ですかってそういうのを質
　　　問すると、あなたは素人でしょうっていう答えが返ってくるの
　　　で、一切こういうことは私たちは言わないです。

裁判長：先ほどらい反応というふうな言葉を小関さん言葉を使ってお
　　　られたでしょう。この頃に再発なのからい反応なのかというそ
　　　んな話は小関さんあるいは左奈田さんからは聞いていません
　　　か。

山下：らい反応とか再発、その反応って詳しい医学的なことは私は聞
　　　きません。

　　　　　　　　（略）

＜裁判長の補充尋問＞

裁判長：1987年、1988年頃には、やっぱり病気がまた悪くなったの
　　　かなあとあなたは思ったことは思った。

山下：徐々に悪くなってきているんじゃないかなという不安はありま
　　　した。

裁判長：先生に悪くなっているんじゃないですかっていうふうにあな
　　　たから聞くということはしなかったの。

山下：先生がどうだって部屋に回って見えたときに、先生、ちょっと
　　　ここに何かできたんだけどとか、ごろごろがここにもできたん
　　　だけど、首にも何かできているからこれ何だろうって先生にも
　　　相談しましたけど、先生はそういうのは放っておけば自然にそ
　　　んなに気にすることないって言われてそのまま放っておいて、
　　　それがだんだん大きくなったことはありますね。でも、それが
　　　再発とかいうのは、頭は全然ありませんけど、再発したんだぞ
　　　とかそういうのは言われません。ただ、ここに結節が一つ出た
　　　よというのだけで。手のここにできました、ごろごろが。

裁判長：あなたが外泊を非常に延ばしたり随分長い間行かなかったりしているということを被告のほうから言われているんだけれども、あなたのほうとして今の状態が要するに再発している状態なのか、それとも全然違う病気なのかということはきちっと医者から言われていないということでいいですか。もし、あなた、再発しているんだというふうに言われたらどういうふうにあなたは考えますか。

山下：再発していたら、私はもう真剣に早く帰りたいですから、退院して帰りたいので、それは言われるとおりに先生と話し合ってちゃんと説明していただいてそのとおりの治療をしていただければどんどん頑張ってやったと思います。

裁判長：あまりよくならなくてどんどん悪くなっていく方向だったんでしょう、ずっと。

山下：はい。

裁判長：そうすると非常に不安になるというふうに思うんですけどね。

山下：だんだん、自分では鏡見なくなくなったんですね、怖くて。それで面会に来る人が、やっぱりどうしたのかとかいろいろ言われると、それでもう再発したという気持ちにはなっていましたけど、鏡だけは見たくなかったものですから。

裁判長：鏡を見なくなって再発したという気持ちになったのは平成になってからですか。

山下：そうです、平成になってから。

裁判長：1990 年（平成 2 年）ぐらいからですか。

山下：1990 年（平成 2 年）以降です。

裁判長：1990 年頃。

山下：はい。

裁判長：診療経過一覧表を見ると平成 2 年に第 3 期というのに入っているわけですが、結局その頃ということになるの。

山下：1990 年の冬はまだ顔がこんなにむくんで膨らんでましたので、

　　　鏡はまだ見てました、その頃は。多分1991年……。

裁判長：はるか昔のことだからなかなか記憶が正確でないと思うんだ
　　　けど、平成になってからすごく悪くなったなという感じがある
　　　わけね。

山下：はい。

裁判長：自分でも再発じゃないかというふうに思うようになっていた
　　　と。

山下：はい。

裁判長：その再発に関して言えば、先生と再発したんだから例えばど
　　　ういう治療をしたらいいのかとか、あるいは自分としてどうい
　　　う生活をしたらいいのかとか、そういう相談をするということ
　　　はなかったんですか。

山下：先生と真剣に診察、こうして話し合うことはほとんどなかった
　　　ですし、ただ病室に歩いてきて聞かれるぐらいで、真剣な話し
　　　合いということはほとんどしていません。だって、してません、
　　　本当。

裁判長：あなたの状態を見て、お医者さんのほうから次々と治療の薬
　　　を出してくれたと。今度はこれをやめてこれをやるとか、これ
　　　を増やすとか減らすとか、そういう話を。

山下：それは看護婦さんが持ってきます。今日からこれになったから
　　　飲んでとか、今日からこれをやめて今日からこれ何錠だよって
　　　看護婦さんが持ってきてくださって、それをもらうだけです。

裁判長：大体その後の経過は分かっているんですが、お医者さんが代
　　　わって並里さんになったらそのやり方は変わったんですか。

山下：はい。

裁判長：どういうふうに変わったんですか。

山下：11月そのあたりです。11月初めあたりからもうリファンピシ
　　　ン治療を始めました。そのときにリファンピシン治療も副作用
　　　の説明とか何かちょっとでもどこかに何か出たらすぐ自分に連

161

　　　　絡くれるようにと、もう全部ちゃんとするようにして電話番号
　　　　も教えていただいて、おかげで何の反応もなかったです。

裁判長：並里さんになったらこれを飲みなさいと一方的に言われるこ
　　　　とはなくて、それなりに薬の副作用だとかこういう効果があっ
　　　　てこういうことという説明が常にあったと。

山下：ありました、はい。だから治療、そのほかの方からはリファン
　　　　ピシン治療って危ないから気をつけろっていう患者さんもいま
　　　　したけど、私は先生の説明を全部聞きましたので何も怖くなく
　　　　て、ただもう、もし何か反応がありましたらこれは自分の責任、
　　　　先生の責任じゃないから治療してくださいということはお願い
　　　　しました。

裁判長：その副作用の関係ですが、小関さんの話をさっき聞いていた
　　　　と思うんですけど、あなたに対してB663という薬を投与する
　　　　にあたって、要するに皮膚の色素沈着の問題だとか説明したよ
　　　　うに言ってましたけど、それは聞いてますか。

山下：黒くなる薬だぞというのは聞きました。

裁判長：それ以外は聞いてない。

山下：それはどうなるのかは分かりません、聞いてません。

裁判長：あなたはB663という薬で黒くなるというふうに言われて、
　　　　黒くなるんだったら絶対嫌だというふうには思わなかったの。

山下：ない。

裁判長：それはなぜですか。

山下：やっぱり同じ部屋の人も黒くなってましたし、それを飲むと病
　　　　気がちょっと落ちついてくるよということで、私は首と手だけ
　　　　が黒くなったんです。

裁判長：先ほど小関さんは、B663という薬を使うという話をあなた
　　　　にしたら、その特徴、要するに皮膚が黒くなる、色素沈着があ
　　　　るというようなことからあなたはそれを拒否するんじゃないか
　　　　と思ったというふうにおっしゃったんだけど、そんなことはな

　　　かったんですね。

山下：黒くなると、なり過ぎると家にも帰りづらくなるねという話は
　　　しました、冗談という、こう話をしながら。

裁判長：あなたはそれが体を治すのであれば投与してもらいたいとい
　　　うふうに思っていたということでいいですか。

山下：はい、そうです。

****

3　証人尋問

期日　2004 年 7 月 26 日　午後 1 時 30 分〜
東京地方裁判所　第 102 号法廷

傍聴メモ　村上絢子

　裁判が結審前のヤマ場ということもあり、法廷は原告の友人、支援者、
全生園自治会役員などでいっぱいになり、入りきれない人たちが交代で入
廷して傍聴するほどでした。

・原告側証人の和泉眞藏医師は、京大病院でハンセン病患者の外来と入
　院治療を経験しており、隔離政策批判の立場から「らい予防法違憲国
　家賠償請求訴訟」でも原告側の証人として、最初に法廷に立っていま
　す。国立ハンセン病療養所邑久光明園、同大島青松園、京都大学医学部
　皮膚病特別研究施設など国内のほか、インド、インドネシアなど海外で、
　37年間、ハンセン病の研究と診療にあたってきました。

・一方の被告国側証人、石井則久医師の経歴を見ると、横浜市立大学医
　学部皮膚科の在籍が長く、2002年に国立感染症研究所ハンセン病研究
　センターに着任しています。多磨全生園では、1年半ほど前から週1回診
　察していて、臨床経験に乏しいことが、原告側弁護士の尋問によって明
　らかになりました。

・この日の争点は前回と同様、1981年、最初に被告の小関正倫医師が、原

163

告を診察した時の診断とその後の治療に間違いがなかったかどうか、ということでした。反対尋問の後の「対質」では、証人2人が並び、裁判長から「この点について、どう考えますか?」と、尋問されたので、争点の相違部分がよくわかりました。

原告側証人・和泉眞藏医師の証言要旨

・全生園ではハンセン病について対症療法に終始したことが問題である。第1期の原告の症状は、再発によると考えられるが、再発か、らい反応か、さらにどんならい反応だったかをきちんと診断すべきであった。1981年に現れた原告の神経症状を「再発」と見抜けず、誤診したことから医療過誤が起こった。

・小関医師は、第2期当時、再発と境界反応が混在し、境界反応がダウングレーディング反応と証言したが、およそハンセン病の理解がないことを示している。1985年に顔面の神経痛と背中の痒みを訴えたとき、小関医師は老人性皮膚掻痒症と診断し、痒み止めを処方するだけだった。明らかに誤診。この間、一度も菌検査をしていない。

・第2期にらい菌が検出され、再発が確定した後に、神経症状をプレドニン（ステロイド剤）で落ち着かせた後に、抗ハンセン病薬を投与しようとした全生園の医師（とりわけ小関医師）の治療方針は100%間違っている。小関医師がダウングレーディング反応だと言っている時期にプレドニンを投与してDDS を減量したのは、医療行為ではない。第2期の全生園の対応の背景に日本のハンセン病医療の問題点がある。

・第3期に重症のL型患者にクロファジミンの単剤投与は、治療として誤りである。このような治療が10年以上にもわたって継続し、様々な症状が現れているにもかかわらず、誤った治療を続けたため、原告の症状を、取り返しがつかないほど悪化させてしまった。原告の治療期間は、ハンセン病に効果的な多剤併用療法が導入され、普及する時期と一致しているので、この方法を使えば、悪化は防げた。小関医師の診療は、医療行為

というより犯罪行為である。

・今回の事件は、日本の絶対隔離政策の中で、患者だけでなく、ハンセン病医学、医療が一般医療から隔離されているから起こったのである。「今日の治療指針」（資料編p415）は、療養所医療の参考とはならない。

被告国側証人・石井医師の証言要旨

・菌検査はできるだけすべきであったと思う。再発か否かの早期診断が必要だった。

・第1期の原告の症状は、現在考えると再発とした方がよかった。

・再発の診断が確定した場合には、治療方針が違うと思う。

・再発とらい反応が併存する場合もあり、現在では抗ハンセン病薬を投与することになっているが、当時は、抗ハンセン病薬の投与中止をすることが行われていた。

・第3期は、複数のハンセン病治療薬での治療が必要だった。

・カルテに記載されていないけれど、原告はおそらくL型だった。

・極めて重篤ならい反応以外は、通院で治療可能だった。

・現実的には日本の治療学は非常に遅れていた。

和泉証人と石井証人の対質での争点

・石井医師は、菌検査は陰性であったし、皮膚症状がなかったので、「反応」と判断したけれど、再発も考慮しながら「反応」であろうという形だった。再発だと分かった場合は、抗ハンセン病薬を投与する。しかし神経症状が出ているのだからステロイドは必要であるが、症状を見ながらステロイドをオフにして抗炎症剤に切り替える。

・和泉医師は、石井医師が何を言っているのか意味不明である。症状が出れば、何らかのことが起こっている。患者にとっては「再発」であった。1981年に現れた原告の神経症状を小関医師が「再発」と見抜けず、誤

診したことから医療過誤が起こった。1985年に顔面の神経痛と背中の
かゆみを訴えたとき、小関医師は老人性皮膚掻痒症と診断し、かゆみ止
めを処方するだけだった。この間一度も菌検査をしていない。治療が10
年以上にもわたり、様々な症状が現れているにもかかわらず、小関被告
はそれに気付くこともなく、誤った治療を続けたため、取り返しがつかな
いほど原告の病状を悪化させてしまった。原告の治療期間は、ハンセン
病に効果的な多剤併用療法が導入され、普及する時期と一致しているの
で、この方法を使えば、悪化は防げた。小関医師の診療は、医療行為と
いうより犯罪行為である。今回の事件は、日本の絶対隔離絶滅政策の中
で、患者だけでなくハンセン病医学、医療が一般医療から隔離されてい
るから起こった。

一方、石井医師は、

・現在の医療だったら、1981年当時の症状を見て、再発と分かるが、この
　当時は鑑別の仕方が違っており、診断には神経内科の医師も加わって
　おり、「境界群反応」と診断したのは間違ってはいない。菌検査は陰性
　で、皮膚の症状はなかった。症状が出て、万が一再発だとしても、ステロ
　イドが必要。

・多剤併用療法も、その有効性が各国で認められたのは、1980年代後半
　であり、1981年の時点では、世界的にもその有効性が確立されていると
　はいえない。

・主治医（小関医師）が治療しようとしても、原告はまじめに受けようとし
　なかった。

　しかし、症状が出ている顔面で菌検査をせずに免疫抑制剤を投与し、
10年以上も治療を受けたのに病状が悪化するばかりでは、その医師に
不信感を持つのは当然です。それでも、療養所では主治医制が厳しくて、
別の医師に診てもらうことは困難です。

　患者の病状を見ながら、薬剤の種類や量を増減せず、らい反応を恐れ
て、惰性で投薬する医師。患者の話など聞いてくれない医師。その一方で、

患者は医師を選べないし、セカンドオピニオンなどとうてい望めない医療体制に患者は組み込まれていました。

　尋問の最後のあたりで、石井証人がはからずも「カルテからは、患者と医師の信頼関係が見えてこない」と言いました。それもそのはずです。カルテにはほとんど何も書いていなかったのですから。

　「最後になにか言うことはありませんか？」と裁判長に言われ、和泉証人が石井証人に「あなたは、1981年の状態の原告を治せますか？」と質問しました。これに対し、石井証人は「それは分かりません」と答えました。和泉証人は「私だったら100%治せます」と断言したことに、経験豊富な臨床医の自負を感じました。

　今回の訴訟は社会から隔離された療養所の中で、人間扱いされなかった弱者が、ようやく声を上げ、患者不在の医療を告発したという点で歴史的な裁判と言えます。

　この裁判は10月に結審し、12月には判決が出ます。

＊＊＊＊＊＊＊＊＊＊＊＊＊＊＊＊＊＊＊＊＊

(1) 和泉眞藏・原告側証人の尋問

ア：主尋問
（ア）ハンセン病が免疫応答であること

内藤（原告代理人）: ハンセン病はらい菌によって末梢神経と皮膚が侵される慢性感染症と言いますけれども、その場合、らい菌そのものが皮膚や神経を損傷するんでしょうか。

和泉: そういうことはありません。

内藤: どういうふうにしてハンセン病は皮膚や神経を損傷するんでしょうか。

和泉: 菌そのものが損傷することではないんですけれども、菌に対する異常な免疫応答が起きるとそのメカニズムによって体が壊れ

　　　　ることがあります。

内藤：型によっても違うんでしょうか。

和泉：はい、免疫が低下している LL 型とそれから免疫が高い TT 型、
　　　中間にボーダーライン、境界型と言われるいろいろな型があり
　　　ます。

内藤：原告はどのような型に属するんでしょうか。

和泉：原告の場合は、臨床症状から見て LL 型だと思います。

内藤：今、原告の場合は LL だとおっしゃいましたけれども、LL の
　　　患者さんの場合に治療をしないで放置した場合はどういうこと
　　　になりますか。

和泉：免疫がありませんので菌が増殖して悪化します、重症化します。

内藤：らい反応というのはどういうような現象を言うのでしょうか。

和泉：らい反応というのは慢性の経過をとるハンセン病の途中で起き
　　　てくる急性の炎症症状を言います。

内藤：らい反応の中にはⅠ型ないし境界群反応と呼ばれるものとⅡ型
　　　ないし ENL、らい性結節性紅斑と呼ばれるものがあるとされ
　　　ていますけれども、まずⅡ型らい反応について説明していただ
　　　けるでしょうか。

和泉：Ⅱ型らい反応というのは、身体の中で増殖したらい菌に対する
　　　抗体それに補体という成分がくっ付いて免疫複合体というのが
　　　できて、それが引き起こす急性の炎症です。

内藤：Ⅰ型らい反応について説明していただけますか。

和泉：Ⅰ型らい反応というのは境界群の患者によく見られる現象で、
　　　細胞性免疫が上昇する方向と下降する方向、要するに免疫力の
　　　変化が起こります。そういう反応です。

内藤：今、Ⅰ型らい反応の場合には免疫の変動が起こるといわれまし
　　　たけれども、Ⅱ型反応が起きた場合にも同じような免疫変動が
　　　起こるんでしょうか。

和泉：起こりません。

（略）

（イ）ハンセン病の再発とらい反応について

内藤：小関証人は、前回の証言で原告の症状をらい反応と考えたけれ
　　　　ども、同時に再発の可能性も考えてプレドニンのほかに DDS
　　　　50mg に増量したと述べていますし、また石井証人は意見書の
　　　　中で、らい反応及び再発ないし再燃を念頭に PSL の投与及び
　　　　DDS 50 mg1 日を投与したのであり、これは妥当性があるとい
　　　　うような趣旨の意見を述べておられますけれども、この点はど
　　　　のように思われますでしょうか。

和泉：これはハンセン病の治療として 100% 間違っています。

内藤：その間違っている理由を簡単に説明していただけますか。

和泉：神経症状は同じでも I 型らい反応の場合は免疫を抑える治療を
　　　　しなければならない場合もありますけれども、再発であって菌
　　　　が増える場合には免疫抑制というのは禁忌です。こういうふう
　　　　にまったく治療法が違うものを同時にやるということは、効果
　　　　を相殺することになるのであってはならない治療です。

（略）

（ウ）第 1 期の症状とその原因の診断について

内藤：（診療経過一覧表を示す）1 ページの 1982 年 2 月から 2 ページ
　　　　の 1982 年 7 月ぐらいまでをちょっとざっと見ていただきたい
　　　　んですけれども、この前半の症状でどのような点に注目をされ
　　　　るでしょうか。

和泉：ここに出てくるのは末梢神経の刺激症状です。

内藤：今言われた末梢神経の刺激症状からどのような可能性が考えら
　　　　れますか。

和泉：一番可能性が高いのはやはり再発だと思います。

内藤：らい反応についてはいかがでしょうか。

和泉: らい反応の可能性もありますけれども、再発の可能性のほうが
　　　この症状からは高いと思います。

内藤: 今言われたらい反応というのはどういうらい反応になりますか。

和泉: Ⅰ型らい反応です。

内藤: 再発からい反応かを区別するために、特に再発について必要な
　　　診断なり検査方法としては何でしょうか。

和泉: 再発の場合は当然菌検査です。菌検査が陽性になれば再発とい
　　　うことははっきりします。

内藤: もし菌検査を行うとしたらどの部位から行うのでしょうか。

和泉: 当然症状のある部位です。それが皮疹があってもなくても同じ
　　　です。神経の症状があればそこから取ります。

内藤: その症状のある部位というのは具体的にはどこになるでしょう
　　　か。

和泉: 原告の場合は顔です。

内藤: 前回、小関証人は神経症状のみで皮疹がなかったから検査をし
　　　なかったというような趣旨を述べていますけれども、この点に
　　　ついてどのように思われますか。

和泉: これは私も法廷で聞いたんですけれども、自分の耳を疑うほど
　　　でした。皮疹がないところから菌を調べるというのは、菌検査
　　　というのは非常に鋭敏ですから当然専門医ならやることです。
　　　皮疹がなかったから菌検査をしなかったなんていうのはとんで
　　　もない話で、全く考えられないことです。

内藤: 原告がいわゆる LL なんですけれども、LL の場合の特徴から
　　　考えて今の点は問題があることがありますか。

和泉: LL 型の場合は、一見正常に見える皮膚からも菌が陽性になる
　　　ことがあるというのはハンセン病医学のイロハですから、どな
　　　たでも知っているはずです。それであるにもかかわらず皮疹が
　　　なければ菌検査をしないというのはハンセン病の専門医ではあ
　　　りません。

170

内藤：そうすると、皮膚症状がないから菌検査をしないというのは明らかに間違いということになりますか。

和泉：はい。

内藤：顔面などから菌検査をしていれば陽性だったとお思いですか。

和泉：はい、その確率は非常に高いと思います。

内藤：それはどういう点からそういうふうに思われるんですか。

和泉：後にその部分に皮疹が出てきて菌が陽性になっていますので、菌検査を早期にやっておれば出てきたはずです。

内藤：もしこの第1期の段階で菌陽性として再発の診断がなされていたら、原告は今のような障害になっていたとお考えですか。

和泉：非常に早期ですから後遺症なく治療できたはずです。」

　　　　　　（略）

（エ）第2期における小関医師の誤診について

内藤：（診療経過一覧表を示す）1986年4月1日のところを見ていただきたいんですが、それは背部の菌検査なんですが、そこから2プラスの結果が出ていますけれども、そうしますと老人性皮膚掻痒症の診断は誤診であったということになりますか。

和泉：明らかに誤診です。

内藤：証人は、意見書の中で菌検査を行わずにハンセン病を老人性紅皮症と誤診した例を述べておられますね。

和泉：はい。

内藤：小関医師は、陳述書でこの証人が述べたことを証人の勘違いというふうに否定していますけれども、これは勘違いなのでしょうか。

和泉：勘違いではありません。

内藤：どうして勘違いではないと言えるんですか。

和泉：私が多摩研究所で研究をしていたのは1988年から9年ほどですが、その間に診察を頼まれて診た患者というのは京大を除け

171

ば数人に過ぎません。個々の症例についてはすべて覚えています。しかも、この症例は警察病院で診察した症例ですけれども、唯一小関証人と1人の患者を、時間はずれますけれども一緒に診た症例です。

内藤：小関証人は菌検査もしないうちに老人性紅皮症だという診断をしたということですか。

和泉：はい。この症例は後で東大の神経内科で症例検討会をやったんですが、そのときに小関証人と一緒に呼ばれました。彼は最初にこれはハンセン病ではないというふうに言いました。私が塗抹菌検査で陽性ですと言うと彼はびっくりしたような顔をして診断を訂正しました。そういう症例は忘れません。

　　　　　（略）

（オ）第2期における全生園治療の問題点

内藤：第2期のことについてお伺いしたいんですけれども、原告に対する治療方針の問題について、被告の準備書面や小関医師の証言では、まず神経を障害するらい反応をプレドニンで鎮静化させて、プレドニンを離脱した段階で初めて化学療法を始める計画であったというような趣旨の証言をしていますけれども、このような治療方針について証人はどのように考えられますか。

和泉：原告には非常に気の毒ですが、この治療方針は100％間違っています。

内藤：その理由を述べていただきたいわけですけれども、被告はまずらい反応を抑えるべきだというふうに主張していますけれども、この点はどのように考えられますか。

和泉：Ⅰ型らい反応によって神経が破壊されるというのは免疫反応によるもの。それが暴走しないためにプレドニンで抑えるということが必要になって、それをやることがあります。これは免疫学的なメカニズムによる神経破壊です。

内藤：別の免疫学的なメカニズムによらない神経破壊というのはあるんでしょうか。

和泉：らい菌は神経の中に入りますから、神経の中で増殖をしてそこで病巣を作って神経麻痺を起こすことがあります。これがもう一つのメカニズムです。

内藤：それはどういうような型のハンセン病になるんでしょうか。

和泉：通常はL型です。Bでも一部起こることがあります。

内藤：そうしますと、ハンセン病による神経障害にはらい反応に伴って免疫学的なもので起こるものと、神経内の病巣でらい菌が増殖して起こるもの二つがあるということになりましょうか。

和泉：そうです。

内藤：その両者の関係というのはどういう関係になるんでしょうか。

和泉：これはトレードオフの関係にありまして、らい反応を抑えようとしてプレドニンを使いますとらい菌が増殖をして病巣が大きくなります。逆にらい菌のほうを抑えようとしますと、ときにはらい反応が強くなることがあります。両方が同時に高まるということはありませんのでトレードオフの関係にあり、それをバランスをとりながら治療をするというのがハンセン病の治療法です。

内藤：最終的にはらい菌をなくすというのが最終的な治療になりますか。

和泉：そうです。

内藤：らい反応のみに力点を置くというのは好ましくないということになりましょうか。

和泉：はい。らい反応のほうだけに力点を置いて治療をしようとしますと神経の中で病巣が大きくなって、原告のように神経症状が強くなって初期の神経を防ごうという目的が達成できなくなります。

　　　　（略）

（カ）　第2期における当時の日本のハンセン病医療についての小関医師の弁明について

内藤：しかし、前回、小関医師は、現在だったら原告に言ったような措置はとらなかったけれども、その当時は日本ではらい反応が起きたときには化学療法を中止するんだという趣旨を述べていますけれども、これはそうなんでしょうか。

和泉：日本の患者の場合は目の症状あるいは神経痛などの症状が強いですから、DDSの単剤療法の時代にはしばしばらい反応のときに減量ないしは中止するということをしていました。

内藤：それが変わったきっかけというのは何だとお考えですか。

和泉：これはクロファジミンとかリファンピシンとかという新しい薬が出てきて、らい反応の強さが従来ほど強くなくなったからです。

内藤：それはいつ頃からでしょうか。

和泉：だいたい70年代の後半から80年代の初めにかけてだと思います。

内藤：そうすると、本件の当時はそのようなことはある程度分かっていたということになりますか。

和泉：はい、既に学会の発表などもありまして、当然日本のハンセン病専門医は知っていなきゃいけないことです。

　　　　　　　　　（略）

（キ）　第2期はダウングレーディング反応だとの小関医師の証言について

内藤：（診療経過一覧表を示す）1986年4月1日に境界反応という記載があるんですが、前回、小関証人は並里証人との対質の中でそれはダウングレーディング反応だったという趣旨の証言をしましたけれども、これはお聞きになりましたか。

和泉：はい。

内藤：これがダウングレーディング反応であるとすると、その際どう

いうふうな治療をすべきですか。

和泉：何をさておいても強力な抗菌剤を使って菌をたたかなければなりません。

内藤：それはどうしてでしょうか。

和泉：ダウングレーディング反応が免疫が‐（マイナス）方向に向かっているので、そこにさらにそれを加速するようなプレドニンンを使うのは禁忌ですし、菌が増えているので早く抑えないと神経麻痺が進みますから急ぐ必要があります。

内藤：このときにプレドニンを投与してさらにDDSを減量したというのは間違いということになりますか。

和泉：はい、これは医療行為ではありません。

内藤：さらに1986年10月の診察の際には、菌検査が3プラスになっているのにプレドニンの投与する一方でDDSの投与をやめてしまいましたけれども、この点はいかがでしょうか。

和泉：ここまでひどい治療をしますと、これは医療行為を通り越して犯罪行為だと思います。

（ク）「今日の治療指針」について（資料編 p415）

内藤：「今日の治療指針」というのはどのような本でしょうか。

和泉：一般の臨床医に対して、私はこういう治療をしているというような経験を述べるものです。

内藤：ハンセン病にわりあてられているのはどれぐらいでしょうか。

和泉：たくさん病気をカバーしていますので、ハンセン病に割り当てられているのは半ページないし長くても4分の3です。

内藤：：証人自身も書かれたことがあるんですか。

和泉：あります。

内藤：1980年代、この事件が問題になった頃に日本語のハンセン病に関する標準的な教科書というのはあったんでしょうか。

和泉：まだ発行されておりません。

内藤：そうすると、当時、ハンセン病の専門医といわれる人はどのよ
　　　うにして知識を吸収していたのですか。

和泉：まず最新の論文を読むこと、あるいは総説を読んだりしますし、
　　　それから外国で発行されている教科書を参考にして最新の知識
　　　を取り入れて治療方針を決めます。

内藤：もし新しい知識を仕入れないとすると、大変治療として問題が
　　　生ずるということになるでしょうか。

和泉：はい、学問から立ち遅れますし、古い治療をやることになります。
　　　被告療養所の医師団を見ているとそのことがよく分かります。

　　　　　　　　（略）

（ケ）第3期のクロファジミン投与について

内藤：第3期についてですけれども、つまり1990年8月に入室して
　　　クロファジミンの単剤投与をした後の被告療養所の治療につい
　　　て、証人はどう考えられますか。

和泉：原告のような重症のL型の患者、しかも菌6プラス、形態指
　　　数30という最悪の状態のときにクロファジミンの単剤投与と
　　　いうのは禁忌です。その一言に尽きます。

内藤：不適当ということですね。

和泉：不適当です。

　　　　　　　　（略）

（コ）第1期から再発であり、全生園の医療体制の問題

内藤：原告に対する被告療養所の診察の問題点をわかりやすくまとめ
　　　ていただけるでしょうか。

和泉：この医療過誤事件というのは第1期のところで再発かⅠ型らい
　　　反応かという診断を付けなかったところから全てが始まってい
　　　ます。その後、カルテをだいぶ調べたんですけれども、Ⅰ型ら
　　　い反応であることを積極的に承継するような記載はカルテには

ありません。そういうことから言うと、この原告の場合は初め
からL型の再発で、最後までL型の再発だったということです。

内藤：診察したのは小関医師だけではなかったわけですよね。この点
についてどう思われますか。

和泉：神経内科の岩田医師を初めとして複数の医師が集団でこの患者
を診ています。それでこれだけの間違いが起きたわけですから、
これは被告療養所の医療体制そのものの問題だと思います。

（サ）全生園の医療についての印象

内藤：1980年代というWHOのMDTが出たり化学療法が大きく変
わった時代ですけれども、こうした時代になぜこのような医療
行為が行われていたというふうに考えられますか。

和泉：これは実を言うと最初に原告のカルテを見せられたときに何で
こんな治療を行われたというのが本当に分かりませんでした。
後に小関陳述書が出てきました。それを見て初めて、ああ、そ
ういうことかというのが分かりました。それは何かと言うと、
小関医師ないしは被告療養所の医師は症状に対してだけ対応す
ればそれで正しいんだというふうに述べているのに、なるほど
こういう対症療法だけしかやらないのか。それなら間違いは起
きるというふうに思いました。

（略）

内藤：最後に何か裁判所に述べられるようなことはありますか。

和泉：この被告療養所における治療というのは医学の基本から踏み外
してますし、世界のハンセン病が非常に治るような時代に起き
た極めて異常な事態です。なぜそういう事態が生じたのか、こ
れは長年日本が絶対隔離政策をやったそういう中で療養所が孤
立して、勉強もしなくなるし異常な事態をだれも訂正しなくな
るというふうな中で起きた事件です。したがって、これは非常
に根が深いものですし、先日の熊本判決にもありましたように

国の絶対隔離政策に対しても断罪が行われていますし、それは
同時に日本のハンセン病の専門家に対する断罪にもなっていま
す。この判決が確立しているわけですから、被告療養所の専門
家もあるいは国のほうもこういう絶対隔離政策の中で起きた事
件に関しては、贖罪の意味で真摯に訴えを認めてほしいと思い
ます。一方、振り返って原告のことを考えてみますと、これか
ら先20数年間非常にひどい後遺症に悩まされながら生きてい
くことになります。これは普通の治療をやっていれば後遺症な
く治ったような患者さんです。それがこういう状態になったと
いうことに関して、被告療養所の医師は医師としての良心を取
り戻してほしいと思いますし、国民の健康を守る国のほうの行
政官はやはり行政官としての良心を取り戻してほしいと思いま
す。そうでないと原告があまりにもかわいそうすぎます。

イ：反対尋問

（ア）第1期の診断と治療のあり方について

白石（被告指定代理人）：らい反応か再発かで根本的に治療方針が異
なるという点なんですけれども、先程の証言を聞いているとこ
の原告が第1期において再発であるとそういうふうな診断をし
た場合には、プレドニンは投与してはいけないというように聞
こえたんですけれども、そういう趣旨と理解してよろしいで
しょうか。

和泉：菌が増えて感染症であるハンセン病が再発したときに、免疫抑
制剤を使うという治療はありません。

白石：神経症状に対してはどうなんでしょうか。神経症状が出ていま
すよね、第1期で。

和泉：石井証人の並べ方というのは私には分からないんですけれども、
ハンセン病と神経症状を並べて考えるのかです。ハンセン病が
原因で神経症状が出てと言うんだったら、ハンセン病を治さな

いと神経症状止まらないじゃないですか。

白石：第1期は再発だと診断したらプレドニンはもう投与できないと、そういうことでよろしいんですか。

和泉：はい、そのとおりです。

　　　　　（略）

（イ）再発とらい反応が並行して存在する場合の抗ハンセン病薬投与方針となった時期

白石：（「甲B第6号証［意見書（作成和泉眞藏）］の10ページを示す（P71）」）「わが国においても、らい反応を起こした患者の治療は、ハンセン病に対する化学療法を基本におき、らい反応に対する処置はそれと並行して行うのが唯一正しい治療方針です。」というのは、これはいつ頃からのお話なんでしょうか。

和泉：これは70年代からずっとそうだと思います。

白石：70年代後半から80年代初めにかけて、すべての日本のハンセン病の専門医がそういう考えに変わったわけではないけれども、それが70年代後半から正しかったということですか。

和泉：ハンセン病、神経症状を伴ったあるいはらい反応を伴ったハンセン病の治療については、基本的にはハンセン病によってらい反応が起きるということが基本的にありますので、できるだけハンセン病そのものを治さなければいけないという考え方はすべてのハンセン病の専門医にあったんです。ですけれども、実際の症状が非常に強かったり患者さんの訴えとかそういうことの上で、場合によってはそのハンセン病薬を減らす、あるいは中止しなければならない場合もあると。でも、その基本的な考え方は一緒ですから、切ったとしてもできるだけ早く再開をしましょうというような点ではもう70年代からの考え方というのは一致していると思います。

　　　　　（略）

(2) 石井則久・被告国側証人の尋問

ア：主尋問

(ア) 第1期は再発だったのか

西村（被告指定代理人）：この 1982 年前後等の第 1 期における原告の症状は再発にあたるのでしょうか。

石井：今現在考えると再発としたほうがいいと思います。これは先程和泉証人もおっしゃってました。ただし、これが 1982 年当時ですとこの再発あるいはらい反応の鑑別の仕方が少し違っていたようなので、この当時であればらい反応という診断も間違いではないと思います。

　　　　　　　　（略）

(イ) 第1期の診断に関する並里証人の証言について

西村：前回の期日の並里証人の証言におきまして、神経の圧痛がない場合についてはらい反応の程度が軽いというような証言をされているんですが、この点について証人は何か。

石井：これについては、私、ちょっとよく分からなかったものでこの岩田教授にお聞きしたところ、そういう形で神経症状がないかららい反応ではない、神経症状があるかららい反応、そういうような単純なものではないというお答えをいただきました。

(ウ) 第2期における抗ハンセン病薬（DDS）投与の中止についての意見

西村：（診療経過一覧表を示す）1986 年 10 月 17 日に DDS の投与を被告療養所は中止しているようですが、この DDS の中止についてはどのように考えられますか。

石井：これは 1986 年ですか、この頃ですと神経症状が出ているときにはそのハンセン病に対する治療法を中止するあるいはそのま

ま続行するあるいは治療を少し弱めると、そういうようないろいろな考え方がありましたので、そういう意味で言いますとこのときのDDSをおやめになったんですか、それに関しては一定の根拠があったと思います。

　　　（略）

（エ）第2期における治療のあり方について

西村：（乙B第42号証［意見書（作成者石井則久）］の10ページ（ウ）（資料編 p388）を示す）第2期のその後の診療の経過につきましてこの部分にステロイドが5mgとなって63年1月には菌指数5プラスであり、ハンセン病の治療を開始しないと悪化する、そのようなご意見ですね。

石井：はい、そのとおりです。

西村：この当時におきましてはハンセン病の治療としてはどのような治療が考えられたでしょうか。

石井：ハンセン病の治療はちょうど80年代に入りますと、先程和泉先生もおっしゃいましたけれど70年代の後半頃からやはり耐性菌の問題が出てきました。いわゆるリファンピシンもそうですしDDSはもちろんですけれども、そういうことで80年代の前半ですと一つの方法としてはDDSが今まであまり大量に出てませんでしたから、DDS 100mg いわゆるフルドースですね、日本人の場合。そうすると治療効果がある。ですけれども、2剤を重ねる、いわゆるDDSとリファンピシンあるいはDDSとクロファジミンという方法もあると。というようなのが多分80年代の前半かと思います。この80年代の後半ぐらいの話ですから、この頃になりますとDDS単剤での100mgというのはあまり、やっていた方もいらっしゃると思いますけれどほとんどそういうのでなくて、やはり2剤あるいは3剤ということで、いわゆる複数の薬剤で治療してそれによって耐性菌を出さな

い、あるいは耐性菌があってもかろうじて治療ができると、そういうような時代だったと思います。

西村：この 1988 年 1 月頃の段階で療養所がハンセン病の治療を開始しなかったことについて、証人から何か判断できる点や推察できる点はございますか。

石井：カルテ及び陳述書あるいはこの前の証言などをお聞きしますと、一つとしては主治医のほうが多分この 1 月頃に治療をしましょうということを言っているし、あとこれはさらに平成まで続くんですかね、平成になりますと金先生が治療しましょうというような話があったと。ということで主治医側のほうとしては恐らく 1988 年ぐらいですかね、その頃には治療をしようとしていたのが読み取れます。患者さんの側としては、ちょっと外泊が多いのでこれをどう解釈するかだと思います。ということで、主治医側としてはハンセン病の治療を開始すると。ちょうどステロイドがだいたい 5mg に落ち着いてきましたから、それに対して患者さんのほうは外泊が多くてなかなか治療ができないというふうな感じかなと思いました。それとあと前回の患者さんの証言を聞いていますと、主治医を例えば金先生を知らないとかということでどうもなかなか話が噛み合わなかったような気がしましたので、その辺でちょっと治療ができなかったのかもしれません。

（略）

（オ）第 3 期の B663（クロファジミン）投与について

西村：第 3 期におきまして療養所が B663 を投与した期間についてはどのように考えられますか。

石井：多分私の意見書にも書いたと思うんですけれども、やはりこれ 1990 年ですね。もうこれは単剤の時代ではありませんのでやはり複数のハンセン病に対する治療薬での治療が必要だと思い

ます。ですから、多少の数ヶ月あるいは半年ぐらいまで大目に
見て、半年ぐらいまで B663 の単剤これはある程度やられてい
たということを聞いております。これはいいと思います。その
後に関してはやはり単剤ではちょっとまずいと思います。

　　　（略）

（カ）　ハンセン病治療について本件当時と今とは異なる

西村：先ほど並里医師の治療も含めて証言をいただいたのですが、ハ
　　　ンセン病の治療に関しまして特に留意すべき特徴とか特色とか
　　　か、そのような何か特徴点と言えるようなものはございますか。

石井：これはやはり時代によって違ってきます。今現在ですとやはり
　　　早期診断、早期治療そして多剤併用療法、そして十分量のステ
　　　ロイドあるいはサリドマイドで神経症状を治めてかつ菌を減ら
　　　すと。これは今現在は正しいんです。それで現在は正しいと思
　　　います。1980 年代からこの争われている 92、3 年ぐらいまで
　　　の間、これは正しいかどうか、というのはやはり医学の進歩が
　　　ありますので、その進歩にどの辺を基準にしてこの方について
　　　お話ししたらいいか、私としても非常に迷ったところでありま
　　　すし、これ世界の流れ、先ほど和泉先生おっしゃいました世界
　　　の流れと日本の流れと、これは確かにあります。そのときに
　　　やっぱり世界の流れをいかに日本の療養所にいた先生方あるい
　　　はもちろん皮膚科の医者が吸収して、かつ日本の治療法がどの
　　　くらい優位なものであるかというその辺の比較、検討というの
　　　は本来すべきところでありましたけれども、現実的にはやはり
　　　日本における治療学というのはハンセン病に関しては非常に遅
　　　れておった。これは新しい患者が少ないために集団として治療
　　　の検討ができない。もう既に別の治療を終わっている人たちを
　　　また新しい治験に組み込まなければいけないとそういうことが
　　　ありまして、本当に治療学というのは非常に進まなかったとい

うことで、入所者たちそしてあと、もちろん療養所にいなかった人たちもそうですけれども、やはり治療というのに対してやはりハンセン病にかかわった先生方がやはりもっと真剣になって個々の症例だけじゃなくてマスとしてやって、そしてそれを個々に戻していく、そういうような作業が本当はあるべきだったと思うんですけどなかったと。結局診断基準あるいは治療指針というのができたのが1997年、そこまでなったんですね。もちろんその間にいろいろな方たちがいろいろな治療法ということをやってましたけど、それがちゃんとパブリッシュされたちゃんとした形となったのは1997年、そこまで遅れてしまったんですね。やはりこの遅れというのは非常に、私もそうですしハンセン病にかかわった医療関係者反省しなきゃいけないと思ってます。

　　　（略）

イ：反対尋問

（ア）第1期は今から見れば再発であったと考えられる

内藤（原告代理人）：（診療経過一覧表を示す）証人は、1982年2月17日とか2月20日当時の原告に出た症状について、現在から見れば再発であったと証言されましたがそのとおりですか。

石井：はい。

内藤：意見書によると、第1期についても再発であるか、らい反応によるかによって治療法は違うんだというふうに書かれておりますけれども、それはそのとおりですね。

石井：そうです、はい。

内藤：再発であるか、らい反応であるかの鑑別にはできるだけ努力をしなければならないということになりますね。

石井：はい。

内藤：ハンセン病の場合、新発患者であれ再発患者であれ、ハンセン病が活動性であるという疑いがある場合には、早期に診断をし

て早期に治療しなければならないということは間違いありませ
んね。

石井：そうですね、はい。

内藤：再発の場合にも症状や検査所見から診断を進めるとこういうこ
とになりますよね。

石井：そうですね。

内藤：(診療経過一覧表を示す)1982年3月20日に「顔中心部の無感覚、
無痛部にムズムズ感がある。」とありますね。

石井：はい。

内藤：6月30日の欄に、「鼻の両側がムズムズする。上口唇にピリピリ」
というような記載がありますけれども、これらは再発を疑う症
状ではないんですか。

石井：分かりません。

内藤：だけど、原告はハンセン病にかかったことがありましたね、こ
の当時ね。

石井：かかった、過去形で言うのか……。

内藤：1980年当時、既に世界的な再発の危険性、一度おさまった症
状がまた出てくることがあるんだと言われていたことは間違い
ないんですね。

石井：そうですね、はい。

内藤：そうだとすれば、原告にハンセン病を疑う症状が出現した場合に
は再発か否かの早期診断が必要であるということもいいですね。

石井：そうです。

内藤：原告がLLないしBLであるということもいいですね。

石井：この当時ですと、あまりカルテに記載されてないんですけれど
も、多分Lという形で書いてありますけれども、おっしゃる
ように恐らくBL、LLだろうと思われます。

（イ）菌検査をできるだけすべきことについて

内藤:（乙B第2号証［医学文献（写）（らい医学の手引き）］の23ペー
　　　ジを示す）右側の真ん中より下に、「しかし、その場合でも」
　　　と書いてあるところがありますね。

石井: はい、ありました。

内藤:「しかし、その場合でもらいの診断を決定的なものとするため
　　　に菌の検出にできるだけの手段を取らなくてはならず、皮疹や
　　　知覚脱失部の皮膚面、特に可能であれば、表在部の知覚末梢神
　　　経枝の一部を摘出して菌検出に努力する必要もある」と書いて
　　　ありますね。

石井: はい。

内藤: 先程の顔の中心部の無感覚部にむずむず感とありましたけれど
　　　も、これ今の知覚脱失部などにあたるのではありませんか。

石井: その可能性があります。

内藤: 小関医師ら全生園の医師は知覚麻痺や蟻走感のある場所につい
　　　て菌検査を実施していないのではありませんか。

石井: 多分してないと思います。

　　　　　　　　（略）

（ウ）再発の場合には、治療法が異なるということ

内藤: 第1期の治療ですけれども、最初に聞きましたけれども、現在
　　　では再発だと。再発の場合には治療が違っているんだというこ
　　　とでよろしいですか。

石井: はい。

　　　　　　　　（略）

（エ）第2期の菌検査の指数の増加と治療方法に変化がないことについ
ての意見

内藤: 1987年12月18日は5mgまで減ってますね。

石井: はい。

内藤：1988 年 1 月 21 日には菌指数が 5 プラスになっていますね。

石井：はい。

内藤：（乙 A 第 2 号証［入院診療録（写）］の 124 ページを示す）この間、相当療養所にいますよね。

石井：1988 年 4 月 2 日から 9 日、そして 13 日から 27 日まで。

内藤：連休の休みがあるようですけれども、4 月頃から相当いますよね。

石井：はい。相当というのはまあ、いらっしゃいます、はい。

内藤：この 4 月から 5 月の間に DDS の投与を開始する様子が見えないんですけれども、どうしてだと思いますか。本当に治療を開始するつもりはあったんでしょうかね。

石井：……。

内藤：何かその前後に入院が必要だとか何とか述べたということありますか。

石井：1988 年 4 月ですね……。

内藤：1 月に何か一言ぐらいあるみたいですけど、その間ずっとないですよね。

石井：「様子を見ていずれ治らい薬を始めましょう。」っていうのが 1 月頃あります。

内藤：それ以後ありますか。

石井：「もう少し貴方が長期継続入室が可能になったら、ハンセン病の治療を。」と 3 にあります。

内藤：それじゃ、先程の 4、5 月ごろで。

石井：4、5 月頃ですと、「プレドニンを服用していなかったと話す。」「外出、外泊だったので服用のタイミングをはずした。」ということが書いてありますけれども。カルテのサマリでは大体そういう形で書いております。

　　　　（略）

（3）対質　和泉眞藏証人と石井則久証人

（ア）第1期に再発した可能性について

裁判長：（石井証人に対し）小関さんの証言を2人とも聞いておられ
たということなんですが、どうも小関さんの考え方では原告の
1982年当時の状態は再発というふうには判断できないけれど
も、別な考え方によればひょっとしたら再発という判断はある
かもしれないということで再発の可能性も考えて治療したんだ
とおっしゃっていましたよね。あのおっしゃっていることの内
容は石井さん、理解できましたか。

石井：この方の場合は菌検査陰性でした。あとは皮膚の症状はなかっ
たですね。要するに神経症状しかないということで反応だとと
らえたんだと思います。ですけれども、この方はもう歴史が長
いですから、9歳のとき発症して15歳から治療がスタートし
ていますから、経過が長いですからこのとき40歳ぐらいです
か。ですから、そういう意味でそういう方に関しては再発とい
うのはいつも注意していかなきゃいけないと、そういうのが
あったと思います。ですから、再発も考慮しながら反応であろ
うという形と思います。

（略）

裁判長：そうすると、菌検査がマイナスであったとしても再発の可能
性は考えておく、そういうことであったということですか。

石井：はい。

裁判長：（和泉証人に対し）和泉さんは、小関さんの供述を聞いていて、
要するに自分たちの考え方では再発ではないんだけれども、別
の考え方をすれば再発かもしれないんで再発の考えで治療した
んだとこうおっしゃったんですけれども、その二つの考え方が
あると前提にそういう証言だったんですが、あなたはそれにつ
いてはどういうふうに理解されましたか。

和泉：ほとんど分かりませんでした、何のことか。

裁判長：その二つの考え方があるという理解自体も、あなたとしては
　　　　　よく分からないですか。

和泉：臨床的に菌が出るか出ないかということで再発かどうかを診断
　　　　するというようなことは変な話で、要するに患者にとっては病
　　　　状が大切ですから症状が出てくればやはり何らかのことが起き
　　　　ているわけですね。それを再発と、らい反応じゃなくても再発
　　　　という、その再発の中身が問題です。とにかくこの場合は再発
　　　　だと思いますが。

裁判長：お2人とも再発なのかどうかということを判断することは治
　　　　　療にとって大事だという証言を2人ともされている。それはい
　　　　　いですね、お2人とも異ならない。

和泉：そうです。

裁判長：（石井証人に対し）和泉さんについては非常に明快なんで、
　　　　　その再発だというふうに分かればもうプレドニンの投与は中止
　　　　　する。その上で抗ハンセン病剤を投与する。これがもう再発だ
　　　　　と分かった場合の処置だと。これ極めて、明快なんですが、石
　　　　　井さんの場合は再発だと分かった場合にはどういうことになり
　　　　　ますか。

石井：抗ハンセン病薬を投与します。ただし、この方に関しては万が
　　　　一再発だとした場合神経症が出てますから、これはステロイド
　　　　が必要だと。

裁判長：そうすると、再発だというふうに分かったとしてもプレドニ
　　　　　ンの投与はするということですか。

石井：はい。

裁判長：それは神経症状が治まるまでするんですか、それともどの期
　　　　　間するということですか。

石井：それは症状を見てみないと分かりませんけれども、ある程度に
　　　　なってきたらステロイドがオフになって、そのかわりほかの抗
　　　　炎症剤とかそういうのに切り換えることも可能ですから、やっ

189

ぱり症状を見ながらです。

裁判長：ここも、ずっと小関さんに聞いていてよく分からなかった
　　　　んだけれども、プレドニンを投与しても症状が良くならない場合
　　　　は、結局抗ハンセン病剤は使えないということになるんですか。

石井：いや、その量によると思います。先程和泉先生おっしゃったよ
　　　　うにある程度の量になってステロイド投与して、効かなければ
　　　　やっぱりハンセン病そのものだろうということでステロイドは
　　　　もういらないだろうということで切っていくと。

裁判長：効かなければもうステロイドは切るということですか。

石井：そうですね。

裁判長：仮にその症状がおさまらなくても切るということですか。

石井：やはりこれを先程和泉先生がおっしゃいましたように、大体数
　　　　週間程度必要でしょうと、それまでには。

　　　　　　　（略）

（イ）　神経症状があれば、再発でも抗ハンセン病薬の投与を中止するとい
　う、小関医師の前の担当医である佐奈田医師の考え方について

裁判長：（和泉証人に対し）佐奈田さんのこの考え方、基本的には佐
　　　　奈田さんはこういう考え方で治療をされ、小関さんもやはり同
　　　　じような考え方をもって本件の治療にあたられたというふうに
　　　　思うんですが、問題はこの考え方がいいかどうかは別にして、
　　　　当時の治療にあたっている人たちの理解としてこういう理解が
　　　　されていておかしくなかったのかどうかということについて、
　　　　それは、和泉さん、どうですか。

和泉：ここでらい反応という言葉を使われているだけで、何型かとい
　　　　うのが分からないのでちょっと評価のしようがないんですね。
　　　　これはちょっと皆さんに思い出してほしいから言うんですけれ
　　　　ども、Ⅰ型らい反応というのは目の障害は基本的にはありませ
　　　　んので、目を守るためにⅠ型らい反応を抑えるという被告療養

所の医師の考え方というのは成り立たないですね。ですけれども、Ⅱ型らい反応であれば目の虹彩毛様体炎が起こるというのはかなり広範にありますから、その時には重要な目という問題は考えなきゃいけないと。ですから、左奈田さんの意見というのはらい反応が特定してないので評価が非常に難しいと思います。

裁判長：先程、Ⅰ型のらい反応であろうとⅡ型のらい反応であろうと強い場合はいずれにしてもステロイドを投与して炎症を抑えるということがいるんだと石井さんはおっしゃっているわけです。その場合に例え再発であったとしても抗ハンセン病剤を投与するとともに、らい反応を抑えるような例えばそれがステロイドでプレドニンであればプレドニンを並行して投与するということがいるんだというふうなことをおっしゃっていたと思うんですね。それについてはどうですか。

和泉：神経症状が出たら投与するという意味ですか。

裁判長：（石井証人に対し）石井さんどうぞ。

石井：そうですね、はい。要するに神経症状、Ⅰ型の場合、すぐドロップハンド、1日でこうやって落ちたりするとかいろいろなものありますから、いずれも神経症状、目の症状もあるんです。

裁判長：（和泉証人に対し）ということなんです。どうですか。

和泉：再発で神経症状が悪くなるということがあるわけですから、神経症状が出たらすべてステロイドを使うという考え方は基本的に間違っています。

裁判長：神経症状が出たら、和泉さんはステロイドの投与はやめるべきだという考えですか。

和泉：やめるべきだという……今まで使っているんだったらできるだけ早く減量して切るということ、それから今まで投与してないんだったらやらないということだと思いますが。

裁判長：和泉さんの考え方は、再発であればプレドニンを投与すると

191

いうのはおかしいと。再発であればそれはやめるべきだということでよろしいんですね。

和泉：そうです。ハンセン病自身が再発して神経症状を伴うなんていうことはしょっちゅうあるわけで。というのはハンセン病そのものが末梢神経と皮膚の病気だといっているわけですから、末梢神経の中の病気というのはあるわけですね、どんな場合でも。ですから、そこで菌が増えて再発してきたんであれば、抗菌剤を使うべきでプレドニンを使うという理由は、症状があるからといって許されるものじゃありませんよ。

　　　　（略）

（ウ）神経症状がある場合の当時の考え方について

裁判長：（石井証人に対し）どうぞ、石井さん、何かあるなら。

石井：今現在の考えではなく、その80年代の考えでいきますと、そのとき菌が増えます。そのとき菌が壊れます、必ず。壊れることによって個々に抗原が出てきますからⅡ型反応も出やすくなります。かつ、この増えることによって炎症が起こっているということですから、その両方、Ⅱ型反応の予防かつ炎症を止めるという意味でステロイドを使われたと。そういうのが1980年代だと考えています。

裁判長：（和泉証人に対し）どうぞ、和泉証人。

和泉：それは全然違います。菌が壊れるからそこで免疫反応が起きるから、それを守るためにステロイドを使うと言いますけれど、治療法がなかった昔でも神経が麻痺した患者というのは非常にたくさんいたわけですよ。これはどんどん菌が増えたからなんですね。それから、突然神経麻痺がきて手がだめになるとかそういうこと起きるっていいますけど、らい菌というのはそんなに急に、昨日明日増えたりしませんからゆっくり増えていきますから、再発によって起きてくる麻痺というのはゆっくり進む

わけです。それでらい反応のときだけ突然くるんですね。私も
そういう症例知っています、経験がありますけれども。だから
そういうときにはステロイドを使うのはいいんですけれども、
ゆっくり進行していく神経症状に対して免疫を抑えてどうやっ
てらい菌を抑えるんですか。そんな治療というのはないですよ。

　　　　（略）

（エ）　プレドニンの投与量

裁判長：（和泉証人に対し）どうぞ、和泉証人。

和泉：それは違いますよ。プレドニンを30mg使うなんていうのは
80年代にもちろん、私たちもやってましたしどこでも普通に
やっていた治療ですよ。ですから、必要な場合にその30mgを
大体日本人の場合だったらマキシマムで使うと。できるだけ早
く減らしましょうということです。その当時はもう既に、70
年代の前半からずっとリファンピシンという非常にいい薬が出
てましたし、場合によってはクロファジミンを併用するという
ことも可能でしたから。当然そういう薬を入れて菌の増殖を抑
えて、そして神経症状を止めるというのが。で、もう一つだけ
ちょっと付け加えさせてもらいますと、石井先生は免疫の専門
家ですからハンセン病の免疫については非常に詳しいはずです
よね。実は石井さんの2代上の生体防御部長が私ですから、免
疫については日本の中でもハンセン病の免疫について一番知っ
ておかなきゃいけない人です。そういう人が、らい菌が増えて
神経症状が出てきたものに対してステロイドで抑えましょうな
んていうそういう治療を提案するというのは考えられません
し、80年代の初めといったらそんな状態じゃなくて、もう既
にリファンピシンとかほかの薬が使えてて、使った結果らい反
応がDDSの単剤に比べてはるかに弱いということも分かって
いたわけですから。少なくともそれを使ってみて、それで症状

が悪くなればそこですぐ止めることできるわけですし、良くなればそれもう続けられるわけです。ですから、その段階で実際使わないでDDSをやったりやめたり、プレドニンを使うなんていうそんなのは80年代だってあり得ないですよ。

　　　　（略）

（オ）　WHOのMDT（多剤併用療法）について

裁判長：（石井証人に対し）何かありますか。

石井：その時代的な背景というのが一つ問題になると思うんですけれども、81年、実際に82年にペーパーが出ました、WHOがMDTという形で月1回の600mgのリファンピシンって出まして、これはあくまでもそういう発展途上国で月1回ぐらいしか外来に来れない人用に作ったレジメンであって、そのときにらい反応も予防するという意味でそのときB663も300mgどっとやるんですね。ですから、その600mg月1回投与というのは日本でコンセンサスが得られたかというとそれはちょっとおかしいと思います。やはりもう90年代ぐらいになったところでWHOのデータが出てきたところで、これ安心だ、非常に安上がりだ、そして効果があると、そういう形で認められたと思います。そしてあと、80年代のリファンピシンの使い方にも、やはり時代的にはやはりまだ恐ろしいというのが半分あるし、やはりこれは効果があるというそういう形で微妙な立場にあったと思うんです。ですから、それだからって使わないというかどうかというのは微妙なところありますけれども、あの当時ですと先程文献読んだりしますとやはりリファンピシンよりB663のほうがやはり安心感があると。色が付くというのがありますけれども。そういう急激な変化というのがないだろうという、そういう感じがありました。ですけど、85年とかそのくらいになってくるとだんだんリファンピシンがやはり結果的

にもかなり使われていましたんで、だんだん使い方も分かって
きたんでだんだんその辺からはリファンピシンというのが非常
に使いやすくなってきたと思います。

裁判長：（和泉証人に対し）どうぞ。

和泉：1点だけ言っておきますけれども、今、石井証人が微妙なって
言いましたけれども、原告の症状というのは菌が5プラス、6
プラスになるぐらい非常に重症化しているわけですよ。微妙な
んていうことを言っておられるような状態じゃなかったじゃな
いですか。そのときに何でベストの治療をしなかったのか、そ
れが医療過誤だと言っているわけです。微妙な問題で考えて、
学問的にどうかな、もっと待ちましょうかってそんなことは原
告に言える状態じゃなかったということだけ申し上げておきま
す。

裁判長：（石井証人に対し）その状態になるときには意見はあるいは
あまり変わらないかもしれないですかね。

石井：あとは私のほうにも書いてあるんですが、やはり患者さんと医
師との信頼関係、これはやはり一番の問題だと思ってしまいま
す。その辺があまり信頼関係があったというふうに見えてこな
いんですね、このカルテからは。その辺がもっと重要だと思い
ます。

　　　　（略）

（カ）ENL（らい性結節性紅斑−熱コブ）におけるリファンピシン投与

内藤（原告代理人）：（石井証人に対し）あまり本筋の議論ではないん
ですけれど、いわゆるPBについては2剤、MBには3剤です
よね。ただ、PBは2剤でPBの場合の2剤の1剤はリファン
ピシンではありませんか。

石井：1剤は月1リファンピシン、そして後が27日間DDSです。

内藤：だから1剤はリファンピシンで月1回ですね。

石井：そうです。ですけど、これは菌が少ないですから、身体の中にある菌の量が少ないから、そのために耐性ができにくいだろうから1剤でいいだろうということを言われてます。ですけれども、最近の考えではクロファジミンも一緒にしたほうがいいじゃないかという考えもかなり出てきております。

内藤：先程からENL、らい反応とリファンピシンのことなんですけれども、熊野さんの論文の中でリファンピシンのほうがDDSよりもENLが低いという報告が出ているのはご存じですね。

石井：私は彼女の論文を読んでいますけれど、そこのところもしかして失念しているかもしれません。

内藤：（乙B第26号証［医学文献抜粋（写）（らい反応について）］の13ページ、左の欄の上から10行目ぐらいを示す）これはリファンピシン単独の話ですか。

石井：そうですね、L型にはリファンピシンが用いられるとENLが20パーセントほどに減少して。

内藤：これリファンピシンを用いられる、リファンピシンを用いられるってリファンピシン単独なんですか、この110番の文献を見ないとちょっと分からないですけれども。

　　　　（甲B第16号証［医学文献抜粋（写）（Leprosy reactional states and treatment brit. J. dermat 97.345)]の英文の349ページを示す）この論文のタイプ2（ENL）リアクション、ここを読んでいますか。

石井：これは「ブリティッシュジャーナル・オブ・ダーマトロジー」は皮膚科の専門の臨床の本ですけれども、書いてあります。

内藤：その後に書いてあるウォルターズ、ビースとかサザーランドとかピアソンとかヘムリンとかというのは、これはハンセン病の専門医であると伺っていいですか。

石井：私はその人たちの名前は分かりません。

裁判長：（和泉証人に対し）和泉さん、今の多剤療法の関係で石井さ

んがおっしゃったようなことに関して何かありますか。

和泉：多剤併用療法のことは、今、内藤先生が言ったとおりなのでもう 70 年代から安全、より安全であるということは分かっていたわけで、当然使われるべきだったというふうに思います。それから、もし裁判長、よければ一つだけ最後に石井証人に聞きたいことがあります。

裁判長：いいですよ、どうぞ。

和泉：意見書の一番最後のところを見ますと、証言でもちょっと言われましたけれども、どういうふうにすれば後遺症が残らなくハンセン病が治るかというのは一概に言えないんだということを強調されました。でも、そんなことを患者さんに言われたら、患者さんというのは本当に戸惑うと思うんですね。その人がちゃんと後遺症なく治すことができるかどうかということでその人がハンセン病の治療を委ねようかどうか決めるんですから、石井証人みたいによく分からないんだということを言われたんでは非常に困ると思うんですが。ここでその議論をするつもりはなくて、一つだけ伺いたいのは、第 1 期の初期のところでもし原告が石井さんの治療を受けに来たら、当時のレベルで石井さんはあの患者を治す自信ありますか、それともないんですか。

裁判長：（石井証人に対し）答えられるような話ですか。

石井：その最後の 1 行、2 行のことについては、おそらく 1981 年のときに所見が取られて、1982 年のときにまた皮膚症状の所見が取られていると思うんですね。1 年半の間に兎眼がありますね。あと、この方が、先程も言ったんですけれども 9 歳頃発症して 15 歳から治療を始めたとそういう長い歴史があります。あと、多分 92 年と 93 年でもこのときも皮膚の所見が取られて、その間でもまた進行しているんですね。ということで、治療にかかわらず進行することもあり得るということで、あるいは治

療をやったから止まった、治療をやらなかったから進行してとかその辺が分かりにくいという。特にこれ新患ではないですから。ということで、この方の障害がどういうふうになってきたのかというのは、私としては分かりにくいというのを書きました。それが1点です。そしてあとの1点の、その当時、私がそこにいたらどうするかというのは、私は分かりません。それが1981年、2年ですね。そのとき、私の知識がどうなっていたか、それは仮定の話ですから分かりません。以上です。

内藤：（石井証人に対し）ハンセン病研修センターというのは全生園の隣ですね。

石井：はい。

内藤：現在、全生園で臨床をやっておられるんですね。

石井：週に1回やっています。

内藤：いつから臨床をやっておられるんですか。

石井：多分1年半か2年前だと思います。

内藤：並里医師が来なくなってからですね。

石井：その辺ちょっと、私、分かりません。

内藤：小関医師とは一緒に働いておられるんですね。

石井：私は水曜日の午前中しか行っておりませんので、小関先生と一緒に診察することはありません。

和泉：81年のハンセン病医学のレベルで、原告のようなかなり初期のL型の再発の患者が、私がやっていた京都大学に受診したとしたら、私としては100%後遺症なく治せます。それだけを自信をもって言えます。

石井：ということでいきますと、和泉先生は、例えば京都大学で治療されていたということですが、大体1990年ごろからもうすべてMDTという治療をやっていたということでよろしいんでしょうか。

和泉：70年代の半ばから手さぐりながらリファンピシンを入れたり、

　　　B663 を入れたりしながら、患者の症状に合わせて基本的には
　　　多剤併用でやってました。

石井： ということは、もう DDS を単剤で投与することはもうないと。

和泉： ええ、病気がおさまっている人でどうしても DDS 単剤をずっ
　　　と続けたいという希望の人がいますので、そういう人に対して
　　　は単剤をやりましたけれども、ハンセン病がアクティブな患者
　　　について単剤を投与するということはありません。

第3章　結審と判決

1　結審

最終口頭弁論

期日　2004 年 10 月 4 日　午後 1 時 30 分〜

東京地方裁判所　第 627 号法廷

（1）原告代理人・内藤雅義弁護士の意見陳述（要旨）

1. この訴訟は、日本裁判史上初めてハンセン病療養所の入所者が、ハンセン病療養所の医療過誤を問うた裁判である。療養所の医療のひどさは、他の医療機関の比ではない。これまで療養所に医療過誤訴訟がなかったのは、声を上げようにも上げられなかったからだ。このことを裁判所は是非理解してほしい。

2. 療養所の過失について。

   再発の確定診断（菌検査）をせず、適切な早期治療を怠った過失がある。

   耐性菌を増産する行為を治療の名の下に行い、障害を著しく悪化させた。

   診断と治療に一貫性がなく、被告の主張は医学的に到底受け入れられない。

   治療のミスを患者に責任転嫁し、時効を主張する姿勢は、許されるものではない。

   医療機関とは思えない全生園の医療状況、生活状況の改善に繋がる判決を下されるよう強く要望する。

（2）山下ミサ子原告の意見陳述

期日　2004 年 10 月 4 日

東京地方裁判所　民事第 30 部　御中

原告：山下ミサ子

意 見 陳 述 書

　私がこの裁判を起こそうと思うようになった最大の理由は、主治医の小関医師に対する不信感と怒りです。小関医師については、こんな姿にさせられてしまったのですから医師としてとても許せません。でも、それ以前に人間としてどうしても許すことができなかったのです。裁判を起こそうと思ったもう一つの理由は、病院で事故で死んだ人がいながら、警察へも連絡しない病院への恐怖心でした。小関医師を許せない、こんなところで治療を受けるのは嫌だ、小関医師をともかく辞めさせて欲しいと思っていたところ、ハンセン病国家賠償裁判が原告勝訴となり、その原告の人から弁護士を紹介していただいて裁判を起こすことになったのです。

　最初、1987 年に足のことで入室した際、周りの人から沖縄の人が死んだのはプレドニンのせいであると聞かされ、さらには小関医師のセクハラを見て、不安と嫌な思いをしながらも病気を良くしたい一心で医師の指示に従っていました。その後、足の怪我も装具をつけて退室を許されてからは、家で暮らしながら病院に通うようになりましたが、前からあった顔のしびれが拡がり、徐々に手に結節ができたり、髪が抜けるようになりました。そんなことから1990 年に夫が病院に訴えて、再び入室をすることになりました。この頃、小関医師には、不信を持ちながらも、小関医師の「3年で治る」という言葉を再度信じて入院することにしたのです。

　初めは小関医師の治療にしたがっていましたが、髪の毛はごっそりと抜け、セクハラ等、今では思い出すのもいやな出来事が小関医師を中心に全生園で沢山起こったのです。特に、私が見た 2 件の死亡事故はショックでした。小関医師の患者で私と同じような顔になった人が自殺し、また高齢の女性患者が風呂場で死亡しましたが、全生園では警察に連絡もせずにいました。私も死んで同じように扱われるのではないか、そんな恐怖すらありました。そんな際、声をかけた並里先生の紹介で、邑久光明園の原田先生に診ていただいたのです。ところが、原田先生の話ではハンセン病は全く治っていないとのことでした。このことを聞き、頭が真っ白になりました。そして原田先生の村上副園長宛の手紙により、主治医を小

関医師から並里先生に代えていただきました。そのおかげで、後遺症が残りながらも私のハンセン病は治ったのです。

　私は、主治医を代えていただき、ハンセン病裁判が原告の勝訴となり、その縁で弁護団を紹介していただき、私には園の外で暮らす夫がいること等から、この裁判を起こすことができました。そして、今多くの友だちがいます。

　事故で死んだ2人も、1987年に死んだ沖縄の人も、全生園によって殺されたと言ってよいと思います。しかし、ハンセン病患者には身寄りがなく、事故があっても、誰も声を上げることができません。今、全生園にいる人たちも、ひどいことがあっても全生園で暮らすよりほかにないために、訴えることができないのです。

　私の友人でもあり、今でも全生園にいるSさんが治療のため診察室にいったら、小関医師がいてSさんを見るなり、「102号法廷に行っているやつの診察はやりたくないんだよな」と言い、また「102号法廷に行ったやつは皆ぶん殴ってやりたい。」と発言したそうです。それを聞いたSさんは「先生、それとこれとは話は別でしょう。」と反論し、診察をうながしたら、しぶしぶ診てくれたそうです。小関医師が傍聴に来た患者にこのような発言をできる状況が、今の全生園を物語っています。

　この裁判をきっかけとして、私は言いたいのです。国、そして厚生省は、このような全生園の状況をいつまでも見て見ぬふりをしないでください。私だけでなく、それ以外のおかしな事例についてもきちんと調査をしてください。

　私の夫は今、ガンにかかっています。夫は、抗ガン剤によって、私と同じように髪の毛がなくなりながら必死に闘っています。もし、夫が亡くなった時、私が1人で社会で生きていけるのか、自信はありません。全生園にもどらなければならないかもしれません。

　そのためにも、患者・元患者がいつでも安心して治療、そして介護が受けられる新しい全生園にしていただきたいのです。そのことを強く訴えて私の最後の発言とします。

発言の機会をいただいて本当にありがとうございました。

****

傍聴メモ　村上絢子

今日で口頭弁論がすべて終了しました。朝から、あいにくの雨降りにもかかわらず、原告の応援・傍聴に駆けつけた人で法廷は満員になりました。結審の段階になって裁判長が交代したことが、判決にどのように影響するのか、気がかりでした。

最初に、原告側代理人の内藤雅義弁護士が意見陳述し、続いて原告が落ち着いて意見陳述書を読み上げて、裁判長に訴えました。

判決は、予定より1ヵ月遅れて、2005年1月31日（月）午前11時の予定です。

［報告集会での意見交換］

尋問が終了した後、午後2時20分から弁護士会館で報告集会が開かれ、意見交換しました。参加者は約30人。まず内藤雅義弁護士がこの裁判のポイントを説明しました。

原告の主張は、「全生園の医療を良くするためには裁判をするしかなかった。入所者や看護師に対するセクハラ行為、患者蔑視の診療態度を改めない小関医師は、人間として許すことができないので、辞めさせたい」という点に絞られる。

国立療養所としてあるべき医療を行ってこなかった全生園には、①小関医師の不法行為、②全生園の医療システム、③医療水準が世界の常識から極端に遅れていた、という三つの問題点がある。したがって、被告国には賠償責任がある。

そういう理由で、この裁判を闘ってきたということです。

引き続き、参加者からは次のような意見が出ました。

・患者に対して、「税金泥棒、メシ食ってるか!」「そんなに神経痛が痛いなら、そこに綱があるぞ（首を吊ったら）」などという小関医師の暴言

は、患者全体に対する侮辱に他ならない。患者蔑視の悪習が長年に
わたって許されてきた。

・佐々木松雄さん（全生園入所者）は次のように発言しました。自分は国
　賠裁判で"隠れ原告"だったことに忸怩たる思いを持っていた。だから
　今回、山下さんが1人で闘う姿を見て、顔を出して応援しようと思って
　裁判所に来た。傍聴に行ったことがわかったら、小関医師から「傍聴
　に行った奴はぶん殴ってやりたい。診察もしない」と言われたが、「原
　告を支援することと診察を受けることは違う」と反論した。国賠訴訟
　で、「人権、人権」と声高に叫んでいた人たちが、今回はなぜ口を閉ざ
　しているのか。いま起こっている人権問題になぜ沈黙を守るのか。

・入所者が声を上げるのは、いかに大変か。たとえば、入所者がそうす
　れば、園内では村八分になるとか、退所者が治療のために全生園に
　行きたくても、だんだん行きにくくなっているのが実状だ。

・何件かの死亡事故があっても、外部に出なかった。それは、ハンセン
　病の絶対隔離政策がもたらした弊害で、療養所の中の誤った医療行
　為も依然として閉ざされたままだ。

・原告に対する小関医師の過失と責任の所在を明確にし、療養所の医
　療改善と、退所者が療養所に安心して戻れるような解決を図ってほし
　い。

・「小関医師を許さないぞ」という包囲網を作ろう。

　以上のような活発で真摯な意見が出されました。原告からは、「勝訴を
勝ち取るために、私1人ででも、支援を訴えるビラ配りをします。最後ま
でご支援をお願いします」という挨拶がありました。

2　判決

(1) 判決言い渡し
期日　2005 年 1 月 31 日　午前 11 時～
東京地方裁判所　第 103 号法廷

傍聴メモ　村上絢子

　今日は判決言い渡しの日。原告は闘病中のご主人と一緒に法廷に入りました。廷内は、遠方から駆けつけた原告の友人たち、療養所の入・退所者、入所者団体役員、国賠訴訟原告団幹部、支援者たちで満席になりました。原告勝訴を信じて詰めかけた支援者に対して、全生園の自治会役員たちは硬い表情で、厚労省側の座席に座っていました。テレビカメラの撮影が終わるまでの間、廷内には緊張感がみなぎっていました。

　冒頭に佐藤陽一裁判長が判決の「主文」を読み始めた瞬間、「勝った！」とわかって、身が震えました。「被告は、原告に対し、5000 万円と年 5 分による金員を払え」「原告の請求を全部容認」と続きました。原告側から歓声が上がり、拍手が起こりましたが、裁判長は制止しませんでした。判決要旨は p207 をご覧ください。

　原告の圧倒的な勝訴でした。「原告の症状は再発であるのに境界反応と誤診」「正しい診断に必要な塗抹菌検査をしなかった」「医療過誤は途絶えることなく続いていた」「治療の放棄」「療養所が診療行為を独占」「原告の提訴は並々ならぬ決意」「賠償請求しなかったのは権利の上に眠っていたからではない」「消滅時効の援用は権利の濫用」など、被告国を厳しく断罪する判決文が読み上げられるのを聞いていたら、鳥肌が立ってきました。なんとしても原告を勝たせたいと思って支援してきましたが、これほどまでの判決が出るとは考えもしませんでした。

　原告はタオルで涙をぬぐい、並里医師と抱き合って泣いていました。握手を交わし、肩を抱き合って喜ぶ支援者の姿があちこちで見られました。男泣きする入所者もいました。皆、この瞬間の喜びに浸っていました。

［勝訴判決集会での報告］

　判決言い渡しに引き続き、弁護士会館で行われた勝訴判決の報告集会では、内藤雅義弁護士から、「この判決は原告個人に対する判決ではなくて、病歴者全体に対する判決である。消滅時効の援用が否定されたので、訴えられなかった人にも訴える権利がある。ハンセン病療養所の医療水準は世界の水準から遅れていた」等の説明があって、全生園の青崎登園長が控訴すると言っているので、「今後は、弁護士会と病歴者団体と支援者が手を組んで、控訴させない運動をしなければならない」と報告しました。

　続いて挨拶に立った原告は、「3年もの間、応援してくださってありがとう。私のことを理解して、法廷への送迎や日常生活を助けてくれた隣のご一家に感謝しています。今日は娘さんも来てくれました。姪夫婦も鹿児島から駆けつけてくれました」というお礼の言葉は、感極まって、言葉になりません。大半の病歴者が家族と断絶している中で、療養所からの退所者が自分のこととして応援し、勝訴判決を喜ぶ姿に胸を打たれました。

　原告側証人の和泉眞藏医師は、「国の過失は裁判にならないほど明らかなのに、これほど非常識なやり方で反論したのは許せない。きちっと事実認定すべきだ。国は国賠訴訟の判決を踏まえて反省し、控訴せずに医療監査をすべきだ。自治会が被告国側に付いたのは信じられない。自治会がそういう立場に立ったせいなのか、園内にこの裁判の情報がまったくないのは疑問」と訴えました。

　神美知宏・全療協（全国ハンセン病療養所入所者協議会）事務局長は、「他人事ではない。100％国が勝つわけはないのだから、本来なら全療協が問わなければならなかったのに、成り行きに任せてしまった。今回の問題は、社会水準から遅れた医療体制が原因なのに、全生園の自治会はいったい何を考えているのか、基本的な理念を問いたい。全国13園も同様な問題を抱えているが、園を訴えようとすると、国（厚労省）は医者を寄越さないとか脅しをかけてくる。けれど、この裁判を全園に報告して、今後

の運動の突破口にしたい」と自責の念を込めて挨拶しました。

　原告が提訴する前から、遠い沖縄で支援活動をしていた金城幸子さん（退所者）は、「子どもの頃から療養所で知っていたキレイなお姉さんと40年ぶりに出会ったら、まるで別人のようで、誰だかわからなかった。完全な医療ミスだと思った。うれしい結果をもらえたことに感謝しています。勝訴の旗を持って、東京のど真ん中を走りたい」と、喜びを語りました。

(2) 判決要旨（判決全文は資料編 p291 参照）

平成 15 年（ワ）第 8896 号　損害賠償請求事件

判 決 要 旨

判決言渡　　2005 年（平成 17 年）1 月 31 日　午前 11 時　103 号法廷
担当部　東京地方裁判所民事第 30 部（佐藤陽一、角田ゆみ、川嶋和正）
当事者　原告　山下ミサ子（仮称）
　　　　　被告　国
請求額　5000 万円
結　論　全額認容

主　文

1　被告は原告に対し、5000 万円及びこれに対する平成 15 年 5 月 17 日から支払い済みまでの年 5 分の割合による金員を支払え。
2　訴訟費は被告の負担とする。
3　この判決の第 1 項は、本判決が被告に送達された日から 14 日を経過したときは、仮に執行することができる。

事実及び理由の要旨

第1　事案の概要

　本件は、ハンセン病の患者であった原告が、昭和 56 年ころから平成 4 年ころまでの間に被告の開設する国立療養所多磨全生園（以下「被告療養所」という。）の担当医師らから受けた診療に過誤があったために後遺

障害を負ったなどと主張して、被告に対し、診療契約の債務不履行、不法行為（使用者責任）又は国家賠償法に基づき、逸失利益等の損害のうちの一部についての賠償を求める事案である。

第2　主な争点

①被告療養所の担当医師らの原告に対するハンセン病の診療に過誤があったことによって原告に損害が生じたか否か

＊原告は、昭和55年4月24日から昭和60年10月25日までを「第1期」、昭和60年10月26日から平成2年4月24日までを「第2期」、平成2年4月25日から平成4年10月27日までを「第3期」とした上で、各期ごとに被告療養所の担当医師らの診療上の過失を主張するので、この時期区分を用いる。

②原告の損害賠償請求権についての消滅時効の成否

第3　当裁判所の判断

1　争点①（被告療養所の担当医師らの原告に対するハンセン病の診療に過誤があったことによって原告に損害が生じたか否か）について

(1)　第1期の診察について

ア　第1期における原告のハンセン病の再発の有無

昭和56年の夏ころ以降に原告に現れた症状（鼻の周囲の突っ張り感、顔面神経痛、顔面及び左腕及び左腕の筋力低下等）は、その性質及びその後の経過に照らすと、ハンセン病（LL型）の再発によるものであったと認められる。

ところが、被告療養所の医師らは、原告の症状を再発ではなく境界反応と診断した。

イ　被告療養所の担当医師らの診断上の過失の有無

再発と境界反応とは、細胞性免疫の作用の点で正反対の機序に基づいており、その治療には全く逆の考慮が要求されるから、患者の

症状が再発と境界反応とのいずれによるものであるかを鑑別しない限り、正しい治療を行うことは不可能である。

そして、再発と境界反応との鑑別は、らい菌の検出の有無によるべきであるが、再発の場合、初期には正常に見える皮膚からも菌が検出されることがあるので、らい菌の検出のためには、皮疹部のみならず、末梢神経症状が現れている部位からも組織汁を採取して塗抹菌検査を実施する必要がある。

ところが、被告療養所の担当医師らは、昭和 59 年 5 月 8 日ころまでには、原告がハンセン病を再発していることを疑い、塗抹菌検査を実施していたものの、末梢神経症状が現れていた原告の顔面から組織汁を採取しなかった。

原告は、昭和 56 年の夏ころ以降、ハンセン病を再発し、顔面に末梢神経症状が現れていたから、仮に被告療養所の担当医師らが原告の顔面から組織汁を採取して塗抹菌検査を実施していたならば、原告にハンセン病が再発していることを正しく診断できたものと考えられる。

ウ　ハンセン病の再発の診断がされていた場合の治療内容

原告は、第 1 期以前に、抗ハンセン病剤である DDS の単剤投与を受けていたが、DDS を長期間にわたって単剤で投与すると DDS 耐性菌が出現することは当時既に指摘されていたのであるから、被告療養所の担当医師らとしては、仮に原告のハンセン病の再発を診断していたならば、原告に対して DDS 耐性菌が出現していることを念頭に置いた治療を行う必要があった。

そして、当時は既に、日本国内においても、DDS 耐性菌に対していずれも抗ハンセン病剤であるクロファジミンやリファンピシンの投与が行われており、とりわけリファンピシンについてはその優れた治療効果が報告されていたから、原告に対しては、少なくともリファンピシンを投与すべきであった。

エ　適切な診療がされた場合の予後

　　　第1期における原告のハンセン病の症状は、かなり初期のもので
　あったと認められるから、リファンピシンのらい菌に対する有効性か
　らすると、仮に第1期の時点で原告に対してリファンピシンの投与が
　なされていたならば、原告のハンセン病はその病勢を進行させること
　なく、後遺障害を全く生じさせずに治療に至ったものと認められる。
　オ　小括
　　　以上によれば、被告療養所の担当医師らには、遅くとも昭和59
　年5月8日ころまでには、原告にハンセン病が再発していることを適
　切に鑑別した上で、その治療のために、少なくともリファンピシンの
　投与を実施すべき義務があったところ、原告の症状が再発と境界反
　応のいずれによるものであるかの鑑別診断を尽くさず、原告に対して
　リファンピシンの投与を実施しなかったのであるから、診療上の過失
　があったと言わざるを得ず、これによって原告に生じた損害について、
　被告は不法行為（使用者責任）に基づく損害賠償責任を負うものと
　いうべきである。

(2)　第2期、第3期の診察について

　ア　第2期における診療上の過失の有無
（ア）被告療養所の担当医師らは、昭和62年5月11日に原告が被告
　　療養所に入室したころになって、ようやく原告がハンセン病を再発し
　　ていると診断したが、昭和50年代には既に、WHO によって DDS
　　耐性菌への対策として MDT（DDS、クロファジミン又はリファンピシ
　　ンを使用する療法、複数の抗ハンセン病剤を併用することにより、特
　　定の抗ハンセン病剤に耐性を持つ菌があっても他の抗ハンセン病剤
　　で対応することができる。）の採用が勧告されており、日本国内でも
　　知られるようになっていたから、被告療養所の医師らとしては、原告
　　にハンセン病が再発していると判断した以上は、MDT や MDT の
　　理念を踏まえた複数の薬剤の併用による治療を行うべきであった（と
　　りわけ、ハンセン病（LL 型）は、らい菌に対する細胞性免疫が機能

せずにらい菌が増殖した場合の病型であり、皮膚症状や末梢神経症状はらい菌の増殖に由来するものであるから、抗ハンセン病剤の投与なしには、その症状の根本的な治療はできない。)。

（イ）ところが、被告療養所の担当医師らは、原告に対して、昭和 61 年 10 月 17 日に DDS の投与を中止したまま、第 2 期を通じて抗ハンセン病剤を投与することをしなかったのであって、これはハンセン病の治療の放棄に等しいというべきである。

　また、その一方で、被告療養所の担当医師らは、原告の末梢神経症状に対してステロイド剤であるプレドニンを継続的に投与したが、プレドニンは免疫機能抑制作用を有しているから、これをらい菌に対する細胞性免疫が機能せずにらい菌が増殖している状態にあった原告に継続的に投与することは、むしろハンセン病の進行を促進する行為であったと言わざるを得ない。

（ウ）以上によれば、第 2 期における原告のハンセン病の再発が診断された後の被告療養所の担当医師らの診療行為は、末梢神経症状への対症療法に終始し、原因疾患に対する一切の治療を怠った（さらに、対症療法自体が原因疾患を悪化させることになった。）ものであって、およそ合理性がなく、被告療養所の担当医師らに診療上の過失があったことは明らかである。

　なお、第 2 期当時、世界的には、化学療法の基本原則は感染源の排除であって、らい反応時であっても DDS の投与を中止すべきではないとの見解が広く知られるようになっていたにもかかわらず、日本においては、末梢神経症状が現れた場合には抗ハンセン病剤の投与を中止し、ステロイド剤を投与すべきであるとして、対症療法を採用する医師が依然として存在していたことについては、らい予防法が国立療養所に日本におけるハンセン病の診療活動をほぼ独占させたことにより、日本におけるハンセン病医学の研究及び診療が、外部からの批判にさらされる機会や、新しい情報を積極的に取り入れる機会の乏しい閉鎖的な環境の下にとどまった結果、その歩みを停滞

　　　させてしまったという法制度に由来する構造的な問題がその背後に
　　　横たわっていたものと考えられる。）

　イ　第3期における診療上の過失の有無
（ア）被告療養所の担当医師らは、原告に対して、第3期の大半の期
　　　間を通じて、クロファジミンの単剤投与を行ったものであるが、当時
　　　は、ハンセン病に対する治療としてMDTを実施するのが原則であっ
　　　たし、クロファジミンは、らい菌に対する殺菌効果が弱いとされてい
　　　るから、極めて重度のらい反応が予想される場合などに期間を限定
　　　して単剤投与をすることはあっても、原則として他剤と併用されるべ
　　　きであった。
（イ）したがって、被告療養所の担当医師らには、原告に対して長期に
　　　わたってクロファジミンの単剤投与を実施した点で、診療上の過失が
　　　あったというべきである。

　ウ　小括
　　　　以上によれば、本件は、第1期における被告療養所の担当医師ら
　　　の診療に過失があったために原告に損害が生じたというべき事案で
　　　あるが、第2期、第3期においても、被告療養所の担当医師らの
　　　診療には過失が認められるのであって、原告に対する医療過誤は第
　　　1期から第3期まで途絶えることなく続いていたものといわざるを得
　　　ない。

2　　争点②（原告の損害賠償請求権についての消滅時効の成否）について
（1）消滅時効の成否
　　　　不法行為に基づく損害賠償請求権について、民法724条にいう損
　　　害及び加害者を知ったときとは、被害者において、加害者に対する
　　　損害賠償請求をすることが事実上可能な状況の下に、それが可能な
　　　程度に損害及び加害者を知ったときを意味すると解されるところ、こ

こでいう損害とは、他人の不法行為によって発生した損害を指すから、損害を知ったというには、単に結果として損害が発生したことを知るのみでは足りず、加害行為が加害者の故意又は過失に基づくものであること及び加害行為と損害発生との因果関係の存在の認識をも要するというべきであるが、被告が時効の起算点として主張する平成4年10月27日の時点においても、平成9年ころの時点においても、原告が、被告療養所の担当医師らの診療内容について、被告に対して不法行為に基づく損害賠償請求権を行使することが事実上可能な程度に過失の存在を認識していたとは認められない。

(2)　権利濫用

被告は、明治40年の「癩予防ニ関スル件」以降らい予防法が廃止される平成8年に至るまでの約90年間にわたり、被告の開設する国立療養所に大部分のハンセン病患者を集め、法的な強制力を背景に、結果として日本におけるハンセン病の診療活動をほぼ独占するに至ったものであり、らい予防法が廃止された現在でも、国立療養所が数少ないハンセン病の専門的な診療機関である状況は依然として続いている。

そして、原告は、平成9年ころおおむねその症状が固定したとはいっても、被告療養所における医療過誤の結果、重大な後遺障害を負い、その後も終生にわたりハンセン病の治療を必要とする状況にあるため、被告の開設する療養所での診療を受けるほかはない状況に置かれている。

こうした状況の下において、被告の過去の診療行為に過誤があったと主張して被告に対する法的請求に及ぶことを一介の患者に過ぎない原告に期待することは困難を強いるものというほかはない。

また強制隔離主義を採用したらい予防法等の法制度の下で、ハンセン病患者及び元患者に対するいわれのない差別や偏見が助長されてきたものであり、現在なお社会の随所においてハンセン病患者及び元患者に対する心ない差別や偏見が根強く残り、社会生活を送る上で

も様々な障害に遭遇しているという目を背けることのできない現実もあるのであって、このような状況の下で、原告が、不当な差別や偏見にさらされることを覚悟しながら、被告に対して損害賠償請求に踏み切るという当然の権利行使に及ぶことすら、なみなみならない決意に基づくものであったであろうことは、容易に想像し得るところである。

　こうした事情に照らすと、原告の被告に対する不法行為（使用者責任）に基づく損害賠償請求権の消滅時効期間が仮に形式的には経過しているとしても、原告が消滅時効の期間内に被告に対する損害賠償を請求しなかったのは、権利の上に眠っていたからではなく、らい予防法のためにハンセン病の専門的な診療が事実上被告にほぼ独占され、また、ハンセン病患者及び元患者対する差別や偏見が助長された結果によるものというべきであって、そうであるならば、そのような状況を生み出す基となったらい予防法等の制定主体そのものである被告が、原告の損害賠償請求権の消滅時効を援用することは、時効制度の趣旨に反するものとして、権利の濫用に当たるというべきである。

(3)　以上によれば、平成4年10月27日又は平成9年ころを起算日とする不法行為に基づく損害賠償請求権の消滅時効の主張には理由がなく、被告は、原告に対し、不法行為（使用者責任）に基づく損害賠償責任を負う。

　＊損害額について
　被告療養所の担当医師らの診療上の過失により、原告は、全指趾の短縮、屈曲、ほぼ全身の知覚麻痺、兎眼等を含めた顔面醜状等のハンセン病特有の後遺障害が生じるなどの損害を被ったものと認められるが、これについて、①休業損害及び逸失利益、②入通所慰謝料、③後遺障害慰謝料を算出し、合計すると、その額は7647万8532円となり、原告の請求額を超えるから、原告の請求をすべて認容する。

(3) 判決を読み解く

解説　村上絢子

　他の細菌感染症と同様、スルフォン剤によるハンセン病の化学療法も1940 年代に始まりました。最初に用いられたのは静脈注射薬であるプロミンでしたが、50 年代に経口薬ダプソン（DDS）に切り替えられました。ダプソンはハンセン病の治療薬としては安全性が高く、使い勝手の良い薬で、現在でもハンセン病の化学療法の基幹薬として用いられていますが、単剤投与では服薬期間が長いこと、再発率が無視できないなどの問題があり、70 年代には薬剤耐性菌が報告されるようになりました。

　危機感を強めた WHO は国際的研究チームを作り、新しい抗菌剤であるリファンピシンやクロファジミンなどを組み合わせた多剤併用療法（MDT）を開発しました。全生園医療過誤事件は、MDT が標準的治療法となった後の 80 年代~90 年代にかけて起きました。それにも関わらず、原告の主治医らが MDT を採用せずに対症療法に終始した診療の是非について、病歴者の女性が国の使用者責任を問う初の訴訟として注目を集めました。

　本訴訟の判決は、国賠訴訟（2001 年）の熊本判決を基盤にして、日本のハンセン病の診療活動が、らい予防法で国立療養所にほぼ独占され、新しい情報を積極的に取り入れる機会が乏しいまま、医学の進歩を停滞させたことが背景にある、と国の隔離政策による構造的な問題を指摘しました。

　国賠訴訟（2001 年判決）が、療養所入所経験者全体に対する被害を問う点で、いわば総論であるのに対して、この医療過誤訴訟（2005 年判決）は、隔離政策を背景に療養所の医療過誤によって生じた原告個人の被害に焦点を当てる点で、各論に相当します。

　また、損害については、国賠訴訟は包括一律請求訴訟といって、原告全体を対象に、1960 年を起算点にその後の入所期間に応じてグループ分けして、賠償金が支払われました。それに対し、医療過誤訴訟では、原

告の損害を個別に積み上げて、認定し、合算して賠償金が支払われました。

　以下は、判決のポイントです。

(1)　らい予防法と療養所医療

　　被告療養所（多磨全生園）は、法律第11号「癩予防ニ関スル件」（1907年制定）に基づいて開設された。その後の法改正を経て、らい予防法制定（1953年）から廃止（1996年）まで、らい予防法を根拠に医療行為が行われた。都道府県知事はハンセン病患者を国立療養所に入所させることを勧奨し、応じない場合は命じることができた。入所者は、原則として外出が禁じられた。

(2)　医療過誤の有無

　　判決は、第1期（顔に神経症状が出始めた1980年〜85年）、第2期（菌が陽性と分かった85年〜90年）、第3期（同園に入院した90年から担当医が交代した92年）の3段階に分けて医療過誤の有無を判断した。

①第1期は、国内外で、すでにDDS耐性菌の出現が指摘されていたので、原告の症状から、1981年の診察で再発していたというべきである。それにもかかわらず、症状の出ている顔面から組織汁を採って菌検査をせずに、再発か境界反応かの鑑別診断をしなかった。どんなに遅くとも1984年頃までに再発と鑑別し、優れた治療効果があるリファンピシンを投与すべきであった。投与していれば、後遺症は防げたのに、DDS単剤投与を続けた。診断と投薬ミスであり診療上の過失があった。被告国は不法行為（使用者責任）に基づく賠償責任を負う。

②第2期は、原告が入室した1986年頃になって再発と診断したが、耐性菌対策としてMDTによる治療を行うべきであったのに、DDSの投与を中止したまま、抗ハンセン病剤を一切投与しなかった。末梢神経症状に対してはプレドニン（免疫抑制剤）を継続投与して対症療法に終始し、原因疾患に対する一切の治療を怠った。

再発した原告（LL型）に対して、抗ハンセン病剤の投与を中止すれば、らい菌を増殖させ、ハンセン病の進行を促進する行為で、合理性がない。ハンセン病の治療の放棄に等しい。

　また被告療養所の医師らは、原告が頻繁に外泊（帰宅）を繰り返したので治療が頓挫したと主張するが、診療録からは原告に十分な説明を尽くしてこなかった事実が窺える。もし、外泊せずに、担当医師らの誤った治療を受けていたら、さらに病状が重篤化していた可能性があった。いずれにしろ原告の外泊の事実をもって担当医師らの責任を否定することはできない。診断と投薬ミスであり診療上の過失があったので、不法行為の賠償責任を負う。

③第3期の大半を通じて、担当医はらい菌に対する効果が弱いクロファジミン（B663、静菌剤）を単剤投与したが、リファンピシン（殺菌剤）を含む他剤と併用すべきだった。第1期から、主治医を交代した92年まで、被告療養所の担当医には、過失が認められる。適切に治療していれば病気の進行も防げたし、後遺症も残らなかった。

　長期にわたる単剤投与は、診療上の過失であり、医療過誤は第1期から第3期までの10年間途絶えることなく続いていたと言わざるを得ない。担当医らの診療に過失が認められ、不法行為の賠償責任を負う。

(3)　消滅時効の援用（時効により損害賠償請求ができないこと）

　消滅時効の援用については、らい予防法の下では、原告は国立療養所で診療を受けるほかなく、社会的に偏見差別が根強く残っている現状では、提訴は困難である。それにもかかわらず、不当な偏見差別に晒されることを覚悟したうえで、原告が損害賠償請求訴訟に踏み切ることは、なみなみならぬ決意に基づくものであった。賠償請求しなかったのは権利の上に眠っていたからではないと、裁判所は原告の心情に深い理解を示した。

①被告療養所の担当医らの診療内容について、被告国の不法行為に

基づく損害賠償請求権を行使できる程度に、被告国に過失があったことを、原告が1997年の時点で、知っていたとは認められない。

②被告国は、「癩予防ニ関スル件」制定以降、らい予防法が廃止されるまでの約90年間、被告が開設する国立療養所に患者を集め、法的な強制力を背景に、日本におけるハンセン病の診療活動をほぼ独占するに至った。その状況は依然として続いている。原告は、被告療養所の医療過誤の結果、重大な後遺障害を負わされ、終生にわたり療養所での治療を必要としているので、被告の療養所で診療を受けざるを得ない状況に置かれている。医療を独占し、提訴を困難にする状況を生み出していた被告国が、時効を主張するのは権利濫用に当たる、と認定して、被告国が主張した消滅時効の援用を否定した。

(4) 損害賠償額

原告が全部の指の短縮・屈曲不能、全身の感覚麻痺、顔面醜状等のハンセン病特有の後遺障害を被ったことと、就業不能になった期間等から被害額を算定すると、7647万8532円となるが、原告が5000万円しか請求しなかったため、賠償額は原告の請求額を超えるから、原告の請求をすべて認容し、全額の賠償を命じる。

第 4 章　控訴から和解まで

（1）国の控訴と控訴に対する運動

解説　村上絢子

　東京地方裁判所は、2005 年 1 月 31 日、原告の主張を全面的に認め、被告国に原告の請求額（5000 万円）全額を支払えという判決を言い渡しました。「主治医には診療上の過失があり、治療の放棄に等しい。むしろ病状を悪化させる診療行為だった。医療過誤は 10 余年間途絶えることなく続いていた。被告国が時効を主張するのは、時効制度の趣旨に反する」と、国の過ちを認め、原告は全面勝訴判決を勝ち取りました。

　判決が出て以来、原告、弁護団、支援者たちは、被告国に控訴しないよう厚労省や法務省に要請行動を続けていましたが、2 月 9 日、国は多磨全生園医師らの過失を全面的に認めた 1 月の東京地裁判決を不服として控訴しました。

　医療過誤により後遺障害 1 級の障害者となった原告は、「国は信用できないと思いました。自分が裁判所に言ったことが厚生労働省に伝わっていないことがとても悲しい。正しいことがきちんと認められるまで、皆と一緒にがんばります。どうか皆さん、助けてください。私は最後まで闘います」と、決意を新たにしています。

　国が控訴して以来、山下ミサ子さんを支える会は、日本国内だけでなく、アメリカ在住の友人も含めて、1 カ月という短期間に控訴取り下げ要請の署名 8064 筆を集めました。

　2005 年 3 月 7 日午後 4 時、原告、弁護士、支援者が、厚労省と法務省に行き、控訴取り下げ要請の署名を提出しました。

　この席で原告は、今でも後遺症で顔の痛みに悩まされていること、日増しに体が弱り、歩行が困難になっていることなどを挙げ、国が控訴を取り下げて、1 日も早く、元の平穏な生活に戻れるようにと訴えました。また入所者の 1 人は、「ハンセン病は治る病気とよく言われるが、治療が間違っ

ていれば治るものも治らない。われわれは医者を選べない」と入所者の
立場を説明しましたが、厚労省国立病院課は控訴取り下げの考えはない
と回答しました。

［控訴から和解までの流れ］

2005年　　1月31日　　判決　原告全面勝訴

　　　　　　2月　9日　　被告国は控訴

　　　　　　3月　7日　　原告は厚労省と法務省に控訴取り下げ要請の署名を提出

＜口頭弁論＞

2005年　　4月27日　　第1回口頭弁論　　東京高等裁判所

　　　　　　6月22日　　第2回口頭弁論　　東京高等裁判所

　　　　　　8月24日　　第3回口頭弁論　結審　和解勧告 東京高等裁判所

＜和解経過＞

　　　　　　9月　9日　　第1回和解協議（非公開）

　　　　　10月11日　　第2回和解協議（非公開）

　　　　　11月28日　　第3回和解協議（非公開）

　　　　　12月15日　　第4回和解協議（非公開）

2006年　1月12日　　第5回和解協議（非公開）

　　　　裁判所から和解条項案を提示

　　　　双方ともに事前に和解条項受け入れを表明済み

2006年　　1月31日　　和解成立

（2）控訴理由と被控訴人のコメント

解説　**内藤雅義**　被控訴人弁護士

　原告側の全面勝訴となった東京地裁判決について、国は東京高等裁判
所に控訴し、東京高等裁判所第11民事部で審理されることになりました。
2005年4月4日、控訴人国側指定代理人より、控訴理由書が東京高等
裁判所第11民事部へ、同年4月27日に被控訴人(山下ミサ子)代理人より、
「控訴理由反論書」が同部へ提出されました。

　控訴理由書の要旨は、下記の通りであり、コメントは控訴理由反論書の要旨を述べたものです。ここでは、控訴理由の問題点を明らかにするため、論点ごとに被控訴人側のコメントをつけました。

1：医療水準―過失判断の基準

（国側の主張）

　原判決（東京地裁判決）は、世界的なハンセン病の医療水準で判断すべきとしたが、判例上は「診療当時のいわゆる臨床実践における医療水準」（最高裁昭和 57 年 3 月 30 日第 3 小法廷判決・判例集民 135 号 563 頁）とされる。主治医の小関医師は、東京地裁に国側が提出した「1987年　今日の治療指針」（資料編 p415）の方法に従ったものであり、過失はないと証言した。原判決には、このような過失の判断基準に誤りがある。

（被控訴人側コメント）

　「今日の治療指針」は、一般の開業医が参考にする書物であり、国が独占しているハンセン病の治療では全く参考にもならない。「今日の治療指針」において、菌の増殖が続いている最中に、長期に渡ってステロイド剤を継続するような記載はない。原因菌の増殖中に、長期ステロイド投与が間違いであることは、医学的常識である。

2：各時期の過失判断について

(1)　第 1 期

（国側の主張）

　原判決は、第 1 期においてハンセン病が再発したと認定しているが、この事実認定に誤りがあり、この誤った事実認定を前提に過失を認定している。

　国は被控訴人の症状を境界反応と主張していた。ところが、原判決は、被控訴人の症状とその後に再発と確定したことを根拠に、当初から再発であったと認定している。しかし、これだけで境界反応を否定する理由とはならない。したがって全生園担当医師が再発と判断しなかったことに、

過失はない。

（被控訴人側コメント）

　当時世界的に問題となっていたのは、らい菌のスルフォン剤（DDS 等）に対する薬剤耐性の出現にともなう再発の防止であり、このことを十分に認識していれば、DDS の単剤治療が続いていた被控訴人については、早い時期に再発との診断が可能であった。つまり、再発を考えて、それを明らかにする努力が不十分なことが問題であった。まったく努力しなかった。

(2)　第 2 期

ア：多剤併用療法（MDT）について

（国側の主張）

　原判決は、ハンセン病を再発した被控訴人に多剤併用療法（MDT）を実施するのが原則であったと判断できなかった点に過失があるとしている。判決のいう MDT は WHO の MDT をいうと考えられるが、国際らい学会会長湯浅洋らによれば、WHO の MDT の勧告案に自信はなかったとする。

　MDT の有用性が確認されたのは 1980 年代後半であり、普及したのは 1990 年代に入ってからであった。しかも、WHO の MDT による早期の治療の打ち切りには、多くの問題点が指摘されている。

　また、日本では MDT の治験を行う患者数を確保できなかった。日本国内ではこれらの事情から MDT を実施する実態がなく、MDT は普及していなかった。

（被控訴人側コメント）

　原判決は、単剤投与を意味もなく継続すると薬剤耐性が生まれるという、世界で広く認識されていた MDT の医学的背景を理解して、それを踏まえた抗ハンセン病薬の投与を行うべきであると判示しているのであって、WHO の MDT を行えと判断しているのではない。そもそも第 2 期では、抗ハンセン病剤（薬）の投与を中止したことが問題なのである。

　また湯浅洋氏は MDT のレジメン（総合的な投薬計画）に自信がなかっ

たとは決して言っていないし、これこそが最良の治療であると考えていた。

　湯浅氏が疑問を呈したのは、開発途上国における WHO の MDT の費用負担問題からの早期の治療打ち切りであり、わが国とは事情が異なる。

　付言すると、一部の国内施設では MDT の理念に基づいた治療が行われていた施設もあったが、MDT を理解した上で、適切な治療が行われていないため、患者の症状、後遺症を悪化させた施設が存在した。特に全生園では、本件のような患者が多かった。

イ：小関医師の治療と療養所の医療水準について
（国側の主張）

　当時の日本の臨床実践の医療水準を示すと考えられる治療指針であった「今日の治療指針」には、神経症状が出れば、ステロイド剤であるプレドニンを投与することが記載されており、投与担当医師（小関医師）の治療方法は、このような治療方針に則ったものである。ところが、原判決は、「今日の治療指針」は一般医療従事者向けであり、これが当時の一般的な医療水準を示すことには疑問があるとしているが、これは誤りである。また、原判決は、らい反応が起きたときは、DDS 等の抗ハンセン病剤の投与を減量ないしは中止すべきではないとするが、類似の医療機関で行われていたか否かを検討することなく、世界的な最新の知見を踏まえた治療をすべき義務があるとした医療水準判断も誤りである。

　らい反応時の化学療法続行が"最新の知識"であったのは、1970 年代までである。

　また、原判決は、対症療法に終始した医師が存在したことについて、「らい予防法が国立療養所に日本におけるハンセン病の診療活動をほぼ独占させることにより」「日本のハンセン病医学……が外部から批判にさらされる機会や、新しい情報を取り入れる機会の乏しい閉鎖的環境の下にとどまった結果、その歩みを停滞させてしまったという法制度に由来する構造的な問題がその背景に横たわっていると考えられる」と判断しているが、先駆的な医師は、早くから多剤併用療法をしたりして、それを実施してい

る医師もいるのであり、このような批判は当たらない。

（被控訴人側コメント）

　全生園ないし担当医師（小関医師）の治療の問題点を一般開業医向けの医療水準で済まそうとしているのが、前半の主張である。これに対し後半では、先駆的な医師もいたので日本全体として遅れていたわけではないという弁明となっており、明らかに矛盾する。後半では、本件における過失、つまり、全生園の被控訴人の担当医は、世界で行われていた先駆的な医療を行っていなかった過失があることを自白していると言ってよい主張となっている。

　らい反応時の化学療法続行が"最新の知識"であったのは、1970年代までであり、本件が起こった1980年代に入ると国際的には、医学的常識であった。

　なお、日本の日本ハンセン病の医療について尾崎元昭医師が弁明した意見書（p226）は、立場上、尾崎医師が書いたものであり、争点と基本的に関係ない内容であったが、和泉眞藏医師は、このような尾崎医師の対応を痛烈に批判する反論書を作成して提出した（p231）。

ウ：被控訴人の外泊について

（国側の主張）

　治療の成果が上がらなかったのは、被控訴人が外泊を続け、月に1、2回の診療と治療薬受け取りのための来所だけであったために、適切な治療ができなかった。

すなわち、第2期における治療としては、らい反応の鎮静を優先して抗ハンセン病剤の投与を中止し、ステロイド剤を投与して、らい反応が落ち着いた後に速やかにステロイド剤の離脱を行って、その離脱と並行してハンセン病増悪に対する抗ハンセン病剤を投与することであったが、このことを担当医が被控訴人に説明しても、本人が応じなかったものである。

（被控訴人側コメント）

そもそも、月に1、2回通院して治療を受ければ十分であるが、むしろ、

全生園でステロイドの投与を受けるとかえって悪化する状況があり、加えて、セクハラも存在して、被控訴人はいたたまれなくなって全生園に行かなかったのである。

(3)　第 3 期

（国側の主張）

　原判決は、被控訴人に対する抗ハンセン病薬の副作用の危険を軽視し、担当医師の投薬治療に過失があったと判断した点に誤りがある。

すなわち、クロファジミンの単剤投与では効果が弱いとするが、リファンピシンでは、強い免疫反応が起こり、また、DDS には薬剤耐性があるためにクロファジミンの単剤投与をしたものであり、過失はない。

（被控訴人側コメント）

並里医師はリファンピシンとオフロキサシンを投与した。

3：損害について

（国側の主張）

　被控訴人の後遺症損害すべてについて、担当医師の過失によるものだとしたことに誤りがある。

　また、被控訴人は、別件である国賠訴訟で損害賠償を受けているので、この点も考慮されるべきである。

（被控訴人側コメント）

被控訴人側は、第 1 期前から、本件の時までの運転免許証の写真を示し、全生園の治療により、いかに外見が変わっていったかを立証した。

4：損害賠償請求権の時効について

（国側の主張）

　原判決は、損害賠償請求権の時効の起算点を誤り、また、国の消滅時効の援用が権利濫用にあたるとしたのは、民法の解釈を誤ったものである。

（被控訴人側コメント）

　ハンセン病医療の閉鎖性により、意味のない実験的検査、治療が行われ、また、全生園でも多くの誤った治療が行われて後遺症が重篤化し、自殺者まで生じた。しかし、訴訟を提起できたのは、被控訴人だけであり、その後に立ち上がった人もいない。これこそが、大きな問題である。

（3）控訴審における書証
① 控訴人（国側）が提出した書証
乙 B 第 56 号証

2005 年 6 月 6 日

意　見　書

国立療養所長島愛生園皮膚科医長　　**尾崎元昭**

　国立療養所多磨全生園における診療の適否訴訟の第 1 審判決が 2005 年 1 月 31 日に東京地方裁判所で言い渡され、私も、この第 1 審判決を読ませていただいた。この判決を読むと、ハンセン病医学の立場から見て、基本的事項の解釈の誤りや理解の不足、日本のハンセン病医学への認識の誤り、ハンセン病治療への誤解や認識の不足が目立っている。この第 1 審判決のような誤った認識や解釈が定着した場合、日本のハンセン病診療現場において、不要あるいは不当なトラブルが発生したり、療養所の診療内容や診療従事者の意識に悪影響を与えるなどの事態が起きることが懸念される。私は、この第 1 審判決が犯した誤りが第 2 審で是正されることを切に期待し、意見を具申する。

　なお、私は 1969 年からハンセン病の臨床と研究に従事し、とくに化学療法を専門として療養所ならびに一般病院でハンセン病診療に携わってきた者であり、経歴は、本訴訟の乙 B 第 23 号証別紙に記載されている通りである。

1.　末梢神経障害について
　第 1 審判決は、原告の末梢神経障害の原因として考えられるものはハ

ンセン病の再発と境界反応の二つのみという前提で、原告の末梢神経障害について検討しているようである。

　しかし、ハンセン病が治癒した後に生じる末梢神経障害の症状については、下の四つの可能性がある。

再発の前駆症状

　神経内での境界反応

　後遺症としての末梢神経障害症状

　いわゆる silent neuropathy（神経の圧痛、腫脹の症状がないのに、感覚及び運動神経機能の障害が進行する病変）

　原告の第 1 期の症状については、これらのうちのどれであるのか鑑別診断をすることが必要であったと考える。したがって、第 1 審判決が境界反応が否定されればハンセン病の再発であると考えているならば、それは誤りである。

2.　ハンセン病の再発とらい反応について

　第 1 審判決では、ハンセン病の再発とらい反応とが対立する概念のように論じられている（例えば第 1 審判決 29 頁〜 34 頁など）が、ハンセン病の再発とらい反応とが対立する概念ではない。

　そもそも、再発とは、一旦治癒した状態で、もともとの疾患の病変が新たに生じてくるものを指す。ときに、改善しているが治癒にはいたっていない状態から悪化してきたときにも、再発という表現が用いられることがある。

　ハンセン病の再発には、治癒ないし改善した状態から、LL から TT の各型及び I 群の各症状を呈して再発してくる場合と、境界反応の症状を呈して再発してくる場合とがある。菌ないし菌体成分への個体（患者）の免疫が変化して、境界反応の症状でハンセン病が再発するということもあるのである。

　本訴訟では、原告の第 1 期・第 2 期の病状をめぐって、再発か境界反応かとの議論が行われ、これに対して第 1 審判決において裁判所の判断

が示されている（第1審判決30頁）が、そもそもの出発点、すなわち、ハンセン病の再発とらい反応とが対立する概念のように論ずるという点で、第1審は誤っている。第2審では、是非ともこのような基本的な誤りを是正する必要がある。

3.　菌検査による鑑別について

　第1審判決は、ハンセン病の再発と境界反応との鑑別は、らい菌の検出の有無によるべきであるとし、原告について、末梢神経症状が現れている顔面の皮膚の菌検査をすべきであったとした上で、第1期において原告の皮膚から組織液を採取して塗抹菌検査を実施したならば、その結果が菌指数陽性を示した可能性はきわめて高く、その時点で原告にハンセン病が再発していることを正しく診断できたものと考えられるとしている（第1審判決32頁、34頁）

　しかし、ハンセン病の再発には、菌陽性の皮疹が生じる場合（LL、BL、BB、一部のBT）と、菌陰性の皮疹が生じる場合（TT、BT、Ⅰ）とがある。後者は一過性に少数の菌陽性所見を示すこともある。

　このことは、2.で述べた境界反応での再発についても同様で、菌陽性になる場合と陰性になる場合がある。従って、菌検査陽性は再発の必須条件ではなく、再発の診断は菌検査以外の所見も加えて総合的に行うのが基本である。

　また、皮膚の病変と末梢神経の病変は常に部位的に、あるいは時期的に一致するわけではない。例えば、LL型では皮疹の部分には知覚障害がないのが普通であり、末梢神経障害は皮疹と関係なく侵された神経枝の分布範囲に生じてくる。顔の神経枝に病変が出ても、顔の皮膚には病変が出ていないというのは十分ありうることである。顔に末梢神経障害が現れているときに、顔の皮膚の菌検査をすれば菌陽性となる可能性が高いとは言えないのである。

　したがって、第1期初期の原告の顔面に神経症状が出ていたとき、顔面の皮膚から組織汁を採取して菌検査を行っていれば、結果が菌陽性で

あった可能性がきわめて高く、原告に LL 型のハンセン病が再発している
ことを診断できたはずとの第 1 審判決の見解は全くの誤りである。第 1 審
判決は、第 1 期の段階で原告がハンセン病を再発していたと断定するが、
それは結果論であり、第 1 期の時点では、原告の末梢神経障害の症状を
ハンセン病の再発と決める根拠はなかった。

　菌検査の結果で再発か境界反応かを鑑別することはできないにもかか
わらず、できるという見解をもってしまったため、第 1 審判決は、誤った
論理に基づいて結論を導き出している。この点も第 2 審で是正する必要
がある。

4.　プレドニゾロンの効果について
　第 1 審判決は、プレドニゾロンには免疫機能抑制作用があることから、
ハンセン病が再発している患者にプレドニゾロンを継続投与することは、
ハンセン病の進行を促進する行為であると考えているようである（第 1 審
判決 48 頁 3 行目〜 7 行目）。

　しかし、世界的に見ても、ハンセン病による末梢神経の炎症のために
神経障害が進むとき、その炎症を抑えるために第一に選択すべき薬剤は
ステロイド剤（プレドニゾロンなど）である。したがって、ハンセン病の
再発患者に末梢神経障害が現れていれば、プレドニゾロンを投与すべき
である。プレドニゾロンが免疫反応を抑制するのは 30mg/ 日くらいの投
与量で、20mg/ 日以下なら炎症反応に干渉して抗炎症作用を示すが
免疫反応は抑制しないというのが、臨床の一般的な認識である。第 2
期に原告が入室するまで、原告に投与されたプレドニゾロンの量は多くて
20mg/ 日程度であるが、この程度のプレドニゾロンの継続投与で免疫が
抑えられて菌が増殖し、ハンセン病が悪化するとは考えられない。ただし、
抗ハンセン病剤を使用しなければハンセン病が進行するのは当然である。
第 1 審判決は、これらの点を混同しており、これも第 2 審で是正する必
要がある。

5.　ハンセン病は後遺症や神経障害を残さずに治るかについて

　第1審判決は、第1期において厳密に適切な診療がされていれば、原告は後遺症を残すことなく治癒するに至ったものとし、その根拠として和泉証人の証言を引用する（第1審判決40頁〜41頁）

　しかし、ハンセン病は、皮膚と末梢神経が主な病変の場となり、初期から末梢神経障害が最小限に止まり、後遺症を残さず治癒するのが理想であるが、実際には後遺症を全く来さず治せる保証はない。

　本訴訟の原告は第1期初期にすでに末梢神経障害が出ている。このような症例では、後遺症を来すような末梢神経障害の進行を食い止めるのに苦労するのが常である。第1期においてどのような治療が適切な治療であったかはともかくとして、第1期に適切な治療が開始されていたとしても、その後の経過中にさらに末梢神経障害を起こさないという保証はない。ハンセン病では治癒後にすら末梢神経障害が進むことがあるのは世界的に知られている事実である。

　後遺症を全く残さずに治せたはずというのは観念的、非現実的な論議であり、臨床家なら絶対に口にすることも、考えもしないことである。

　第1審判決はこの点でも誤っており、第2審で是正する必要がある。

6.　日本のハンセン病治療は遅れていたか

　第1審判決は、「らい予防法が国立療養所に日本のハンセン病の診療活動をほぼ独占させたことにより、日本におけるハンセン病の研究及び診療が、外部からの批判にさらされる機会や、新しい情報を積極的に取り入れる機会の乏しい閉鎖的な環境の下にとどまった結果、その歩みを停滞させてしまった」としており、日本のハンセン病医学が、世界から取り残され、遅れていたと認識しているようである（第1審判決51頁）。しかし、30年以上にわたってハンセン病の臨床と研究に従事していた者の立場から言わせてもらえば、このような裁判所の認識は大きな誤りである。このような第1審判決の認識こそ、定着させてはならず、是非とも第2審で是正してもらいたい。

　つまり、スルホン剤（DDS、プロミンなど）単独治療の限界は、日本でも世界でも同じように認識され、1960 年代から、抗結核剤などさまざまの薬剤をスルホン剤と併用する治療が試みられていた。日本では 1970 年代に多剤併用療法が行われていたし、リファンピシンについては、国立らい療養所化学療法協同研究班によって 1974 年に研究の成果が報告されており（レプラ 43 巻 1 号「らいに対するリファンピシンの効果」参照。本訴訟においても、その一部が乙 B 号証として提出されている。）、リファンピシンの使用法は、WHO の MDT 発表以前の 1970 年代前半に確立していた。世界の動向も学会誌などにより紹介されていた。施設や医師によって治療への取り組みに差があり、より有効な新しい治療法の導入が遅れた所があったとしても、日本のハンセン病治療学すべてが世界から孤立し、遅れていたというのは事実に反している。

② 被控訴人（山下ミサ子）側が提出した書証

尾崎意見書に対する反論書

2005 年 6 月 21 日

JL.Raya Dharma Husada Indah,A/30,

Surabaya, Indonesia

アイルランガ大学熱帯病センターハンセン病研究室

独立行政法人国際協力機構シニア海外ボランティア

和泉眞藏　医師

1. 初めに

　国立療養所多磨全生園における被控訴人山下ミサ子氏に対する東京地裁の 1 審判決について、国立療養所長島愛生園皮膚科医長尾崎元昭医師が意見書を提出した。尾崎医師と私は長年日本においてハンセン病を専攻する医師として共に活動した間柄で、尾崎医師のハンセン病医療についての豊かな経験と学識については常々高く評価し尊敬の念を抱いてき

た。2人はまた、京都大学医学部皮膚病特別研究施設(ハンセン病の研究、教育、診療を総合的に行っていた施設) の西占貢教授門下の同門であり、司法という公開の場で論争することはできれば避けたかったが、尾崎医師から意見書 (乙B第56号証) が提出されたので、1審の裁判に関わった専門医として必要な範囲で反論する。

2. 尾崎意見書の特徴

　意見書を通読して先ず気づくことは、全生園が山下ミサ子氏に対して行った医療が、臨床ハンセン病医学の観点から見て正しかったかどうかについて、尾崎氏が必要な判断を示していないことである。この裁判は医療過誤の有無が問われている裁判であるから、意見書では先ず控訴人施設が被控訴人に対して行った医療に過誤があったかなかったかについて見解を表明した上で、1審判決の個々の部分について意見を述べるべきだと考える。

　このような前提に立った上で、以下尾崎意見書が述べる個々の点について見解を書くことにする。

3. 末梢神経障害について

　尾崎氏は、1審判決が末梢神経障害の原因として再発と境界反応の二つのみという前提に立って検討しているのは不適当であるとして、ハンセン病が治癒した後に生じる末梢神経障害について四つの可能性をあげている。細かい点では異論がなくはないが、医学的に見れば尾崎氏の意見に私も大筋で同意できる。

　しかし、全生園の医師はこの四つの可能性を検討した上で境界反応との診断を下したわけではなく、はじめから境界反応と診断して治療を開始した。また1審裁判では原告と被告双方が尾崎氏のcとdについては意見を述べていないのであり、そもそもcとdは争点にならなかったのである。分かりやすく言うと、全生園の医師たちが再発あるいは再燃の可能性についてどう認識し、それに対して正しい医療が行われたかどうかが1

審の争点であった。従って、1 審判決がこの争点について判断を示したことは司法判断としては妥当であったと私は考える。

　蛇足だが、もし私が山下氏の治療を担当していたら、当然 a、b、c の三つの可能性について考慮して治療を行っていたことは疑いない。なぜなら、私自身治癒期のハンセン病患者の神経症状が様々な理由で増悪する症例をいくつも診ていたからである。d については、すでに山下氏が症状を訴えているので Silent Neuropathy でないことは明らかであるから、考慮に入れる必要性はなかった。尾崎氏は、裁判ではハンセン病の医療過誤の有無が争われ、判決ではそれに必要な範囲で判断がなされることに注意を払わなかったために、1 審判決を読み違えられたものであると私は考える。

4. ハンセン病の再発とらい反応について

　尾崎氏は、1 審判決が再発とらい反応が対立する概念として論じていることに誤りがあると指摘する。そして、1 審判決は出発点が誤った上で第 1 期・2 期について判断しているので 2 審では是正すべきだとしている。しかし、尾崎医師のこの意見は裁判官に誤解を招くもので反論を述べざるを得ない。

　再発ないしは再燃の尾崎氏の定義については私も異論がない。また、かつて LL 型であった患者が、再発したときに境界群の病型を示すことは少なくない。病型はその時々の患者の免疫状態を反映しているので免疫状態が変われば病型が変わっても何の不思議もない。問題はらい反応である。

　らい反応は、慢性の経過をとるハンセン病に現れる一時的な急性症状（Episode）と定義されている。ハンセン病が基礎疾患であり、らい反応はそれに付随して現れる一時的な状態である。現在私はハンセン病の世界的流行地として知られるインドネシアの東部ジャワ州においてハンセン病患者を診察しており、たくさんの境界群の患者が診察に来る。境界群の患者には強弱に差はあるが、境界群反応をともなっている症例が多

い。このような症例の診断名は「境界群反応を伴った境界群ハンセン病」（borderline Leprosy with Type Ⅰ reaction）であり、「境界群反応」とだけ診断することはない。通常境界群反応は、らい菌に対する患者の細胞性免疫が亢進する場合に見られるから、免疫力の増強でらい菌の破壊が進みハンセン病は急速に鎮静化に向かう。これ自身は好ましいことだが、「反応」が余り急激かつ強烈に進むと神経を破壊するのでブレーキをかけなければならない。そのために使われるのがプレドニゾロンである。この投薬はあくまでも減速を目的とするもので完全に停止させないことが重要である。また、プレドニゾロンには免疫抑制作用があるために、LL型の再発患者をらい反応と誤診してプレドニゾロンを不用意に使うと、らい菌の増殖を促進してかえって神経障害を増悪させる結果になる。

　1審で争点になったのは、神経障害を防ぎながら治療をするための戦略が全く違うLL型の再発と境界群反応についてどのように考えて治療が行われたかどうかであった。第2期の病態の変化を詳細に跡づければ、菌数が数100万倍に増えて神経麻痺が悪化したことは疑いなく、全生園医師の行った化学療法は、当時のハンセン病医療のレベルではあってはならない医療だったことは明らかである。尾崎氏は意見書で「対立する概念」という言葉を持ち出して、1審判決は医学的に基本的な誤りをおかしているので是正する必要があるとしているが、ハンセン病の治療において、免疫の低下に伴うL型の再発と、免疫が亢進しておきる境界群反応では治療方法が違う以上、両者を対立する二つの病態として考えるのは当然であり、1審判決は医学的に見ても妥当なものであると私は考える。

　尾崎氏はハンセン病の化学療法の専門家であり、日本でも最もたくさんの患者の治療経験を持つ医師であると考えている。私が知りたいのは、80年代後半から90年代前半というこの時期に、尾崎氏が治療を担当した患者の中に、山下ミサ子氏のような治療経過をたどってハンセン病が悪化した患者が何人くらいいたか、また、リファンピシンなど入手可能な化学療法剤を服用させずにプレドニンだけを長期に投与した症例が何例くらいあったか、そしてその結果がどうなったかである。

尾崎氏自身、事案をご承知なら、容認できないと考えるのではなかろうか。

5. 菌検査による鑑別について

　尾崎氏は、1審判決が菌検査をしていたら再発か境界群反応かを鑑別できたはずとしたことについて、「菌検査の結果で再発か境界反応か鑑別することはできないにもかかわらず、できるという見解をもってしまったため」誤った結論を導き出したとしている。しかし、この結論は尾崎氏自身がこの項で述べている内容と矛盾している。

　尾崎氏は、再発には LL から BT の一部にいたる広い範囲で菌検査が陽性の皮疹が生じる可能性があると認めている。一方で境界反応でも陽性になる可能性があるので両者の鑑別はできないと主張する。また、「再発の診断は菌検査以外の所見も加えて総合的に行うのが基本である」とも述べている。

　診断は検査以外の所見も加えて総合的に行わなければならないのは臨床医学の常識であり何もハンセン病に限ったことではない。しかし、だからといって、山下氏に対して菌検査を行わなかったことが正当化されることはない。入手可能な情報を全て入手してそれらを総合して診断する義務を臨床医は負っているからである。

　また、尾崎氏の意見は、菌検査の意義を過小に評価するものであり、ハンセン病専門医である尾崎氏とは思えない論理展開である。菌検査で分かることは決して陽性か陰性かという単純な結果だけではない。病巣中の菌の量を判定するための菌指数、菌の活性度を示す形態指数などの重要な情報が得られる。例えば、LL 型の再発では境界反応と違い菌指数が高いことが多く、きれいな形をした桿菌が散在性に見えることはよく知られている。一方、境界反応の場合は菌検査が陽性でも破壊された菌が多く見られるのが一般的である。私は京大で診察していたときも、現在インドネシアで患者を見るときも、菌検査は自分で行い検鏡も必ず自分でやるようにしている。病巣中のらい菌を直接自分の目で見ることで菌の状態を正しく判断し、皮疹の肉眼的所見や神経肥厚などの臨床所見や病

気の経過などを加えて総合的に判断するためである。ハンセン病医療にとって菌検査は基本中の基本であり、それをないがしろにしてベストの医療を行おうとしなかった全生園医師の診療態度は、医師として許されるものではない。

　ここでも私が尾崎氏にたずねたいのは、山下氏のような訴えを持って患者が来診した場合、尾崎氏は菌検査をしないかどうかである。調べないと結果が分からないのが臨床検査であり、陽性でも陰性でも診断のために重要な情報をもたらしてくれるのが臨床検査である。はじめからやらないのでは話にならない。

　山下氏は、1970年に神山復生病院を退院し、菌陰性で安定していたところ、1981年頃に至って従前顔面の神経症状がなかった部位にムズムズ感等のLL型の再発を疑わせる神経症状が出現し、しかも、徐々に筋力低下等の症状が出現しているにもかかわらず、全生園の医師は、その原因鑑別に必要な注意を払わなかった。再発を疑って薬剤耐性を考慮した治療を行っていれば、早期に後遺症（それまでの既往は除く）を残さずに治癒したと考えられるのである。裁判所は、これらの事情と、1985年10月に顔面に紅斑が認められたこと等の事情を総合して、1984年5月頃までには、顔面の菌検査を行えば陽性であったと推定されると判断したのである。

　これら総合的な判断を無視して裁判所の判断を非難することは、あるべき医療を考えた場合には、妥当な態度とは言えないと考える。

　私は、尾崎氏に、診療録を検討した上で、氏が担当医であるとした場合に、どの段階で再発の進行を止められたのかを問うてみたい。そのような視点で意見書は書かれるべきものと考える。

6. プレドニゾロンの効果について

　尾崎意見書では1審判決がプレドニン（プレドニゾロン）には免疫機能を抑制する作用がありそれが菌の増殖を促進したと判断したことについて、日量20mg以下では抗炎症作用はあるが免疫抑制作用はないから、

この程度の量でハンセン病が悪化するとは考えられない、としている。このような感染症とプレドニンの関係についての論理は、免疫を研究したものとして受け入れられない。

尾崎氏が言うように、炎症と免疫は違う現象であることは事実であるが、両者はかなり広い部分で重なり合っているのである。ここでは厳密な医学論争はしないが、炎症の中には免疫反応と無関係に起きるものもあるが、免疫反応の局所では炎症が起きているのである。また両者に共通する生体物質（サイトカインなど）も多い。とすれば20mg以下のプレドニンの服用では免疫力に影響しないために菌の増殖に影響しないと断定できるだろうか。

プレドニンの副作用については、多くの文献があり使用に際しての注意が詳細に述べられている。例えば、「ハイパー薬事典」のプレドニゾロンの項には、副作用に関して次のような記載がある。「ステロイドの副作用は、服用量や服用期間によって違います。少量でしたら、長期に続けてもそれほど心配いりません。（15mg以下）。けれども量が多めになると、いろいろな副作用がでやすくなります（30mg以上）」。副作用の一つが易感染性であり、発熱やのどの痛み、咳や痰に注意するようにと述べられている。これは新しく病原体が外から感染する可能性について述べたものである。これとは別に、プレドニンの副作用としては「感染症の誘発」についての注意書きがあり、「多くはありませんが、大量もしくは長期の服用においては、……感染症の誘発……に注意が必要です」と記述されている。感染症の誘発とは、かつて感染して体内で生き続けている病原微生物が、再度増殖をして病気を引き起こすことである。結核菌やらい菌などの抗酸菌は、一旦感染すると宿主の免疫力とバランスをとりながら共生状態になり生涯体内で生き続けることが知られている。このことからこのバランスを崩すようなプレドニンの投与には慎重であるべきというのがこの注意書きの主旨である。その意味では、結核やハンセン病の患者にプレドニゾロンを投与することは基本的に禁忌であり、神経障害などを防ぐためにやむを得ず投与する場合にはもっとも効果のある抗菌剤を併用することが必須で

ある。プレドニン使用に際しての注意書きには、抗酸菌感染症以外でも
誘発感染症について細かい注意が書かれており、ウイルス感染の既往な
どにも注意し、長期あるいは大量投与中の患者、または投与中止後6ヶ
月以内には生ワクチンは接種してはならないなどの注意書きがある。

　ここで指摘しておきたいのは、このような誘発感染症の危険性について
は、例え少量であっても長期に投与しているときは十二分に注意する必要
があることである。確かに、一方では少量のプレドニンでは免疫系への
影響は少ないとのデータもあるが、現実の感染症の防御免疫のメカニズム
については未だ解明されていないことも多いことから、プレドニンの投与
についてはより慎重であるべきとするのが臨床医学の立場である。現在
分かっている知見だけにもとづいて安全性を判断するのは、患者のことを
中心に考える臨床医のとるべき態度ではない。

　のみならず、尾崎氏は意見書の中で「抗ハンセン病剤を使用しなけれ
ばハンセン病が進行するのは当然である」と述べており、全生園の医師
たちが長期にわたって十分有効な抗ハンセン病薬を投与していなかったか
ら山下氏の病状が増悪したことを認めている。それでも尾崎氏はこの事
件は医療過誤ではないと主張するのだろうか。

7. ハンセン病は後遺症や神経障害を残さず治るかについて

　私が1審の証人尋問の中で、山下氏くらいの初期のL型患者なら後遺
症なく治すことができると証言したことについて、控訴人側は繰り返し批
判している。尾崎証人も同じ主旨の意見を述べているが、これは曲解にも
とづくものである。私が述べたのは、再発時点ですでに存在していた後
遺症のことではなく、再発によって起きる可能性がある神経障害について
は後遺症にならないように治癒は可能ということである。控訴人側はそれ
も保証できないというが、私は違う考えを持っている。

　確かにハンセン病の神経障害についてはまだメカニズムが分かっていな
いこともあり、治癒後も神経障害が進行する症例があることは事実である。
しかし、私たちはハンセン病の治療に当たってはじめから神経障害なし

に治療することはできないと決めてかかるのは医師として正しいだろうか。事実、日常生活に支障がない程度の軽度の知覚麻痺だけで治癒する例は少なくない。長期的に見れば身体の状態の変化によって何年もかけて神経障害が進行する症例があったとしても、とりあえずはハンセン病の再発によって進行した神経障害を正しい化学療法によって再発前の状態にもどすことは可能である。尾崎氏は意見書の中で私の証言について「……観念的、非現実的な論議であり、臨床家なら絶対に口にすることも、考えもしないことである」と激しい言葉で批判している。しかし、私達は国民に向かってハンセン病は治る病気ですと長年言い続けてきたし、現在もそのように啓発している。治療を担当する臨床医が、後遺症を残すことなく治療することを「考えもしない」ではハンセン病治療学の進歩は望めないのではないだろうか。

　現在私が仕事をしているインドネシアの東部ジャワ州では昨年5600人の新患が発生したが、新患の約10パーセントは発見時すでに運動神経障害を持っており治療がうまくいっても後遺症が残ってしまう。それを少しでも減らすために早期発見・早期治療にハンセン病対策の重点がおかれている。このことは、初診時に神経障害がなければ大部分の患者は重大な後遺症なしに治癒することを意味している。それが多剤併用療法導入以降の世界のハンセン病治療のレベルである。私が1審の証言で述べたことは医療者のおごりでもなく、臨床を知らないからでもない。

8. 日本のハンセン病治療は遅れていたか

　尾崎氏は、1審判決が今回の医療過誤事件が起きた背景に日本型絶対隔離政策があったと認定したことは誤りだと述べている。意見書にあるように、日本のハンセン病関係者が努力をし、それなりの成果をあげたことは事実であり、私も否定しない。しかし、日本のハンセン病医療、とりわけ療養所医療が、絶対隔離政策のために一般の医療システムから隔離され、外部の批判が届かなかったことも事実である。そのことは厳しい現実として日本のハンセン病専門家は受け入れなければならないと私は考

えている。

　1審の法廷では、全生園のハンセン病医療の酷さについて山下氏以外にも多くの被害事例があることが証言された。私自身もそのような患者を体験して知っていることを証言した。重大なことは全生園でのハンセン病医療が適切に行われていない事実を、多くのハンセン病関係者が長年知っていながらそれに対して何らの対策も行わなかったことである。

　山下氏の治療について尾崎氏のハンセン病医療の師匠である邑久光明園の原田園長（当時）に山下氏が相談に行ったときに原田医師が「全生園の化学療法はひどいと聞いていたが、ここまでひどいとは」と述べたとの証言があった。

　尾崎氏も「施設や医師によって治療への取り組みに差があり、より有効な新しい治療の導入が遅れた所があったにしても」と述べ、全生園のハンセン病医療が立ち後れていたことを暗に認めている。今回の事件は、尾崎氏も認めているように、1974年に日本でもリファンピシンの効果が確認されていたにもかかわらず、それから10年以上たった1980年代以降になってもまだ重症のL型患者にリファンピシンを使わなかった医療過誤が問われたのである。有効性が日本で確認されて10年以上たっても未だリファンピシンを含む多剤併用療法をしなかった全生園の化学療法についても、尾崎氏は「より有効な新しい治療の導入が遅れた所があったにしても」として医療過誤を否定して担当医の行為を免罪するのだろうか。私には到底できないことである。

おわりに

　尾崎氏は意見書のはじめの部分で、1審判決が確定すると、「療養所の診療内容や診療従事者の意識に悪影響を与えるなどの事態が起きる」と懸念している。この点について私は尾崎氏と違った意見を持っている。

　医療過誤裁判であるため医療についても判断しているが、それはあくまでも司法の判断であって医学医療の専門家の判断ではなく、医療現場がそれに過度に拘束される必要はない。専門家は十分学問的に討議をした

上で医療のために最善の判断を下すべきである。

　それよりはるかに重大なことは、歴史上初めて療養所におけるハンセン病医療の過誤が問われた裁判で、正しい司法判断が出なかった場合の影響である。何度も言うようだが、山下氏の事件について、過ちは裁判にではなく、医療にある。もし、これほど明確な医療過誤ですらハンセン病療養所の医療では責任が問われないとなれば、日本におけるハンセン病医療の健全な発展は望めない。さらに関わる医師たちの多くは、日本型絶対隔離政策がハンセン病療養所医療に及ぼした後遺症に鈍感になり、自省の気持ちをも失うであろう。そのような事態こそ避けなければならないと私は考えている。

　裁判所におかれましては、速やかに控訴審を終結して正しい司法判断を下してくださいますように切にお願いいたします。

（4）控訴審における口頭弁論

(1) 第 1 回口頭弁論
期日　2005 年 4 月 27 日　午後 1 時半〜
東京高等裁判所　第 825 法廷

ア　山下ミサ子・被控訴人の意見陳述

意 見 陳 述 書

2005 年 4 月 27 日

山下ミサ子　被控訴人

　発言の機会を与えていただいたことに厚く御礼申し上げます。私は、この場で三つのことを申し上げたいと思います。

　一つ目は、何よりも現在入所している方や、私を含む退所者が、安心して本当の治療が受けられるようになることです。そして、この裁判がそ

のきっかけになればと思っています。

　この裁判を起こした直接の動機は、私たちハンセン病患者・元患者が一般の病院と同じ医療レベルになった全生園で、誰に遠慮することなく、いつでも安心して治療を受けられるようになってほしいという願いからでした。

　これまで全生園では、隠された医療事故を含む恐ろしいこと、許せないことがたくさんありました。治療に絶望した患者や浴槽で溺死した患者、投薬ミスによる失明患者、更には医師によるセクハラ等と数え上げればきりがありません。それも決して数10年も前の話ではありません。このようなことが続く中で私の医療過誤が起きたのです。この裁判を起こす前に、厚生労働省に対して今述べたような事故等を手紙で訴えたこともありました。でも、これに対してなんら回答もありませんでした。

　私は、このようなひどいことが起こっていることを知って欲しい、もうこのようなことを繰り返して欲しくないという気持ちからこの裁判を起こしました。

　勿論、私に数多くの暴言を吐いた小関医師を許せないという気持ちも強くあります。でも、それ以上に、全生園を良くしたいのです。私もいつ、全生園でお世話になるか分からない状況にあります。そのためにも、治療を受ける人にとっても、生活する人にとっても、働く人にとっても明るい全生園であって欲しいのです。

　二つ目は、国が控訴したことが許せないということです。

　東京地方裁判所の判決の後、国側が控訴しないよう、支援者の方々と厚生労働省に陳情に行きました。でも聞き入れてもらえませんでした。今、国、そして、全生園は、自分たちの非を認めようとせず、間違いを隠して正当化しているように思えます。特に、私が、先生の言うことを聞かず、薬を勝手に飲まなかったかのように言うことは許せません。私は、よくなりたいために一生懸命薬を飲みました。

　私はこの裁判が熊本での国賠訴訟の延長線上にあると思っています。国賠訴訟では、国の控訴断念によってハンセン病患者、元患者は人権を

取り戻し、大喜びしました。しかし、全生園では、非を認めず、相変わらず隔離政策が延長される中で治療が行われていると思います。

　三つ目は、全生園の現在の入所者のことです。

　入所者の中には、私のこの裁判を金目当てだと言っている人たちがいます。国にお世話になっているのだから裁判などすべきではないと言う人たちもいます。でも、「頑張って、応援しているから」と言って私の裁判を支援していると言ってくれる入所者の方、そして、職員の方もいるのです。

　のみならず、控訴取り下げを求め、療養所の医療の改善を求める署名は全国 48 都道府県、アメリカまで拡がり 1686 枚、8064 名に及び、4 月 7 日に厚生労働省に提出しました。

　私は、国にお世話になっているのだから文句は言えないと思っている人たちのためにも、おかしいことはおかしいと言えるようにしたいと思います。何よりもまず、国は、間違いは間違いとして認めて欲しいのです。そうして初めて、私のような退所者にとっても、入所者にとっても医療面で頼りになる全生園になるのではないでしょうか。

　最後に裁判長にお願い申し上げます。私の後遺症はご覧のとおりで、今、足の後遺症が特にひどく早い時期にひざに人工骨を入れる手術をしなければなりません。加えて心の支えとなっている主人が昨年 6 月に肺ガンのステージ 4 の末期と宣告され現在入退院を繰り返して抗ガン剤で延命を図っている状態です。

　この様な事情もあり、1 日も早く結審して全生園の医療改善に繋がる判決をいただきたいと思います。

　よろしくお願いします。ありがとうございました。

イ　内藤雅義　被控訴人代理人・弁護士の意見陳述

意　見　陳　述　書

2005 年 4 月 27 日

東京高等裁判所第 11 民事部　御中

243

内藤雅義　被控訴人代理人・弁護士

　ハンセン病問題については、我々法曹を含む社会そのものが加害者でした。その中で、患者たちは苦しみ、必死になって生きてきました。被控訴人もまさにそのような１人です。

　特に、ハンセン病患者がどれほど、医療の面で苦しんできたかは、「ハンセン病問題に関する検証会議最終報告書」（甲B21号証の1）の別冊「ハンセン病問題に関する被害実態報告書」（甲B21号証の2）の「三、療養所退所者を対象とした調査」（300頁以下）を見れば明らかです。ハンセン病既往者は、ハンセン病の罹病歴を知られることを恐れ、一般疾病についてさえ、一般病院に行くことをためらいます。そして、誰かに見られればハンセン病の既往が分かってしまうことを恐れながらハンセン病療養所に息を潜めて通院しているのです。

　控訴人国は、その重さを無視し、本件以外の多数の事件を覆い隠すためとしか思われない控訴を行いました。前記の実態調査報告書の中にも、全生園では、本件以外に20件もの同種の事案があるのではないかと指摘されています（甲B21号証の1の「第十　ハンセン病医学・医療の歴史と実態」p211）。

　控訴人国の主張は、基本的に原審と変わりません。何故、もはや明白に決着のついた点について、引き延ばしとも言える主張を繰り返すのでしょうか。控訴人国がなすべきことは、徹底的に同種の事件の検証を行い、膿を出し切ることではないでしょうか。

　国によって作出助長された差別によって、ハンセン病療養所に収容され、それでも国のお世話になっていると思わざるを得ない人々に、ハンセン病療養所入所者や退所者も人として患者としての権利を持っているのだ、おかしいことはおかしいと言える権利があるのだということを知ってもらうことが重要です。本件は被害救済とともにそのための訴訟でもあります。

　被控訴人の夫は、今、ステージ４の肺ガンと戦いながら、被控訴人の訴訟を支えています。彼女自身、ご覧の様な障害を負いながら、しかし、自分のためだけではなく全生園の入所者、退所者、そして職員のために

も必死に訴えているのです。

　裁判所は、是非このような点を十分踏まえて、被控訴人のみならず、入所者、退所者、そして全生園に働く人々にも勇気を与える判決を早期に下されるよう訴えて意見陳述を終わります。

＊＊＊＊＊＊＊＊＊＊＊＊＊＊＊＊＊＊＊＊＊

傍聴メモ　村上絢子

　4月27日午後1時半から、東京・霞ヶ関の東京高等裁判所第825号法廷で、多磨全生園医療過誤訴訟の第1回控訴審の口頭弁論が行われました。103号法廷と比べて廷内は狭くて満席でしたが、全生園自治会の役員は国側の席に座っていました。冒頭、初めてNHKのカメラが入り、2分間撮影が行われ、TVニュースで放映されました。

　被控訴人（山下ミサ子）が意見陳述で強く訴えたのは、以下の3点です。

①この裁判をきっかけとして、入所者や退所者が安心して治療を受けられるだけでなく、職員も安心して働ける医療体制を全生園につくっていただきたい。

②地裁で原告全面勝訴判決が出たにもかかわらず、国が控訴したことは許せない。国は医療過誤を正当化し、原告に非があると非難しているが、この裁判は熊本判決で原告が全面勝訴した国賠訴訟の延長線上にあると思っている。

③全生園の入所者には、この裁判は「金目当てだ」「国のお世話になっているのだから、裁判すべきでない」と言う人たちがいるけれど、この裁判で何が問題なのか知らない人のためにも、おかしいことはおかしいと言えるようにしたい。全生園の医療改善につながる判決を求めたい。

　続いて、代理人の内藤雅義弁護士は、「今でもハンセン病の既往歴を持つ人たちは、息をひそめながら通院している。全生園での同種の事件が20件はある。徹底してその検証をすべきだ」と陳述しました。

　公判後の報告集会では、入所者が、「全生園でこの医療過誤裁判がタブー視され、一部の人には陰口しか伝わっていない。腫れ物に触る感じなので、なんらかのかたちで、正しい情報を入所者に伝える必要性がある」と、全生園の現状を話しました。

(2)　第2回口頭弁論

期日　2005年6月22日　午前10時半〜
東京高等裁判所　第825法廷

傍聴メモ　旦保立子（たんぼりつこ）　真宗大谷派僧侶

　あいにくの雨にもかかわらず、遠方から傍聴に来た大勢の支援者で、法廷はいっぱいでした。今日は、控訴した国側から準備書面と医師3人の意見書、被控訴人（山下ミサ子さん）側から和泉眞藏医師の反論書が提出されました。

　裁判長と控訴人と被控訴人の弁護士がぼそぼそしゃべっていましたが、何を話しているか聞き取れません。「時効」「不法行為」「医療水準」の声が聞こえましたが、流れは読めません。「和解の方向」という声が裁判長から聞こえました。次は、「三者での次の開廷日の調整を」「8月24日午後2時と決定」と言ったあとに、「それではこれで閉廷します」と。この間、10分から15分で、はや終了になりました。

［報告集会での経過説明］

　公判後に弁護士会館で開かれた報告集会で、内藤弁護士から裁判の流れを聞きました。控訴人国側の3人の医師から出された意見書は、①一般論を述べているにすぎない、②当時の全生園の医療水準は世界的レベルではないが、一般的な水準であったというが、問題点のすり替え、③時効の起算点をズラそうとしている、という説明でした。私にはやはり「和解」という言葉が気にかかりました。すでに地裁で完璧な勝訴であっ

たにもかかわらず、国側が控訴したのですから、何をもって「和解」内容にするのでしょうか。内藤弁護士は、和解には国の責任と謝罪が入らなければならないと言われましたが、当然地裁の判決内容がすべて入っていなければならないと思います。

集会に参加した森元美代治さん（退所者）は、「国側の医師が意見書で主張しているように、療養所が一般的な水準の治療をしてくれていたなら、われわれは目が見えなくなったり、手足が不自由になったりすることはなかった」と訴えました。また、集会の参加者から、全生園の中で、この裁判に関する情報がほとんど知らされていないという声も上がりました。

もう一つ、忘れられない力強い言葉が、この山下さんの裁判を傍聴するたびに思い出されます。それは、東京地裁勝訴後の報告集会での全療協事務局長・神美知宏さんの言葉です。「この医療過誤裁判は山下さんが勇気をもって起こしてくれました。本来なら全療協が起こさなければならなかった裁判です。この勝訴のことは全療養所に伝えて、私たち一人ひとりが療養所の医療の改善を訴えていかなければなりません」という内容です。私はこのとき、様々な中傷のある中、山下さんが起こしたこの裁判はきっと療養所で暮らす人たちに届くことを確信していました。しかし、1998年に13人の原告から始まったハンセン病国賠訴訟の熊本地裁での勝訴、東京地裁での国賠勝訴、あの時の思いを私たちは忘れてしまったのでしょうか。

山下さんのお連れ合いが「この裁判の行方を見守ってください」と、まさに命をかけて言っておられる言葉が、ひしひしと伝わってきました。最後に「皆さんと1日も早く良い日を迎えたい」という山下さんの短いコメントに込められた思いを、山下さん個人だけのものではなく療養所内外、私たちに届けと、いまさらながら思わずにはいられません。

次回期日は8月24日。ここで結審になりそうです。

****

（3）結審

期日　2005 年 8 月 24 日

東京高等裁判所

傍聴メモ　村上絢子

　8 月 24 日、東京高裁で多磨全生園医療過誤裁判が結審しました。台風 11 号が接近し、東北から九州にかけて大雨になる恐れがあるにもかかわらず、今回も 50 人以上の人たちが駆けつけ、傍聴席はいっぱいになり、廷内に入れない支援者もいました。

　裁判では山下さんの代理人、内藤雅義弁護士から最終準備書面と、前回国側から出された、石井則久医師の意見書に対する並里まさ子医師（前群馬・栗生楽泉園副園長、現在は所沢市のおうえんポリクリニック院長）の反論が提出されました。内藤弁護士は最終準備書面について次のように説明しました。

1. 早期に再発の診断をし、抗ハンセン病薬による治療をしていれば、再発後の後遺症はなかったのに、担当医が並里医師に代わるまで適切な治療が行われず、山下さんは重い後遺症を負った。

2. 全生園の医師、とりわけ山下さんを担当した小関正倫医師が診断を過ったまま、並里医師と主治医を交代するまで漫然と治療を続けた。再発で増殖した菌に抗ハンセン病薬を使わず、むしろ身体の抵抗力を奪い、菌の増殖を進めるプレドニンを投与し続けた。

3. 全生園で、このような医療とは言えない行為が長年にわたって放置されてきたのは、らい予防法の絶対隔離政策によるもので、これについては東京地裁が適切な判決を出している。

4. 国側は控訴理由をいろいろ挙げているが、全生園の担当医師の過失は明らかであり、閉鎖医療の中で障害を悪化させ、さらには死亡していった患者が少なくない。

5. 山下さんにとっても、入所者にとっても、園内の医療従事者にとっても、

全生園が明るく普通の医療機関になるための判決を切望する。

　今回の裁判では、国の雇用者責任は問われても、山下さんに、顔の表情筋が侵されて表情がなくなり、歩くのも痛々しいほどの身体障害度1級の後遺症を負わせた小関医師個人の責任は問われません。一言も謝罪せずに、小関医師が辞職したことが報告されました。
　9月9日と10月11日に非公開で、和解協議会が行われます。

第5章　和解

期日　2006年1月31日午後1時30分
東京高等裁判所第11民事部和解室

傍聴メモ　村上絢子

　東京高裁の和解勧告を被控訴人(山下ミサ子)と国の双方が受け入れて、全生園医療過誤訴訟の和解が成立しました。提訴から2年9ヶ月かかりましたが、内容は被控訴人の勝訴的和解といえます。

・和解は、被控訴人と代理人以外は非公開が原則ですが、当日は、被控訴人だけではなく、神美知宏全療協事務局長、國本衛全原協事務局長、安原幸彦全弁連事務局長が同席しました。ただ、訴訟提起に悩んだ末、最終的に賛同してくれた被控訴人のご主人が和解の結果を聞くことなく亡くなられ、この場に同席できませんでした。

・絶対隔離政策の下では、入所者は医療ミスの被害に遭っても、告発できなかったのですが、被控訴人は勇気を出して、「この裁判が療養所で安心して治療を受けられるきっかけになれば」と、ハンセン病の歴史が始まって以来初めて、療養所での医療過誤を訴えたのです。

・被控訴人の訴えは、医療過誤の認定と被害救済、全生園の医療と生活環境の改善でした。第1審で法廷に立った原告側証人（並里まさ子医師、和泉眞藏医師）は、医学面で被告側証人（担当医・小関正倫医師、石井医師）を論破しただけではありません。医師の良心とプライドを賭けて、1人の人間として患者と向き合っている姿勢が、被告側証人を圧倒していました。

・2005年1月31日に出た東京地裁の判決は、担当医らの過失を全面的に認め、被控訴人の請求通り、5000万円の賠償金の支払いを命じ、さらに「らい予防法は患者を隔離しただけでなく、療養所の医療も閉鎖し、停滞させてしまった」「担当医は、的確な診断をする義務を怠り、診療上の過失があった。治療の放棄にも等しい」と断罪しています。

・国が控訴したあと、東京高裁で和解交渉を重ねた末、被控訴人が要求

していた三つの条件が被控訴人側と国側で合意に至った結果、和解が
成立しました。

・和解条項（p252）を読み上げて、双方が合意したあと、裁判長は、「この
趣旨を全生園で末永く引き継ぐよう協力してほしい」と国側に要望しまし
た。続いて、現在入院中の多磨全生園長に代わって、副園長が所感を代
読。2月1日午後に職員を対象に、午後7時に入所者に向けて園内放送で
所感を表明すると約束しました。

・記者会見では、内藤雅義弁護士が山下裁判の経過と意義を次のように
説明しました。「全生園での医療過誤を訴え、東京地裁で原告全面勝訴
判決を勝ち取った。国が控訴した後、被控訴人は療養所の医療の改善
と、患者の権利の保証を求めて闘ってきた。そのために第三者機関（日
本医療機能評価機構）の審査を受けて欲しいという要求も和解案の中
に取り入れられたので、和解に応じた。この裁判が療養所全体の医療改
善へつながるよう要望する」。

・被控訴人は裁判を振り返って、「最初は、個人的な裁判で、小さな出発だ
と思っていました。でも私以上に苦しんでいる人が全生園にいることを
知りました。これからは弱い人を見つめる医療になるよう改善されること
を望んでいます。ここまで来られたのは、皆さんのおかげです。心から感
謝しています」と、感想を言いました。

・全原協（全国ハンセン病国賠訴訟原告団協議会）代表として立ち会った
國本衛さんは、「これまで医療過誤は表面に出てこなかったが、医療ミ
スは数多くあった。この裁判は、ハンセン病医療の遅れと、誤りを象徴し
ている。日本医療機能評価機構の審査を受けることを高く評価し、和解
を歓迎する」と述べました。

・神美知宏全療協（全国ハンセン病療養所入所者協議会）事務局長は、
「入所者代表として山下さんが闘っていたのに、国を提訴したことで非
難されたのは残念。療養所の医療が近代化から遅れていたし、厚労省
はその上にあぐらをかいていたことが明白になった。この裁判が療養所
の未来につながることが究極の目標である。全療養所（13園）で日本医

療機能評価機構の審査を受けて、ハンセン病医療にメスを入れ、近代的な医療を療養所でもやるよう要求する」と表明しました。

・国を訴えたことで、被控訴人は非難されてきましたが、四面楚歌の中、信念を曲げることなく、今日まで闘い抜きました。その意志の強さが支援者の心に響き、全国に支援の輪が広がって、こういう結果をもたらしたのです。

・全生園では、2月1日午後7時15分に、副園長が代読した青崎園長の所感（P253）が放送されました。入所者の部屋で、内藤弁護士、退所者と一緒に聞きましたが、テープに吹き込んだもので、謝罪の一言もなく、誠意が感じられない内容でした。

****

平成 17 年（ネ）第 1159 号（損害賠償）
［原審・東京地裁平成 15 年（ワ）第 8896 号］

控訴人　　（被告）：国
被控訴人　（原告）：山下ミサ子
平成 18 年 1 月 31 日
東京高等裁判所第 11 民事部和解室

和解条項

1　控訴人は、被控訴人に対し、本件医療過誤訴訟事件に係る損害賠償金として、金 3000 万円の支払い義務があることを認める。
2　控訴人は、被控訴人に対し、前項の金員を、平成 18 年　　　月　　　日限り、被控訴人の指定する銀行口座（　　　銀行　　　支店、口座名義人　　　、口座番号　　　　）に振り込む方法により支払う。

3　被控訴人は、その余の請求を放棄する。

4　控訴人及び被控訴人は、控訴人と被控訴人との間には、本件に関し、本和解条項に定めるほか、他に何らの債権債務がないことを相互に確認する。

5　訴訟費用は、第 1、第 2 審とも各自の負担とする。

以上

多磨全生園園長所感

　昨日、被控訴人山下ミサ子さんと控訴人国との訴訟において、和解が成立したことを受けて、和解にあたり多磨全生園長として、表明した所感を公表します。

1、当園にて、インフォームドコンセント、セカンドオピニオン、カルテ等の診療・医療情報の開示等の患者本位の医療を今後も尊重します。

2、ハンセン病医療の質の維持向上及び安全管理をはかるための相談体制の確保につき、引き続き努力します。

3、財団法人日本医療機能評価機構に対して、原則として 2006 年度中に受審の申し込みをします。

以上、所感を表明します。

2006 年 2 月 1 日

多磨全生園長　青崎　登

（副園長　代読）

＊なお、2006 年（平成 18 年）の『多磨』（全生園自治会編集）1 月号に、青崎登園長は次のような巻頭言を書いています。

　「昨年は何かむなしい 1 年を過ごした気がします。お聞き及びかと思いますが、裁判に多大な時間をとられ、園の将来構想を立ち上げ

たり、入所者の皆様とゆっくりお話ししたり、医局人事で各大学・医局めぐりに当てる十分な時間がありませんでした。折角習い始めた陶芸も断念せざるをえませんでした」。（村上記）

第Ⅲ部
勝訴判決を将来に生かすために

- 裁判所での大切な言葉を各園でもしっかり見直され、このようなことにウソ・偽りの文章で形をつけてごまかさないでほしい。
- 弱い人に手をさしのべてほしい。
- 心の底から言いたいことも言えずに、一生を終わっていくことのないように。
- 何のための裁判だったのかを消し去ることのないように。

原　告

第1章　訴訟を振り返って

おかしいことは、おかしいと言いたかった

山下ミサ子　原告

　私事の裁判に多くの方々の支援をいただいたことを、心からお礼申し上げます。はじめにどうしても皆様にご理解いただきたいことがございます。私に裁判をするようにけしかけたのは並里先生だと言いふらした人がいるそうですが、それを信じる人がいるとしたら、私は残念でなりません。まったくの嘘です。

　また夫が金欲しさに裁判を起こしたと言われたこともありました。すごくショックを受けました。そのとき最初にお願いに行ったのが、佐々木幸孝弁護士さんです。主人と2人で、このことをなんとかしてほしい、お金は1銭も要りませんということで、お願いに行ったのです。

　私が裁判を起こしたのは、患者が安心して治療を任せられる病院になって欲しいということでした。病気は悪くなるばかりですし、主治医の暴言や態度が許せなかったのです。顔面にピリピリした感じが始まって、診察に来られた小関先生に症状を訴えたら、「ああ、そのうちベロンベロンになるよ」と言われました。それが診察の答えだったのです。それで、いま顔はベロンベロンになっていますけれど、小関先生は調べもしないし、カ

255

ルテも書かないまま診察されていたので、それも疑問に思いました。

あるときは、見学者を3人連れてきて、私たち再発者と透析の患者さんが食事をしているところに入ってきて、「おい、税金泥棒がメシ食ってるのか」と言われました。私たちは食事が喉を通りませんでした。ハンセン病の患者は決して税金泥棒じゃありません。

　全生園では医療事故を含む、恐ろしいことや、許せないことがたくさんあります。犠牲になった友だちのことをお話しします。目の見えないぜんそくのおばあちゃんが夜11時にナースコールをしました。若い看護婦さんが入ってきて、「私たちはいま食事中なのよ」と言っただけで出て行きました。5分ぐらいして、またナースコールをしたのです。今度は別の看護婦さんが入ってきたので、「苦しいから背中をさすってちょうだい」と、やっとのことでお願いしたら、看護婦さんは背中を力任せにトントントンッと叩きました。その看護婦さんが私に「手を貸して」と言われたので、ベッドの横に行くと、布団を胸の上に置いたまま行ってしまったのです。そのおばあちゃんは、「ここに入院したのは地獄だ」と話されました。そして5日後に亡くなりました。

　34歳の男性は、病気が悪くなる一方で、苦しんでいました。園長と小関医師にかかっているので、主治医を代えたいと言いながら、言い出せず、ベランダで自殺しました。私が発見者でした。「警察を呼んでください」と婦長さんにお願いしたら、「ここは警察を呼べるところじゃない」と言われました。私は言葉も出ませんでした。

　病状は悪くなる一方なので、私は不安になって、新しく来た並里先生に相談したら、邑久光明園の原田先生を紹介してくださったので、岡山まで診察を受けに行きました。原田先生は全生園の村上先生に手紙を書いてくださって、主治医を並里先生に代えていただくことができました。

　そのとき、小関先生に呼ばれて、別の部屋に行ったら、小関先生はあっちのほうを向いたまま、「いま上からの命令で、あんたは主治医と治療法を変えるそうだけれど、あんたの気持ちはどうなんだ?」と言われたので、「先生長い間、お世話になりました。並里先生に代わってもらいます。先

生同士は仲良くして下さい。そうでないと、私たちが困りますから」と話したら、返事もしないで、入口で「あとはどうなろうとも、おれの知ったこっちゃねえ」と言って引き揚げて行かれました。これから始まる治療を考えると、不安で眠れなくて、何回も家に帰りたいと思いました。

　治療に行ったときに自治会の前を歩いていたら、自治会の人が自治会室から出てきて、私に向かって「こら、ウロチョロ歩くんじゃねえよ」と怒鳴りました。でも私は、何も答えることができなかったのです。「そんなに金がほしいのか」とか、「国賠訴訟で金をもらっているのに」とか、「裁判なんかしたら、医者がいなくなる」とかいろんなことを言われました。もう裁判は止めようと思いました。夫も止めると言って、裁判を継続するかどうか二転三転したのです。でも中には「よくやってくれた。応援には行かないけれど、ごめんよ」と言う人がたくさんいて、励ましてくれました。だんだんこの裁判を理解してくれる人が多くなって、2005 年の控訴取り下げの署名運動は全国 48 都道府県、アメリカにまで及び、1686 枚、8064 名の方が署名をしてくださいました。

　ここでちょっと付け加えたいことがあります。私が退院して間もない頃、生活も大変で、まだ独身だったのですが、映画『あつい壁』の中山節夫監督と巡り会って、中山さんが「おれのところで働かないか」と誘ってくださって、それからずっと助けていただきました。私の話を聞いてくださり、優しくしていただきました。私が再発したと聞いて、病室に来てくださったのです。中山さんは私の顔を見て悲しそうでした。私を抱いてくださったので、思い切り泣きました。

　元気なときの私を想像しながら、なんで私はいつまでもここにいなければならないのか、うちでは主人が待っているのに、早く帰りたいのに帰してもらえない。それでも中山さんに会えて、私はすごく勇気を与えていただいたのです。

　「国の世話になりながら」とか、「国のお世話になっているのだから文句は言えない」と言う人がいますが、おかしいと思います。そう思っている人のためにも、おかしいことはおかしいと言えるようになって欲しいです。

　私はこの裁判が国賠訴訟の延長線上にあると思います。国賠訴訟では国が控訴断念したことによって、元患者が人権を取り戻し、喜びに湧いたものです。国は内閣総理大臣が謝罪しました。しかし全生園では非を認めず、従来通りの治療が行われています。私の裁判が終わった今、療養所は変わったのでしょうか？　いままで謝罪は何もされていません。

　私はともかく、同じような医療過誤で何人もの方々が亡くなっているのを見ています。その方々に謝罪をして欲しいです。それがなければ、本当の和解はないのではないでしょうか。しかし、ここまでやれたのは、皆様のおかげです。助けてくださった並里先生、命をありがとうございます。和泉先生は、インドネシアという遠いところから、何回も法廷に足を運んで、証言してくださいました。ありがとうございました。内藤先生、佐々木先生、川口先生、鈴木先生、中西先生ご夫妻、重たい荷物を持ちながら、一生懸命やってくださいました。その他、たくさんの方々のご支援に感謝しております。

　主人の納骨が終わって、私は身体をこわして、ケースワーカーの高久洋子さんに相談しました。高久さんが駒込病院にいらっしゃる磐井静江さんにすぐ連絡を取ってくださいました。並里先生が紹介状を書いてくださったので、私は駒込病院に恐る恐る診察を受けに行きました。でも磐井さんが全部段取りをしてくださったので、先生から「ここに来て何かありましたか？」と言われたので、「駒込病院という大きな病院に来られて、私は先生のお顔を見るまですごく緊張しました」と話しましたら、先生は並里先生の手紙を読みながら、「ハンセン病のことは詳しくは知りません。ほんの通りすがりで行くだけでしたが、今後何かあったら、いつでも相談してください」と言われて、眼の検査をしていただきました。

　なんとお礼を言っていいのかわかりませんが、皆様の力でここまで来られたことを感謝します。私だけでは何もできなかったので、本当にありがとうございました。主人はいま天国で喜んで見てくれていると思います。主人の分まで厚くお礼申し上げます。

　　　　（2006 年 5 月 14 日　ハンセン病市民学会第 2 回交流集会分科会）

揺るぎない信念と決意

匿名 退所者

　2001 年 8 月 11 日から 4 年 5 ヶ月もの長い闘いでした。必ず勝つ、勝た
なければと誓い合ったこの裁判。2004 年からは、ご主人のステージ 4 と
いう突然のガンとの闘いをも共有しながら、あなたたちは死線を超えて励
まし合い、あなたたちの思い、支援者の願いまで叶えた画期的な和解合
意まで、本当によく頑張ってくれました。たくさんの感銘をいただきました。
この裁判を支援させていただいて本当にありがとうございました。

　原点には、山下さんとの出会い以来、主治医としてずっと励まし続け、
ハンセン病医療に懸けてこられた並里まさ子先生のあつい思いがありまし
た。

　この裁判に勝てなければ、他の医療過誤裁判で勝てる裁判はない、と
言われた内藤雅義弁護士の裁判相談中の所感と決意に迷いはありません
でした。

　らい予防法という国家犯罪ともいえる悪法に守られ、治外法権的閉鎖
社会の劣悪医療の中で起こるべくして起きた医療過誤の実態に、和泉眞
藏先生は、「一つぐらい、療養所の医療過誤裁判をやったほうがいい。
あれはひどい」と言って、意見書を書くことを即座に引き受けてくださいま
した。信念の塊のような力強い、思いの重なった言葉でした。

　医療過誤裁判の決め手は、内部告発的な医療従事者の協力と支援だ
と聞いておりました。名実ともにハンセン病医療専門家のお二人のドクター
のバックアップを確信して、そのとき、私は何を置いてもこの山下裁判を
支える決心をしました。

　私を裁判に駆り立てたのは、美しく闊達なお姉さんの容姿のあまりの変
わりように言葉を失った、そのときの衝撃でした。また私は、痛ましくも
犠牲になった大事な友人や知人の姿が眼前に浮かび、無念の魂の叫びに
呼び覚まされた思いでした。絶対に許せない！　後に引けない思いに駆ら
れて、彼らのための "代理戦争" を決意したのでした。

　医療過誤裁判のベテランであった佐々木、川口両弁護士と、内藤弁護士を交えて、損害賠償金算定の話になったとき、山下さんは「お金は要らない。小関ドクターに謝って欲しい。辞めて欲しいだけです！　こんな目に遭うのは、私で終わりにして欲しいのです！」と裁判の目的を訴えました。しかし民事訴訟の有り様の説明を受けて、すべてを弁護士先生にお任せすることにされたのが真実です。

　後遺障害の治療のために全生園に通院し続けるしかなかった山下さんに対して、誹謗中傷の限りが投げつけられたと聞いておりました。しかし、初めからお金が目当てではなかったことだけは、ここに言明しておきたいと思います。

　この裁判がかつてない内容の大勝利と和解を得たのは、もちろん山下夫妻の並々ならぬ揺るぎない信念と決意があったからです。そして以前の国賠訴訟（らい予防法違憲国家賠償請求訴訟）では問われなかった、このハンセン病医療過誤訴訟の真意を真っ先にご理解くださった鈴木利廣弁護士の参加は、涙が溢れるほどうれしかった。高裁控訴審からは、ハンセン弁護団からも大勢の弁護士さんに参戦していただきました。

　そして賛同して最後まで励まし、遠く沖縄、北海道からも裁判の傍聴に何回も駆けつけていただいた大勢の退所者、支援の皆様の力の大結集が、真実だけでは勝てないと言われた裁判を動かしました。

　一審判決の担当判事さん、そして高裁判事さんの熱心な和解交渉の進行努力へと繋がり、国をも説得して大勝利に結実したのでした。

　ハンセン病療養所多磨全生園の医療改革に向けた、第三者機関である財団法人日本医療機能評価機構の受審をきっかけに、1日も早く全国の療養所の受審が促進されることに多くの関係者が願いを寄せていることと思います。ハンセン病療養所といえども、全ての療養所にハンセン病の専門的知見を有する医師が配置されているとは、到底思えません。また75歳以上の後期高齢者が入所者の大半を占めている現状を考えれば、高齢者医療の特殊性を考慮した医療体制（老年科設置）が喫緊の課題でなければならないはずです。

　早急に医療機能評価機構の受診が実施され、適切な医療が提供される医療機関に変革されることを願って止みません。

　併せて、今後のハンセン病療養所の医療改革のみならず、将来構想も含めて、医療機関（国＝厚労省が先頭に立って）、医療従事者が患者との信頼関係を重んじ、患者の権利を尊重し、これを守り、患者にとって最善の医療・看護・介護が提供されるよう、督励をお願いいたします。

最後に本裁判に関わっていただいた皆々様に心から感謝申し上げ、今後とも和解の内容が誠実に履行されることをも守り、督励いただくことをお願いいたします。

人間を踏みにじってはならない

酒井義一　山下ミサ子さんを支える会代表

　人間扱いされなかったという叫びとともに起こされた今回の訴訟。原告は山下ミサ子さん（仮名・東京都在住）。多磨全生園での医療ミスによって重い後遺症を負って生活している。ハンセン病療養所では全国初の医療過誤を問う訴訟である。

　1審判決（2005年1月31日・東京地方裁判所）は原告の訴えを全面的に認めた。それによると、「ハンセン病の治療の放棄に等しい」行為が行われていたこと、国が時効を主張するのは「権利の濫用に当たる」こと、背景には隔離政策による「閉鎖的な環境」「構造的な問題があった」と断罪した。国の責任が明らかになり、原告の叫びに光があたったかのような瞬間だった。

　しかし、国は自らが問われた責任を回避するかのように、控訴を行った。そして長尾栄治大島青松園長、尾崎元昭長島愛生園皮膚科医長、石井則久医師から国側の主張に沿った意見書が提出され、1審判決をくつがえす主張がなされた。それに対し、弁護団は反論意見書を提出し、全面的な反論がいまなされている。

　国は一貫して医療ミスを認めず、いたずらに引き伸ばすような態度を続けている。国よ、自らのあやまちを認め、「人間を踏みにじってはならない」との人類の悲願に、静かに耳を澄ませることを、ここに強く求めたい。

　この裁判で明らかにしたいことは、全ての回復者が安心して療養所で治療を受けられるようになることである。それは、おかしいことをおかしいと言える対等な人間関係を療養所内外に創っていくことだろう。そのためには罪を自覚することを抜きにしてはいけない。国家の罪、医師の罪、無関心であり続ける社会の罪……。罪を見つめる勇気を持て、国よ、社会よ。「私で最後にしてほしい」と叫ぶ山下さんの願いをしっかりと聞き届け、受け止めたい。再び人間を踏みにじってはならないのだ。そのためにも、山下さんを決して孤立させない取り組み、共闘という名前の取り組みをしていきたいと思う。尽きることのない支援と共闘を、心から願い求めたい。

（付記）なお、山下ミサ子さんを支える会は、ニュースレターの他に、メールマガジン、ホームページでも、裁判の情報を発信して、この訴訟を支えたので、法廷は常に満席でした。

私も原告として闘いたかった

森元美代治　退所者

　山下ミサ子さんの医療過誤訴訟は、ハンセン病の医療の実態に風穴を開けた画期的なものだ。誹謗中傷に屈せず、がんばりぬいた山下さん、弁護団、支援者の皆様と共に全面勝訴の喜びを分かち合いたい。和解報道の日、全生園在園の有識者から私に電話があり、「山下さんのような被害者は、全国の療養所に2割はいる。この人たちの指標になる」と。

　「らい菌さえ殺せば、目や手足を失っても、病から解放されるからいいだろう」と、あたかも当然のように言い切った私の主治医。すべてが治外法権的で医療の選択権もなく、絶対的権力を持っていた医師に従わざるを得なかった。そして右目を失い、手足も不自由になった。これほど悔し

いことがあろうか。もし、私の主治医が生きていたなら、私も原告として
闘いたかった。

勝訴・和解　本当に良かった！

　　　　　松下徳二　ハンセン病問題の全面解決を目指して共に歩む会　鹿屋

　勝利は確信していましたが、久しぶりの快報という感じで喜んでいます。
闘いの意義を納得しての和解、ほんとうに良かったと思います。しんどく
て孤独の闘いだと思いましたが、山下さんも一息つかれたことでしょう。
亡きご主人も共に喜んでおられると思います。被害のことを思えば、単純
に喜んでばかりはいられないのですが、それでも……。

　山下さんの思いを理解しようとされない方々が多い中で、この勝利。特
に全生園で和解について園長所感が放送ができそうだということで、全
国の療養所に広がることを期待できます。長い間、胸につかえていたこと
が解ける思いです。

　山下さん、体をいたわって、過ごしてくださるように願っています。

　親身になって支援活動を支えてこられた皆さんに敬意を表します。

感謝の言葉

　　　　　　　　　　　　　　　　　　　　　　　金城幸子　退所者

　この医療過誤裁判におきましては、友人の1人として心からうれしく、
感謝の気持ちで一杯です。

　内藤雅義先生はじめ、弁護士の先生方、そしてミサ子姉さんの命の恩
人といっても過言ではない並里まさ子先生、大きな原動力となりました素
晴らしい証言をして下さった和泉眞藏先生、そして何よりも陰になり日向
になり支えて下さった酒井さん、八重樫・村上さんご夫妻、全国の多くの

方たち、皆さんの大きな愛と心が、この裁判を勝利に導いた大きな要因だと思っております。

　NHKで和解のニュースが放映された日に、ミサ子さんのご主人と5分ほど話しました。「本当によかったね。なによりも療養所のなかを見直されることが嬉しいんだよね」と大きな声で話しておりました。きっと安心されたのでしょう。その2日後にご主人は亡くなられました。きっと天国から皆さんに「ありがとう」と言って、喜んでいることでしょう。これからもずっと変わりなく、皆さんがミサ子さんに愛情を与えてくださることを願っていることと思います。

　ご主人が「皆さんのおかげだよ。皆さんのおかげだよ」と2、3回、繰り返しおっしゃったのが、私と交わした最後の言葉となりました。

　いま皆様に、どういうふうに感謝の気持ちを述べたらいいのか、言葉がみつかりません。ありがとうございました。

第 2 章　今後の課題

医療過誤訴訟を全療協運動の転換点に

神　美知宏　全国ハンセン病療養所入所者協議会事務局長

　先ほどからいろんな経過報告を承りまして、全療協の事務局長として様々な思いが胸をよぎっています。全療協がしっかりした組織で、全国の療養所の実態を正確に把握して、全療協らしい強い闘いが組めていたなら、こういう事態は起こるはずもないんです。しかも全療協本部は、多磨全生園に事務局があって、私は平成 7 年に事務局長として赴任して 11 年、全生園の中にある事務局で仕事をしてきた人間として、非常に心の痛みを覚えています。

　じつは私は 72 歳になるんですけれども、治療棟に行く用事がないほど健康に恵まれていますし、外に出ることが多いという関係もあって、医局の中の状況をほとんど知らなかったのです。それは私自身の責任でもありますが、お膝元の多磨全生園の中でこういう問題が長い年月にわたって泥のように滞っていたのが、陽が当たるようになって、初めて世間に知られるようになった。これを私どもの運動の一つの転換点にしなくてはいけない。これは組織活動をやる人間にとって基本になる問題であって、人間を孤立させては、組織として運動が成り立たないということです。全療協がもう少ししっかりしていたら、こういう問題は起こらなかっただろうと、返す返すも残念でなりません。

　全療協は結成されて 55 年、半世紀を過ぎました。人間回復のために血みどろの闘いを半世紀以上にわたって行ってきたのですが、世界に冠たる日本国憲法と言われながら、あの憲法に違反する「らい予防法」がなぜ 1996 年まで残ってしまったのか。つい 10 年前までらい予防法は生き続けていたのです。熊本判決の中で「明らかにこれは憲法違反である」

と国のハンセン病政策が批判されましたけれど、この憲法違反の法律が10年前まで生き続けてきた最大の原因は、私どもの運動のあり方にも一つの原因があったのではないか。

　療養所に隔離されて、果てていった者が2万4000人を越える状況になりましたけれど、全療協の運動自体も社会から孤立した中での運動に堕していたのではないか。毎年、厚労省、あるいは厚生大臣に対して交渉をしてきたのですけれども、それでも国は私どもの正当な要求を歯牙にもかけなかった。私が事務局長として就任して第1回の厚労省交渉の先頭に立って思ったのは、こんな不条理なことをやっていて、われわれの正当な要求に見向きもしないというのは一体どういうことかと、強い憤りを感じたことを今でも忘れていません。

　たまたま私が事務局長になってから、らい予防法の廃止の動きが出てきましたし、また2001年には国賠裁判は熊本判決によって勝利しました。全療協事務局長という立場から、運動というのは孤立してはなんの成果も上がらないということが身に沁みています。全療協は、毎年運動をやっているけれど、いったいどういう問題を国にぶつけているのかということを市民に知らせなかった。全療協運動は社会から孤立していた。私はそう自己批判しています。

　5年前の熊本判決を契機にして、初めて全療協運動に陽が当たるようになってきて、市民の前に全療協が抱えている様々な問題が明らかになってきました。一見平和に見える日本の社会の片隅で、こんなに多くの人たちが、国の政策によって、1世紀にもわたって犠牲を強いられてきたということが、市民の前に初めて明らかにされました。多くの市民が熊本裁判の勝利のために支援してくださったことによって、初めて全療協運動は市民権を得るようになったのではないか。

　したがって、国民の皆様方がまだご存じない療養所の内部に問題がたくさん残されていますので、運動の中で検証しなければなりません。いまのうちに日本のハンセン病療養所の中にどういう側面が未解決のまま眠っているのか、その一つひとつを市民の皆様方の前に明らかにしなければ、

私たちは死ぬわけにはいかないという決意を強く持っています。

　毎年のことですが、今年 6 月に全療協の統一行動を実施しました。全国に 13 の療養所があって、13 の支部があるのですが、支部代表を東京に集めて、厚労大臣をはじめ、医務局長、厚生労働省の幹部に対する統一行動というかたちで要求をぶつけます。山下さんに頑張っていただいたおかげで、いま全療協が何をやらなければならないかということを、改めて考えています。その中の一つに日本医療機能評価機構の受審があります。今度の裁判の勝利によって、多磨全生園はこの審査を受けようということで、裁判の良い影響を受けて、療養所の外から見えない動きが療養所の中で始まっています。

　この審査を受けるにあたっては、まず厳しい書類審査があります。施設の責任者はこの問題についてはこうしている、この問題についてはこう取り組み、こう対応しているということを、書類にて報告します。その報告に対して、この評価機構の審査が行われます。その後に実地検証のようなかたちで、療養所の中に担当者が踏み込んできて、一つひとつチェックする。それがこの日本医療機能評価機構の使命であります。本来ならばこの制度をハンセン病療養所に導入して、もう少し早く閉鎖されたハンセン病療養所の医療がどういうかたちで行われてきたのか、評価を受けるべきであったと私は思っています。

　今回の 6 月の統一行動で、厚労大臣に対して全部のハンセン病療養所がこの評価機構をただちに受け入れるべきだという要求をまずしたいと思っています。私たちには直接大臣に申し上げる機会がありますから、ストレートにそのことを要求すると皆さんに約束します。これに対して厚労省がどう回答するか。それについては一部始終「全療協ニュース」で市民の皆様方に報告します。今年の統一行動はいままでと少し変わったかたちでやってみたいと決意を新たにしていますので、ご注目いただきたいと思います。

　もう少し申し上げたいのは、このたびの裁判に対して多磨全生園の入所者がどう反応するかということに私は注目していました。その内容につい

ては縷々報告がありましたから言葉を重ねませんが、いまは園長はじめ非常に緊張状態の中で施設が運営されつつあります。

　私は1週間ほど前に風邪をひきまして、園長が主治医ですから、園長の診察を受けました。私は何も要求しなかったのですが、「精密検査をした結果、こういうデータが出ていますよ」と、ペーパーをくれたんです。これは今までになかったことです。これは山下ミサ子裁判の影響だと、まず思いました。それから療養所の中の緊急連絡設備が整備されました。緊急事態が自分の部屋で起こった場合、どういう方法で医師や看護師に連絡するかというシステムがつい最近完成しました。医者同士の医療問題に対する議論が盛んに行われるようになりました。

　そのように申し上げると、いろいろあって、これがどのように変わって行くかを見て、各療養所は参考にする必要があります。全療協運動にも乗せて行きたいと考えていますから、私は注目しています。

（2006年5月14日　ハンセン病市民学会第2回交流集会分科会Aシンポジウム）

［提言］

—ハンセン病回復者の医療と生活の質の向上を—

　私たちは、ハンセン病市民学会第2回交流集会の場で「入所者・退所者のQOLを権利として考える」をテーマに、2001年5月の熊本地裁判決が「人生被害」と表現した、未曾有の国の差別政策を長い間受け続けてきた入所者、退所者及び非入所者が現在、置かれている医療の環境や人生の生活環境の質のあり方について、真摯な議論を重ねました。

　こうした議論を受けて、次の諸点について、厚生労働省、各都道府県、各地のハンセン病療養所に真剣に取り組み、実現していただくよう要望します。

　同時にハンセン病回復者の「人生被害」の回復が我々市民の責任でもあることも自覚して、ハンセン病回復者とともに、回復者の医療の質と生活の質の向上に向けて取り組みます。

1.　ハンセン病回復者の医療と質の向上を阻害しているものが、国の隔離政策により作り出された「隔離」と「差別偏見」であり、QOLの向上は、隔離と差別偏見及びそれによって生み出されたものへの解消に向けられること、そしてその基礎には人間の尊厳及び患者の権利がおかれること。

2.　ハンセン病療養所入所者の患者としての権利を保障し、その視点から、以下の点の実現を図ること。

①療養所外の医療機関で自由に受診できる制度を確立すること。同時に自己負担がない制度の導入を併せて検討すること。

②療養所の医療が患者本位に行われるために、カルテを含む医療情報を開示すること。

③療養所に医師と独立したメディカル・ソーシャルワーカーを制度として確立させ、入所者がセカンドオピニオンを自由に受けられ、かつ療養所外の適切な医療機関の紹介も行うコーディネーターとしての地位と権限と機能を保障すること。

3.　国には、入所者、退所者及び非入所者が、差別偏見により、医療が受けられない事態があってはならないことを確認し、ハンセン病療養所内外で最善の医療を受けられるようにする責任があり、その責任に基づき、以下の実現を図ること。

①国の絶対隔離政策により、ハンセン病療養所で暮らさざるを得ない入所者に最善の医療を保障するため、ハンセン病療養所におけるハンセン病医療、プライマリー医療、リハビリテーション医療、ターミナルケアの充実を図ること。

　　そして、この視点に立ってすべてのハンセン病療養所で、財団法人日本医療機能評価機構による外部評価を受け、その結果を尊重すること。

②退所者と非入所者が療養所外においてもハンセン病への誤解、偏見、差別の不安なく安心して診療を受けるための条件整備とともに、安心して地域の医療機関にかかれるように、ハンセン病医療

支援体勢の仕組みを制度化し、ハンセン病の後遺症、再発に対する医学的知見を高め、診察・診療できる医師の養成とスキルアップを図るために、ハンセン病療養所と他医療機関との医師の人事交流を含めた連携をすること。

③退所者、非入所者が療養所の内外で診療を受けられる制度として、医療手帳制度を導入するとともに、退所者の国立療養所における入院加療制度を確立すること。併せて、そのことが新たな「ねたみ差別」を生まないように、行政は今後ともハンセン病に対する正しい認識と理解を広める活動を積極的に行うこと。

4.　国には人生被害回復の法的責任があり、国立療養所は、入所者の「人生被害」を回復するために国が提供する「生活の場」であるという認識の上に立って、入所者と医師及び職員の関係を全面的に見直すこと。

5.　国立療養所の将来構想については、上記の視点に立って、医療機関としての側面だけではなく、福祉及び生活する場としてどうあるべきかに重きを置くこと。また、そのために、福祉及び生活する場にとって相応しい建物の在り方を考える建築学の専門家など、外部の有識者を入れ、開かれた場で療養所の総合的な将来構想を検討すること。

6.　退所者、非入所者の生活については、日弁連の勧告書にあるように、各地の地方自治体との連携の下に、ハンセン病支援センターを設置するとともに、その機能をさらに強化すること。

　以上の諸点は、いずれも改善には緊急を要するものであり、速やかに実現することを強く切望するものであることを付言しておきます。

（2006 年 5 月 14 日　ハンセン病市民学会第 2 回交流集会）

全生園医療過誤事件とその後の取り組み

内藤雅義　弁護士

　多磨全生園医療過誤事件は、2005 年 1 月 31 日、東京地裁で判決が出て、翌 2006 年 1 月 31 日に東京高裁で和解により終結した。同年 5 月 14 日、富山で第 2 回ハンセン病市民学会が開催され、シンポジウムでこの訴訟についての報告がなされ、市民学会は提言（p268）を発表した。

　ここでは、その報告、その後この訴訟を生かす取り組みがどのようになされ、ハンセン病療養所と退所者の医療にどのように課題が残っているかについて、述べることとする。

多磨全生園の閉鎖医療問題

　東京地方裁判所民事 30 部（佐藤陽一裁判長）は、原告の山下ミサ子（仮名）さんと被告国との間の国立療養所多磨全生園における医療過誤事件について、原告全面勝訴の判決を言い渡した。判決は、原告の主張したほぼ全期間（約 10 年間）にわたる継続する医療過誤を認定し、その背景に「日本におけるハンセン病医学の研究及び診療が、……閉鎖的な環境の下にとどまった結果、その歩みを停滞させてしまったという法制度に由来する構造的な問題が背後に横たわっている」と指摘した。判決後、原告の主治医であった医師は、法廷に傍聴に行った入所者に対し、「傍聴した患者は診ない」といった趣旨の暴言さえ吐いた。

　このような閉鎖性の影響は、今も残っている。

　このような構造的な閉鎖的環境における医療の遅れは、ハンセン病医療にとどまらず、全医療分野に及んでいる。ところが、ハンセン病療養所は、その実質が生活の場であるにもかかわらず、形式的には医療機関であるため、主治医が外部医療機関を紹介・指定する形になっている。また、その障害や外部医療機関における偏見差別への不安等から入所者自身も外部医療機関への診療をなかなか受けたがらないという状況が続いている。そのため、療養所の医師がようやく外部医療機関に紹介したときには、

既に手遅れといった事例が多数存在して来た（たとえば、注射の回し打ちに伴うウイルス性肝炎罹患と肝臓ガンの進行）。

　さらに加えて、ハンセン病病歴者の減少に伴うハンセン病療養所の将来について、国は長い間、いわゆる「立ち枯れ」政策をとってきた。国賠訴訟原告団、全療協、ハンセン弁護団からなる統一交渉団により様々な要求を行った結果、厚労省の姿勢に変化はあるものの国による職員定数の縮少、隔離施設であった療養所の僻地所在を原因とする医師の応募不足等から療養所の医療の貧困化に歯止めがかからない。入所者の現在（2021年）の平均年齢は87歳を超え、身寄りがなく、障害を持った入所者の将来、とりわけ、老後医療の将来への不安は極めて強い。

　他方、退所者、非入所者という療養所外で暮らす人々にとっても老後の医療、そして介護は、重要な課題である。絶対隔離・絶滅政策で子を産むことが禁じられ、親族との関係が断絶して家族がいないうえ、障害がある中で、無らい県運動を中心とする隔離政策により創出助長された社会内の偏見差別被害を受けてきた病歴者の多くは、偏見差別への恐れから、普通の疾病であっても、一般の病院にかかりたがらないし、介護を世話する家族もいない。また、介護保険の受給についても、ヘルパーが家に入ることを恐れて、多くは諦めている現状にある。そのため、必然的に療養所における医療に頼る形となる。ところが、前述のように、ハンセン病療養所の医療の質は決して十分ではない。

最善の医療を提供するには

　2001年5月の国賠訴訟で熊本地裁判決が国のハンセン病政策の誤りを厳しく批判したことを受けて、2001年12月、国は、統一交渉団との間の議事確認において「社会の中で生活するのと遜色のない水準を確保するため、入所者の生活環境及び医療の整備を行うよう最大限努める」との約束をした。今、問われているのは、「社会の中で生活するのと遜色のない水準」の医療をどうするか、その点である。

　それには、医療過誤訴訟で東京地裁判決が指摘したハンセン病医療を

含む療養所医療の遅れをなくすために、如何にして入所者の最善の医療を保証するかが問われている。現在の医療の高度化・専門化を考えれば、1療養所内ではもちろん、療養所相互間だけでも、「最善の医療」を完結することは不可能と言ってよい。その場合、入所者に最善の医療を提供するための方策をどうするのかが問われることになる。

そこで、弁護団で検討されたのは、一方で、療養所における①プライマリーケア、②ターミナルケア、③リハビリテーションを充実させ、他方で、それ以外の医療においては現在、「委託診療」と言われている外部医療機関における医療を積極的に位置づける方向があった。

入所者が外部医療機関を受けたがらない理由の中には、医療機関そのもの、あるいはそこで一緒に受診する患者の偏見差別への危惧とともに、知覚神経マヒへの外部医療機関の無理解への不安がある。また、生活の場である療養所の運営者である医師への気兼ねがある。他方、退所者が一般医療機関や介護保険を受診できない最初の障害がハンセン病の既往をうまく伝えられないことにある。これらの重要な一歩を助力するのが、ソーシャルワーカー等の相談員の役割である。熊本地裁判決後、少しずつ、ハンセン病病歴者に対する環境が変わりつつある。その状況変化を加速するために必要なのは、療養所入所者については、ハンセン病病歴者が受けてきた被害についての認識と、入所者に最善の医療提供に熱意を持つ療養所医師の存在である。社会内生活者については、ソーシャルワーカーや看護師等、最初に病歴者と接触する人の担うべき役割への注目である。

いずれも閉じられた療養所から、最善の医療を提供する開かれた外部医療への接続と連携の問題である。国の政策により陥った閉鎖医療を打破するには、国によって開かれた医療・介護にする必要があり、それを実現するための人材の確保である

（注）従前にハンセン病療養所では、療養所外に患者を転院させず、療養所間で（たとえば栗生楽泉園から全生園へ）転院するようなことが行われていた。

273

園長所感で提起された問題の取り組み

　全生園医療過誤事件における和解成立、そして市民学会での議論から17年が経過した。

　和解翌日の2006年2月1日、全生園長の所感（p253）は園内放送で読み上げられた。

① 多磨全生園におけるインフォームドコンセント、セカンドオピニオン、カルテ等の診療・医療情報の開示等の患者本位の医療を今後も尊重していくこと。

② ハンセン病医療の質の維持向上及び医療安全管理を諮るための相談体制の確保につき、引き続き努力すること。

③ 本件和解成立後、財団法人日本医療機能評価機構に対して受審の申し込みをすること（原則として、2006年度中には受審の申し込みをすること）。

　所感の内容は、文書化はされなかったものの、和解当日、和解所感の読み上げが合意された。この訴訟は原告の山下ミサ子さんのたった1人の闘いであったが、和解の席には、国賠訴訟原告団代表として國本衛全原協事務局長、入所者代表の神美知宏全療協事務局長、ハンセン弁護団の安原幸彦全弁連事務局長が立ち会った。

　しかし、和解交渉の最終場面で、山下ミサ子さんのお連れ合いの容態が極めて悪くなったということから和解を急いだこともあり、上記所感①では「今後も」、②では「引き続き」を入れることを認めてしまった。

　そのため、まず、所感①のインフォームドコンセント、セカンドオピニオンの保障等は、現在も療養所当局や、医師の意識を変えるところまでは、行っていない。この点、再度見直す必要がある。

　所感②の相談体制はどうであろうか。

　この点について、私がこの事件に関与するきっかけを作った退所者の方は、市民学会で、ハンセン病病歴者全体について、相談体制、つまり、声を上げ、療養所外の人との関係を作る体制（ソーシャルワーカー等）構築の重要性と必要性を訴えた。その一つとして、仮に高い収入を得ていて

も、隔離や偏見差別の結果として断絶された家族、兄弟姉妹間の関係に様々な障害が生まれ、それが当事者同士では、解決困難であることを指摘した。それとともに、二つ目として、療養所では完結しない医療を外の医療機関につなぐことを訴えた。後者については、入所者、退所者、非入所者に限らず、病歴者は、身体上の障害に加えて、ハンセン病特有の神経障害、知覚障害といった目に見えないハンセン病特有の障害を一般の医師がなかなかわかってくれないことに不安と葛藤を感じ、また偏見差別の恐れから外部での受診を躊躇している現状を理解したうえで、相談体制を通じて一般病院での受診ができるようにすることを訴えた。

　所感③の財団法人日本医療機能評価機構の受審については、本訴訟を最初から最後まで牽引した退所者の方が強く要望していた。山下さんが1審判決の賠償金5000万円にこだわらずに、控訴審の3000万円で納得し、なんとしても療養所の医療改善につながる文言を和解の中に入れてほしいと、何遍も和解交渉がもたれた結果、2006年度中に受審を申し出ることが確定した。

　さらに全生園だけであった評価機構による審査を、ハンセン病問題統一交渉団では、厚労省に対して全療養所での実施を要求し、それが実現した。その意味では、閉鎖医療に若干の外の風が入った。

　日本医療機能評価機構の効用と利点は、①改善すべき問題点が明確になる。②準備するので、評価を受ける前に改善される。③具体的な改善目標を設定できる。④問題点が指摘され改善の方向が示される。認定書が発行されるので、医療に対する信頼が向上する。

　和解成立後、相談体制が徐々に作られ、日本医療機能評価機構の受審を終えて、希望すれば外部の病院を受診できるように形式的にはなった。しかし、市民学会で提言された内容は、未だ実現しているとはいえない。

　全生園における隔離されたハンセン病医療の被害者は、原告だけでは

なかった。現に、訴訟でも本件当時、3人が死亡し、20数名が同様な状況にあったことが原告本人や、並里医師・和泉医師から指摘された。しかし、声を上げたのは、原告1人だけであった（実は表に出ていないが、退所者の方の示談例が1件ある）。全生園ほどではないとしても、同種の事例は、園による相違があるとしても、一定数存在すると予想されるが、集積されていない。

　ほぼ同時期の1988年星塚敬愛園で研修医が禁忌の薬剤注射により2名の入所者が死亡するという医療過誤刑事事件があり、一審では実刑になった。その際、入所者から起こったのは医療過誤の再発防止よりも、医師が来なくなることの不安からなされた減刑・寛大処分嘆願署名であった。そのこともあり、控訴審では執行猶予となったが、問題は控訴審判決にも述べられているとおり、経験のない研修医に単独で整形外科を任せ、医療の管理指導がないことにあった（判例タイムズ770号70頁）。これらの問題は、隔離を前提に入所者を社会の一員として最善の医療を受ける対象としての人間と見ない姿勢から生じたものであり、らい予防法下の断種・堕胎問題、胎児標本問題、遺体解剖等と通底する。

　ハンセン病医療の問題の多くが、光田健輔医師に対する批判で集約されてしまっているが、光田医師の死後も、療養所医師は、光田イズムが象徴する閉鎖医療の改善に十分に取り組んだとは言えないし、その象徴が全生園医療過誤事件であったことを認識すべきである。療養所医師の中には、未だに隔離はやむを得なかったという声も少なくない。

　これらは、ハンセン病の隔離政策がハンセン病医療そのものにもたらしたことについての検討・検証が未だ不十分のままであったことを示している。

退所者の老後と全生園医療過誤事件

　社会生活において周囲に病歴を話していない病歴者の多くは、介護保険を利用せず、障害と高齢化で一人暮らしができなくなると、それまでの全ての社会関係を断って、療養所へ戻ることになる。

仮に介護保険によるヘルパーを利用できても、ハンセン病後遺症による障害と高齢化に加えて、子供がなく、頼るべき親族との関係がないという病歴者の置かれた状況を考えれば、自宅介護では生活が困難となる。しかし、病歴者でともに暮らすことになる老人介護施設の高齢者は強くハンセン病への偏見がすり込まれた世代であり、自由に病歴を語れる環境にはない。これらを考えれば、強く生きてきた山下ミサ子さんでさえも、近くの療養所である全生園へ戻る可能性が絶無とは言えない。仮にそのようなことになった場合でも、入所者の皆さんが、全生園医療過誤事件が全生園を含む全国のハンセン病療養所の医療にとって、プラスになったことを理解して山下さんを温かく迎えてくれることを信じたい。

終わりに

　本書出版に関わった者として、患者・感染者・病歴者が、周囲への不安なくハンセン病後遺症の治療を含む最善の医療を受けられることが何よりも求められていると思う。

　ハンセン病に限らず、病気・障害は人々の生活を一変させる。このような弱い立場にある人が、社会の一員として排除される不安なしに、外来、あるいは病院に一時入院して最善の医療を受けて、再び社会に戻ることができることを示すこと、具体的には、早期診断・早期の最善の医療が本人のみならず、社会にとっても最善であることを示すことが、偏見差別をなくすための活動にとって、大きな教訓になると考える。

　それは、新型コロナ問題で露呈した日本の医療の問題、すなわち、入院して最善の医療を受けることなく、患者が自宅で亡くなった問題や、コロナ感染者とその家族への排除、差別をなくす問題とつながる問題である。最善の医療を受ける権利は基本的人権であり、その障壁を作った国は、その障壁を取り除く責任がある。

いまコロナ禍の中でハンセン病問題を考える

アイルランガ大学熱帯病研究所ハンセン病研究室　**和泉眞藏**

100 年に一度の大流行

　いま人類は、新型コロナ感染症（COVID-19）という「伝染性の感染症」のパンデミック（世界的流行）と壮絶な闘いを繰り広げている。2019 年に中国の武漢で始まり、急速に全地球規模に拡大したこのパンデミックは、100 年に一度あるかないかの「感染症」の大流行である。かつてなく緊密な国際協力による学術情報の公開と、異例の早さで開発され実用化された多種類のワクチンの接種が進んでいるが、感染拡大の予防効果は十分でなく、次々と現れる変異株を前に、2 年たった現在でも人類はまだ収束の見通しを立てられないでいる。2021 年 12 月現在、世界の罹患者は 2 億 7300 万人、死者は 535 万人に達した。

　一方、日本について見ると、最初の感染者が発見されたのは 2020 年 1 月だったが、初期対応に失敗したため、海外からの来訪者によって持ち込まれたウイルスは、市中感染を繰り返して 5 回の流行の波を起こして現在に至っている。これまでの感染者は約 173 万人、死者は 1 万 8400 人余りに達した。

　日本はなぜ初期対応に失敗したのか。一言でいえば、歴代政府が感染症に対する備えを怠り、適切な対応を迅速に進めるために不可欠な司令塔機能を持つ体制を整備していなかったばかりか、全国の保健所の数を半減して予算を削減するなど、ただでさえ脆弱だった感染症対策をさらに弱体化する政策を進めたからである。さらに付け加えるならば、厚労省の医系技官と国立感染症研究所が、都道府県の衛生研究所を傘下に収めるという頑強な利権構造が、大学などの施設や高度の科学技術を身につけた人材をフル活用する道を狭め、非常事態に対応できなかった弱点を挙げることができる。

　日本はどのように感染症対策を怠ったのか、その原因の 1 つは、過去に学ぶ姿勢の欠如である。そのことは、今回のパンデミックに適切に対

応した台湾と比較するとよく分かるので、台湾について考察してみよう。

台湾の対応 ～ ベストな医療保障と信頼感

　2003 年に台湾に侵入した SARS（重症急性呼吸器症候群）の流行で 1300 人の患者を出した台湾は、その失敗から貴重な教訓を学び、新しい感染症の流行を防止するために必要な万全の態勢を構築した。例えば、指揮命令系統を「国家衛生指揮センター」に一本化して必要なあらゆる対策が統一的に実施できるようにし、各分野の専門家が毎日国民の疑問に時間無制限に直接答える機会を設け、国民が知りたい最新の科学的データだけでなく政府の方針や政策の進行状況を全て公表して国民が安心して感染症に向き合えるようにした。

　こうした努力で 2 か月で SARS の封じ込めに成功した台湾では、次の疫病の侵入に備えて、その後も検査や監視体制を維持していたのである。

　その効果は今回の COVID-19 に対する対策で遺憾なく発揮された。

　2019 年 12 月のある日、武漢の医師たちが新種の肺炎について情報交換していることをネット上で知った担当者は、直ちに行動を起こして 1 時間後には武漢からの直行便の検疫が始まり、第 1 号の患者が機内から直接隔離施設に収容された。発見のきっかけは、本人の自発的申告であったが、これを可能にしたのは、台湾では感染症患者が差別や迫害されないという政府や人々に対する信頼があったからである。

　今回の COVID-19 対策の陣頭指揮を執った感染症対策の専門家である陳健仁前副総統は、NHK の道傳愛子解説委員とのインタビューで、COVID-19 対策が成功するために必要なのは「知恵と慈愛」だと答えている。ウイルスと闘うためには知恵をもって科学技術を進歩させなければならないが、COVID-19 から人間を守るためには、人間に対する慈愛の精神が必要だというのである。コロナと共に生きる社会（ウイズコロナ）にあっては、患者にベストの医療を保障するだけでなく、家族や隣人のために感染を防止するひとり一人の努力と思いやりが求められる。

初期対応に失敗した日本

　一方、日本について考察すると、日本で大流行の可能性があった直近の感染症は、2009年の新型インフルエンザである。ヒト-ヒト感染する高病原性のインフルエンザウイルスが侵入する可能性があり、最大60万人の死者が出るとの予想が出されたが、幸い大きな流行は起きず、約200名の死者で終息した。専門家たちはこの流行から貴重な教訓を引き出し、次の感染症の流行に備えて詳細な提言を2014年に国に提出したが、政府はこれを重視せずほとんど何の備えもないまま、今回の新型コロナ感染症のパンデミックを迎えてしまった。無症状の患者が重要な感染源になるというこの病気の最も大切な特徴に見合った、多数の無症状感染者を見つける検査体制や予防体制を確立せず、命よりも経済を優先する政策が国民に丁寧な説明なしに進められ、デルタ株拡大による医療崩壊を防げなかった。

感染症差別と「感染症法」

　この感染拡大の中で顕在化して私たちを悲しませたのが、感染者や感染の危険の中でコロナ患者の治療に献身する医療従事者やその家族に対する差別や排除である。なぜそんな理不尽で危険なことが起きたのだろうか。この事実を見た多くの人は、当初これを「目に見えない未知のものを恐れる人間の本能」や「日本人の特性」で説明しようとしたが、ハンセン病関係者の多くは、直感的にハンセン病に対する差別や偏見や排除と同質のものと気づいた。それに対して筆者は、最大の原因は、国が「感染症法」を遵守せず、国民に感染症についての正しい教育を怠ったためであると考えた。その具体的根拠を示そう。

　現在日本には、感染症の蔓延から国民を守るための法律として『感染症の予防及び感染症の患者に対する医療に関する法律』（感染症法）があるが、その前文では、日本が過去に犯した過ちについて次のように総括している。

　「我が国においては、過去にハンセン病、後天性免疫不全症候群等の

感染症患者等に対するいわれのない差別や偏見が存在していたという事実を重く受け止め、これを教訓として今後に生かすことが必要である。」

この法律の第 4 条では、国民の責務として「国民は、感染症に関する正しい知識を持ち、その予防に必要な注意を払うように努めるとともに、感染症の患者等の人権が損なわれることがないようにしなければならない」と規定しているから、COVID-19 の患者や関係者に偏見を持ったり差別することは、この条文に抵触する行為である。

　一方、国及び地方自治体の責務については第 3 条で、教育活動、広報活動等を通じて感染症に関する正しい知識の普及、情報の収集及び提供、研究の推進、検査能力の向上、人材の育成、患者等の人権の保護と配慮を求めている。ところが、日本の歴代政府はその責務を果たさず、国民に対する感染症についての教育や啓発活動が十分行われてこなかったために、感染症に対する正しい社会的認識が定着せず、新しい感染症や原因不明の病気が発生するたびに理不尽な差別や偏見や排除が顕在化し、ハンセン病に対する差別や無理解がいつまでも解消されず、回復者（病歴者）や家族などが苦しむ社会状態が続いている。

質的に異なるハンセン病差別

　私たち人類は、これまで繰り返し感染症対策を誤り、患者を迫害してきたが、感染症法の前文で特に重大な過ちと指摘されている、我が国の「近代ハンセン病対策」における過ちは、他の感染症に対する過ちと、質的に異なるものである。それは、国家権力とそれに迎合した専門家たちが主導して「絶対隔離絶滅政策」を進め、患者と家族が住めない社会を作るために、「無らい県運動」を展開して、「救らい」の名の下で、病気に対する偏見や差別を究極にまで増幅したことである。その目的を達成するために国と専門家は、「ハンセン病は強烈な伝染性を持つ不治の病で、唯一隔離だけがこの病気から人々を守る対策」であるとの偽りの疾病観を国民に信じ込ませた。そして国民の多くは、感染への恐怖と共に、療養所に入所する方が患者には幸せなのだと信じて運動に協力した。

　それではこのような社会情勢の中で、ハンセン病療養所の職員はハンセン病やハンセン病患者をどのように考えていたのであろうか。時代によっても、園によっても大きな違いがあり、筆者自身がそうであったように、支援を必要とする患者に真摯に向き合った職員がいた一方、全生園のように、医学の常識すら持ち合わせていない職員が患者を差別し迫害した園も存在していた。この事実の一端は、本書中の医療過誤裁判の法廷でも明らかにされているが、さらに悪質な差別や排除が回復者や回復者と結婚した職場の同僚に対して何年にも亘って続けられていた事実が、伊波敏男さん（退所者、作家）によって明らかにされている。

　伊波敏男さんは、早くも60年代にハンセン病であったことを公表し、全生園の看護師と結婚して2人の子供に恵まれて幸せな家庭を守りながら偏見や差別と闘っている回復者である。その半生を1997年に『花に逢はん』という著書で語り感動を呼んだが、最近YouTubeチャンネルの「クリオン虹の基金」（https：//rainbow-culion.net/）の中で、「人間復権のための旅路」として再度公開している。その中で語られている職員組合をはじめとする全生園職員の陰湿な差別や排除は戦慄すべきもので、伊波氏の家庭を崩壊させてしまった。ここでは詳細は述べないが、関心がある方は上記のYouTubeチャンネルをご覧いただきたい。

化学療法時代と専門家の過失

　日本の隔離政策の過ちについて考察するとき、もう1つ見落としてはならないのは、化学療法の普及によって世界が隔離政策を放棄し、ハンセン病医療を一般医療サービスの中に『統合』した1950年代以降も、日本において療養所中心の絶対隔離政策を続けた指導的地位にあった専門家の責任である。日本らい学会（現日本ハンセン病学会）のリーダーや、全国の療養所長たちにも責任があるが、全生園の責任は特に大きいと筆者は考えている。それは、全生園が厚労省のお膝下にあり、長らく「所長連盟」の会長などを勤めていたからである。具体的な事実を2つ示そう。1987年2月、所長連盟は「らい予防法」改正に関する「請願」を発表した。

この請願の文案を書いたのは、当時所長連盟の事務局長をしていた成田稔全生園長である。成田氏は、「所長連盟としては、らい予防法を伝染病予防法の1つに残す方針である」としており、請願はその立場で貫かれている。請願の中では、「入所者の10%前後は菌陽性であり、伝染源になり得る可能性を残しております」と明確に述べており、入所については「勧奨もしくは説得をもって足りるはずであり」とし、外出制限については、「伝染のおそれがないと認められれば、すべて外出を許可して当然であり」と述べている。その上で、「所長連盟は、この見直しを通して法の廃止を望むものでは決してありません」との立場を明確にしている。

　この請願を評価するときに、絶対に見落としてならないのは、1987年という発表の時期である。この4年前、阪大の高坂健二氏によって、当時臨床的に広く使われていた強力な殺菌性抗生剤であるリファンピシンを数日服用すると、その患者の菌は感染力を失うことが、遺伝的に免疫力が欠落しているヌードマウスへの接種実験で、疑問の余地なく証明されていたのである。この研究は、日本のハンセン病研究が世界に貢献した歴史上最も優れた研究であり、日本の専門家が知らなかったですむ話ではない。所長連盟は、リファンピシンが普及していた当時の日本には存在しない「感染性の患者を隔離」する法律の存続を求めたのである。

　1993年3月、全生園園長を退官し名誉園長になった成田氏は、「ハンセン病資料館」に関係するようになったが、予防法の廃止や国賠訴訟の原告勝訴などによって専門家に反省を迫る社会的潮流が強まっていた2004年5月、資料館を見学に来た看護学生に対して、「父親がハンセン病の場合は治療中であっても菌検査が陰性になるまで子供を抱かせてはいけないし、母親が患者の場合は授乳してはいけない」と講義し、資料館はその記録を印刷物にして見学者に配布している。専門家のこの思考停止状態とそれに気づかず、誤った情報を国民に流し続けた日本の"啓発活動"には恐怖すら感じる。

　ここにあげた2つの事例は、20年前の出来事であり、現在は事情が多少変わっていることを願うばかりだが、本格的化学療法の時代に日本

の専門家が犯した重大な過ちについての検証はまだ緒に就いたばかりである。化学療法時代のハンセン病対策には「隔離」という選択肢はないことを、国民に正しく啓発する活動は、国だけでなく反差別の市民運動でも不十分である。

「ポストコロナ時代」の人間社会の在り方

　話を COVID-19 に戻そう。

　最近私たちがよく耳にする言葉に「ポストコロナ時代」がある。管見するところでは、研究者の多くは、COVID-19 は SARS や新型インフルエンザのように「終息」するのではなく、「季節性インフルエンザ」のように長年月人類と共存するようになると予想している。

　現在日本では秋冬を中心に毎年 1000 万人が季節性インフルエンザに罹患し、1,500 人〜 2,500 人が死亡している。もし、COVID-19 が季節性インフルエンザのような形で人類と長期に共存した場合、どんな蔓延状態になるか予測できないが、私たちはそれに見合った「叡智」でこの厄介なウイルスと付き合って行くことになる。そして、ポストコロナ時代の社会を支える基本理念は、これまでとは大きく違ったものになることは疑いない。なぜなら、これまでと同じ考え方ではこの狡猾なウイルスから私たちの命を守れないからである。

　これまで見てきたように、COVID-19 のパンデミックは、近代の歴史の中でも稀に見る感染症の大規模流行で、人命の上でも経済の面でも人類に甚大な損害を与え続けている。これに匹敵するのは 100 年前のスペイン風邪の大流行くらいである。人類は今回の厳しい体験から真摯に学び、これまでとは違う理念に基づく新しい社会を創造しなければならない。

　新しい理念に基づく社会では、全ての感染症の患者との共生がその基本になることは疑いない。なぜなら、感染症患者を受け入れて最善の医療サービスを保障することなしには、「感染症対策」は絶対に成功しないからである。換言すると、これは単なる理念の問題ではなく、私たちの命に直結する問題なのである。

　私たちは常日頃、ハンセン病の回復者やその家族が、普通の市民として平穏に暮らせる社会を実現するために闘っているが、私たちが目指す社会は、全ての感染症患者と共生するポストコロナの社会と同じである。COVID-19 のパンデミックで顕在化した理不尽な差別や排除だけに目を奪われるのでなく、この大災害から学び、より賢くなり、互いを思いやる心を持った人々がリードする明るい未来のために忍耐強く努力を続けなければならない。

　人類の歴史は、感染症のパンデミックには、時として社会の在り方を劇的に変える力があることを教えている。今回のパンデミックは、そのような出来事の 1 つである。

　もしそうだとすると、今の私たちは人類史が書き換えられる重大な転換点に生きている当事者である。賢明に行動して道を誤らないようにしたいものである。　　　　　　　　　　　　　　　　　（2021 年 12 月 20 日）

追補：

　この小論を執筆してから一年余が経過した。この 1 年間で世界の累計患者数は 3 億 7200 万人増え、死者は 125 万 6000 人増加した。現在用いられている mRNA ワクチンは、ハイリスク感染者の重症化予防には有効だが、感染予防効果はあまり期待できない。

　さらに深刻なのは、感染力も病原性も免疫回避能力も従来株より強いオミクロン株の亜系統である XBB.1.5 が感染の主力になりつつある世界の現状である。また、人口 14 億人の中国が、ゼロコロナ政策から感染爆発が必須である自然感染容認に転換したことで、新しい変異株が出現するリスクが高まっている。そのような中で政府は、愚かにも予防対策の緩和を進めており、蔓延の先行きは楽観できないが、人類の叡智で感染症患者に優しい社会が実現する可能性はいささかも揺らいでいない。

　ハンセン病差別の解消を目指す私たちの目標は、全ての感染症の患者と共に生きる時代を切り開いていく中でこそ実現できるのだ。

　　　　　　　　　　　　　　　　　　（2023 年 1 月 28 日）

終章

偏見差別を克服する道標として

村上絢子

　多磨全生園医療過誤訴訟は、2006年1月31日に原告の勝訴的和解で決着しました。その後、提訴する病歴者が出なかったため、わが国の裁判史上唯一の、ハンセン病病歴者が国立ハンセン病療養所の医療過誤を問い糺した訴訟となりました。山下さんに続く病歴者が出なかった現実はハンセン病問題の根深さを表しています。

原告を支えた自立心

　原告と同じ星塚敬愛園の入所者だった島比呂志さん（作家、退所者）は、乙女寮にいた原告について、「色白でいつもニコニコと明るかった○子ちゃんの笑顔は、今も鮮やかに思い出すことができる。友だちのほとんどが園内で結婚して、社会復帰の夢を捨ててゆく中にあって、彼女1人が自立への意志を持ち続けていた……。彼女は、貧困にも障害にも動じない、一種の免疫に似た抵抗力を身につけていたようである」と自著『厚い壁』（『らい予防法と患者の人権　Ⅲ』島比呂志著、社会評論社）に書いています。

　少女時代から自立心が旺盛だった原告は、東京でベビーシッターをしたときに知り合ったアメリカ人一家に招かれて1974年、単身でミネソタへ行き、3ヶ月間暮らしたことがあります。その当時、療養所入所者にとって容易に海外渡航できる時代ではなかったので、目を見張るほどの行動力の持ち主だったと言えます。さらに社会で自立して働くために運転免許証を取得しています。免許証を更新する際に撮った写真を見比べると、顔の後遺症がひどくなっていく様子がわかるので、訴訟では全生園での杜撰で医学的に非常識な医療の証拠になりました。

　このような自立した生き方は、大方の入所者の目にどのように映っていたのでしょうか。療養所でしか治療を受けられない、主治医は簡単には代えられない、恩義がある、いまさら社会復帰できない等の複雑な事情

が絡まって、「金目当ての訴訟は支援できない。勘弁してくれ」と言わざるを得なかったのでしょう。また「原告は主治医の言うことを聞かず、外泊（じつは帰宅）を繰り返す“不良患者”だと知ってるかい？」と言われたこともありました。

けれど今では、訴訟のおかげでセクハラがなくなったし、希望すれば外部の病院で診察を受けられるようになったという声が聞こえます。

次に、この訴訟に関わった当初から、私が抱いていた疑問は、なぜ10余年間も誤った診療行為が放任され続け、原告が全身に無残な後遺症を負ってしまったのかということでした。

最新の医学を学ばず

主治医の小関正倫医師は大学院生時代から約30年間、他園に転任することなく全生園でハンセン病専門の基本治療科医師として診療を続け、謝罪せずに辞職してしまいました。裁判長に診療について尋問されても、明確に答弁できず、裁判長が何度も「言っていることがわからない」と、問い詰める場面がありました。

主治医グループの非科学的な医療の証拠として、原告側証人の和泉眞藏医師は、「1986年に菌検査で3+になって再発は明白なのに、その後4年間治らい剤を中止して免疫抑制剤だけを投与したのは、医療行為を通り越して犯罪行為だ」とまで証言しています。さらに、「1990年に菌指数6+、形態指数30%という最悪の状態になり、菌数を100万倍以上に増加させた」と意見書で述べています。

診療の根拠となる、単剤による耐性菌出現の再発治療に関する海外の論文を小関医師は読んでおらず、最新のハンセン病医学の研究をしていないことが、尋問で明らかになりました。裁判長に、治療の根拠とした日本でのハンセン病の標準的教科書は何かと尋問されると、「1987年　今日の治療指針」（資料編p415）と答えています。しかし、ハンセン病についての解説は1ページ足らずなので、専門医向けの標準的教科書とは到底言えません。被告国側の証人、石井則久医師は「それはハンセン病の

専門医が書いた、当時の標準的教科書」と証言していますが、実物を見れば、それに値しないとわかります。また、菌検査でマイナスだったのだから再発ではないと証言しましたが、症状のある箇所で検査しなかったのですから、結果がマイナスなのは当然で、重大な過失です。

　判決では、「第1期から第2期の診断は重大な誤診。小関医師の証言は信用できない」と断定しています。

見逃された医療過誤

　このように小関医師が医学の進歩に立ち遅れたまま診療を続けた結果、医療過誤は明白なのに、擁護するのはなぜなのか。小関医師と一緒に治療した他科の医師たちは、目の前にいる原告の病状が悪化していくのをなぜ黙認したのか。私が調べた限りでは、成田稔園長は十数回も治療に当たっているのに、なぜ医療過誤を見逃したのか、なぜ監督・指導しなかったのか、監督責任はないのか。小関医師の治療によって重症化して自殺した患者や、風呂場での変死者が出たのに、なぜ警察に通報しなかったのか。

　絶対隔離政策の下で起きた全生園での患者蔑視による医療過誤の実態が外部の医療関係者に伝わっていないと知った私は、一市民の立場で、第92回日本ハンセン病学会学術大会（2019年、沖縄）で、「多磨全生園医療過誤訴訟で何が問われたのか」という演題で報告しました。参加者から「全生園でそんな異常な治療が行われていたのか」「医師全体の問題」「無念の思いのまま亡くなっていった方も多い。療養所の中でどのような治療が行われていたか、学会としても検証すべきだ」等の意見がありましたし、涙を拭っている会員もいました。けれど、中には、「全生園をもっと取材した方がいい」「原告が"不良患者"だと知っていますか」と言う会員がいたのには驚かされました。医者の意に沿わなければ、"不良患者"とみなして、園内の監房や草津の特別病室（重監房）に送り込んだ光田イズム（注）がいまだに生きていると思い知りました。

（注）「療養所に潜在化している光田イズムとは」村上絢子筆。（資料編 p416 参照）

療養所は治外法権

　山下事件は、医局内でその情報が共有されなかっただけでなく、外部に公表されないことで二重に隠蔽されていて、療養所が治外法権だったからこそ起きた事件だと思います。逆に言えば、この事件に関わった医師たちは、二重の隔離の壁によって庇護されていたと言えるのではないでしょうか。それが許された根源は、日本で最初のハンセン病患者を強制隔離する法律第11号「癩予防ニ関スル件」の成立から予防法廃止までの89年間を貫いていた光田イズム（p416）にあるのではないかと思います。

　光田イズムは全生園の闇の底に長年にわたって淀んでいましたが、原告の勝訴判決はその闇に一瞬差し込んだ光でした。しかし、全国の療養所でも山下事件と同様の事件が複数あったというのに、その後検証されていません。原告は、これからも高齢化に伴って徐々に重症化していく後遺症を抱えて生きていかなければなりません。山下事件は、国賠訴訟の熊本判決でいう「人生被害」(注) そのものです。

（注）2001年5月11日、国賠訴訟の熊本判決で、憲法違反のらい予防法によって「人として当然持っているはずの人生のありとあらゆる発展可能性が大きく損なわれた。人格そのものに対する被害」であるとして、「人生被害」と表現した。

偏見差別克服への道標

　並里まさ子医師は、山下訴訟の原点となった全生園での医療過誤に関する単名論文を発表したことで、全生園の基本治療科から草津の栗生楽泉園の副園長として転任することになりました。

　本訴訟が決着した後、同医師は退任し、埼玉県所沢市におうえんポリクリニックを開院しました。開院当初、病歴者は風評被害でクリニックに迷惑がかかるのを心配して、地域住民と病歴者の診察時間を分けて欲しいと要望しましたが、並里医師は「ハンセン病は普通の感染症であるし、早期に発見し、正しい治療さえすれば完治するのだから特別扱いする必要はありません。一般の患者さんと病歴者を分け隔てることなく、患者本

位の地域医療をします」と、揺るぎない信念を貫きました。同クリニックは、かつては無らい県運動によって排除する側（地域住民）と排除される側（患者）であった双方の関係を変え、偏見差別を克服する一つの道標となり、今では、地域に根ざしたクリニックに発展しています。

　ごく稀なケースとはいえ、地域でのハンセン病差別が解消されつつある反面、2019年、COVID-19（新型コロナウィルス感染症）の患者が中国の武漢で発見され、世界はパンデミック（世界的流行）に陥りました。日本では、未知の感染症に対する恐怖や不安が広まって、感染者や医療従事者に対する差別的発言がネット上で拡散され、営業中の店舗に自主警察と称するグループによる嫌がらせが相次ぎました。そのニュースを見て、まるでハンセン病の負の歴史が蘇ったかのようなショックを受けました。「癩予防ニ関スル件」（1907年制定）から始まって、らい予防法制定、無らい県運動によって、ハンセン病は強烈な伝染病だと宣伝して国民の恐怖心を煽り、密告を奨励し、社会防衛のために患者を強制隔離した歴史を振り返ると、らい予防法が廃止（1996年）されて27年経ったいまでも、偏見差別は克服されていないというのが現実です。

　それだからこそ、隔絶していた療養所の壁を打ち砕いた山下ミサ子さんの人間力に惹きつけられて、ハンセン病の偏見差別を克服する道標として、この記録を残したいと書き続けました。本書を書き上げるまで、当事者のプライバシー保護とライターとして表現の自由・出版の権利をどのように護るべきかについて葛藤し、今も模索する日々を過ごしています。

　約100年を超える、らい予防法による人権侵害の負の歴史を教訓にして、お互いにかけがえのない人間として認め合い、地道に信頼関係を築き、これからの感染症の時代を共に生きる知恵を学びたいと思います。そのためにも本書が広く、次世代にも読み継がれることを願っています。

［資料編］

(1) 判決全文

（編著者注：判決文中の漢数字と全角の洋数字は半角の洋数字に、薬剤に使用された全角のアルファベットは半角のアルファベットに、ミリグラムは mg に変更した。ただし、薬剤のB663 と証拠書類の番号を除く）。

平成 17 年 1 月 31 日判決言渡　同日原本領収　裁判所書記官

平成 15 年（ワ）第 8896 号損害賠償請求事件

口頭弁論終結日　平成 16 年 10 月 4 日

判　　決

当事者の表示　　　　　　　　別紙当事者目録記載のとおり

主　　文

1　被告は、原告に対し、5000 万円及びこれに対する平成 15 年 5 月 17日から支払済みまで年 5 分の割合による金員を支払え。
2　訴訟費用は被告の負担とする。
3　この判決の第 1 項は、本判決が被告に送達された日から 14 日を経過したときは、仮に執行することができる。

事実及び理由

第 1　当事者の求めた裁判

1　請求の趣旨

　⑴ 被告は、原告に対し、5000 万円及びこれに対する平成 15 年 5 月17 日から支払済みまで年 5 分の割合による金員を支払え。

　⑵ 訴訟費用は被告の負担とする。

　⑶ 仮執行宣言

2　請求の趣旨に対する答弁

　(1) 原告の請求を棄却する。

　(2) 訴訟費用は原告の負担とする。

　(3) 担保を条件とする仮執行免脱宣言

第2　事案の概要

本件は、ハンセン病の患者であった原告（昭和13年2月4日生まれ、女性）が、昭和56年ころから平成4年ころまでの間に被告の開設する国立療養所多磨全生園（以下「被告療養所」という。）の担当医師らから受けた診療に過誤があったために、後遺障害を負ったなどと主張して、被告に対し、診療契約の債務不履行、不法行為（使用者責任）又は国家賠償法に基づき、逸失利益等の損害のうちの一部についての賠償を求める事案である。

1　前提事実（証拠を掲げない事実は当事者間に争いがない。）

　(1) 被告療養所

　　　被告療養所は、明治40年に公布された法律第11号「癩予防ニ関スル件」に基づく道府県連合立癩療養所の一つとして明治42年に開設され、その後、被告に移管された施設であり、その後の法改正を経て、昭和28年に公布されたらい予防法（昭和28年法律第214号。平成8年4月1日廃止）に至るまで、それらの法規に根拠を持つ医療行為が行われていた（乙B1、B2、B9）。

　(2) らい予防法

　　　らい予防法によれば、国及び地方公共団体は常にハンセン病の予防及びハンセン病患者の医療に努めなければならないものとされ（2条）、国はハンセン病患者に必要な療養を行うために国立療養所を設ける（11条）一方、医師はハンセン病患者と診断したときの都道府県知事への届出を義務付けられ（4条）、都道府県知事は、ハンセン病を伝染させるおそれのあるハンセン病患者について、ハンセン病予防上必要があると認めるときは、ハンセン病患者を国立療養所に

入所させることを勧奨し、ハンセン病患者がこの勧奨に応じないときはこれを命じることができることとされており（6条）、入所したハンセン病患者は、原則として外出が禁じられていた（15条）。

ハンセン病患者の完全隔離を基本原則としていたらい予防法の下では、ハンセン病の診療は、若干の大学病院における外来を除いて、療養所においてでなければ受けられないのが原則であり、保険診療の対象ともなっていなかった（乙B1、B2、弁論の全趣旨）。

昭和52年当時におけるハンセン病患者の診療施設としては、国立療養所が全国に13か所、国立大学（いずれも研究施設）が3か所、私立療養所が3か所、医療刑務所が1か所あるのみであった（乙B2）。

その後、らい予防法の廃止に伴って、ハンセン病の診療は、一般医療機関でも行われることになり、保険診療として取り扱われるようになった（乙B1、弁論の全趣旨）。

(3) ハンセン病

ハンセン病は、抗酸菌の一種であるらい菌に感染することによって発病する慢性の細菌感染症であり、主として皮膚と末梢神経が侵される疾患である（乙B1、B2）。

ア　ハンセン病の病型分類

ハンセン病の臨床症状は、らい菌とそれに対する生体免疫反応との相関によって異なったものとなるため、これをいくつかの病型に分類して把握することが提唱されている（甲B16、B17、乙B1、B2、B9、B13、B26）。

(ア) リドレーとジョプリングの分類

現在、ハンセン病の病型分類として一般的に用いられているのは、昭和41年ころにリドレーとジョプリングによって提唱された分類であり、これは、ハンセン病の病型をI群（未定型群）、

TT 型（類結核型）、LL 型（らい腫型）、B 群（境界群）とに分類するものである（甲 B16、B17、乙 B1、B9、B13、B26）。

　リドレーとジョプリングの分類においては、ハンセン病の発病初期にはⅠ群が見られ、らい菌に対して強い細胞性免疫が働くと、治癒するか、TT 型に移行するかし、らい菌に対する細胞性免疫が機能せずにらい菌が増殖すると、LL 型に移行するとされている（乙 B1、B9、B26、証人和泉）。また、B 群は、TT 型と LL 型との中間に属する病型とされ、TT 型と LL 型の要素をどの程度有しているかによって、BT 型、BB 型、BL 型とに細分類されている（甲 B16、B17、乙 B1、B9、B26、証人和泉）。

(イ)　マドリッド分類

　リドレーとジョプリングの分類が提唱される以前は、昭和 28 年の第 6 回国際らい学会で決定されたマドリッド分類が一般的に用いられており、これは、ハンセン病の病型をⅠ群（不定型群）、T 型（類結核型）、L 型（らい腫型）、B 群（境界群）とに分類するものであった（乙 B2、B9）。

　なお、マドリッド分類の T 型はリドレーとジョプリングの分類の TT 型に属し、マドリッド分類の L 型はリドレーとジョプリングの分類の LL 型に属すものである（乙 B9）。

(ウ)　WHO の分類

　WHO（世界保健機構）では、昭和 56 年以降、治療方法の簡便な決定のために、ハンセン病の病型を MB 型（多菌型）と PB 型（少菌型）との 2 種類とする分類を用いている（平成 9 年からは、SLPB 型（単一病変少菌型）を加えた 3 種類の分類となった。）（乙 B1、B13）。

イ　ハンセン病の臨床像

(ア)　菌検査、菌指数、菌形態指数

　　ハンセン病の診断方法の一つに、皮疹部位等をメスで切開することによって採取した組織汁をスライドグラスに塗抹して乾燥させ、これを染色した後に、顕微鏡を用いてらい菌の有無、個数等を検査する塗抹菌検査がある（乙B1、B2、B9、B13）。

　　塗抹菌検査によって認められたらい菌の個数を7段階の指数（らい菌が発見されない場合が陰性（—）、らい菌が発見された場合には、その個数に応じて1+から6+まで）で表したものが菌指数である（乙B1、B2、B9、B13）。

　　また、らい菌は、抗ハンセン病剤によって桿状から断裂状、顆粒状へと破壊されるところ、塗抹菌検査によって認められるらい菌のうちの桿状の菌の割合を示したものが菌形態指数であり、抗ハンセン病剤の効果の指標とされている（甲B13、乙B1、B2、B9、B10）。

(イ) LL型ハンセン病

　　LL型ハンセン病は、らい菌に対する細胞性免疫が機能せずにらい菌が増殖した場合の病型であり、らい菌の増殖に伴って、多数のらい菌を含む細胞から構成される肉芽腫であるらい腫が形成される（乙B1、B2）。

　　皮膚症状としては、皮膚にらい腫が浸潤して拡大するため、早期には、肉眼的にははっきりしないことが多いものの、左右の手足と顔面を中心に、境界が不明瞭で表面に光沢を有する淡紅色の斑様の皮疹が多発し、病勢が進行すると、皮膚が瀰漫性に肥厚して浸潤性となったり、褐色の丘疹や結節が形成されたり、それらが混在したりするとされている（甲B19、乙B1、B2、B13）。皮疹部では脱毛が生じ、眉毛、睫毛、頭髪の脱落に至ることもある（甲B19、乙B1、B2、B9、B13）。

　　末梢神経症状としては、早期には、末梢神経の肥厚も顕著ではなく、明瞭な症状は現れないものの、肘窩、膝窩、腋窩、鼠径、指間等の皮膚温度の高い部位を除いた全身の皮膚表面の

知覚鈍麻や、顔面筋、小手筋、前脛骨筋等の麻痺が生じると
されており、末梢神経の障害が進行した場合には、上下肢にお
いては、知覚障害に起因する二次的損傷が加わるなどして、筋
萎縮、皮膚や関節の拘縮、骨の吸収や破壊等が続発し、鷲手、
垂足等の変形が生じることがあり、顔面においては、顔面神経
の障害によって、兎眼等の症状を呈することがあるとされている
（甲 B19、乙 B1、B2、B9、B13）。

(ウ) らい反応

ハンセン病は、通常は慢性の経過をたどるが、ときに急性の
炎症性変化が生じることがあり、らい反応と呼ばれている（甲
B8、B12、B16、乙 B1、B2、B13、B26、証人和泉）。

らい反応は、らい菌抗原に対する細胞性免疫反応の変動に
よって生じる境界反応（Ⅰ型らい反応）と、らい菌抗原に血清
中の抗体と補体とが結合してできる免疫複合体が血管壁や組織
内に沈着することによって生じる ENL（らい性結節性紅斑、Ⅱ
型らい反応、らい腫らい反応）とに大別される（甲 B8、B12、
B16、乙 B1、B9、B13、B26、証人和泉）。

a 境界反応

境界反応は、一般に B 群ハンセン病に生じるとされ、らい
菌の死菌成分が増加して細胞性免疫反応の変動が生じること
に原因があり、細胞性免疫が上昇して TT 型の方向に移行する
アップグレーディング反応（リバーサル反応）と細胞性免疫が低
下して LL 型の方向に移行するダウングレーディング反応の 2 種
類があるとされている（甲 B8、B12、B16、乙 B1、B9、B13、
B26、証人和泉）。

もっとも、ダウングレーディング反応については、臨床的にど
のような症状を示すのかが明確とされていないこともあり、一般
に境界反応という場合には、特に注記のない限り、アップグレー

ディング反応を指すとされている（乙 B26、証人並里、同和泉）。

境界反応は、B 群の経過中の様々な時期に生じるが、ハンセ
ン病の治療が終了した後に見られることもあり、遅発性の境界
反応と呼ばれている（甲 B15、乙 B26）。

境界反応を発症すると、皮膚症状としては、新しい皮疹の出
現や、既存の皮疹の発赤増強、腫脹、隆起が生じるとされており、
末梢神経症状としては、急激な末梢神経炎が引き起こされ、末
梢神経の腫脹、圧痛、機能低下が生じ、知覚麻痺や運動麻痺
によって不可逆的な後遺障害がもたらされることもあるとされて
いる（甲 B8、B16、乙 B1、B13、B26）。

末梢神経症状を伴う境界反応に対しては、免疫機能抑制作用
のあるプレドニゾロン（ステロイド剤）の投与が絶対的適応とさ
れている（なお、プレドニンは、プレドニゾロンの商品名である。）
（甲 B3、B16、B17、乙 B1、B7、B13、B26、B35）。

b　ENL

ENL は、主として LL 型ハンセン病に生じるとされている（甲
B8、B12、B16、B 19、乙 B1、B2、B13、B26、証人和泉）。

ENL においては、らい菌抗原が存在するあらゆる部位におい
て急性の炎症が生じ得るとされ、皮膚症状としては、有痛性発
赤を伴う硬結や紅斑が現れ、自壊して膿疱や潰瘍となることが
あり、末梢神経症状としては浮腫性腫脹と疼痛を伴った末梢神
経炎を生じ、鷲手変形が引き起こされることもあり、また、眼
症状としては、虹彩毛様体炎や上強膜炎を生じ、充血、眼痛、
羞明、視力低下を来すことがあるとされている（甲 B8、B12、
B16、B19、乙 B1、B2、B13、B26、証人和泉）。

ENL に対しては、サリドマイド、プレドニン、クロファジミン
の投与等が有効とされている（甲 B3、B11、B12、B16、B17、
乙 B1、B2、B13、B26、B47、証人並里、同石井）。

ウ　ハンセン病に対する化学療法

　　ハンセン病に対する治療としては、従前から、早期かつ適切に化学療法を開始したかどうか、またそれに良く反応したかどうかがその予後を大きく左右するといわれている（乙B2）。

　　ハンセン病に対する化学療法は、昭和16年にアメリカ合衆国ルイジアナ州のカービルの療養所においてハンセン病患者にプロミンが投与されて劇的な治療効果を挙げたことに始まるとされ、昭和23年ころからは日本国内の療養所でもプロミンが用いられるようになった（甲B12、B13、乙B2、B9、B10、B20）。

　　その後、静脈注射薬であるプロミンの基本化合物であるDDS（ジアフェニルスルフォン）が経口薬として用いられるようになり、さらに、クロファジミン（CLF、B663）、リファンピシン（RFP）、オフロキサシン（OFLX、タリビッド）等の抗ハンセン病薬が用いられるようになった（甲B2、B11からB13まで、乙B1、B2、B9、B10、B13、B14、B20、B22、B46）。

(ア)　DDS

　　DDSは、らい菌の葉酸代謝を阻害してその増殖を阻止する薬理作用を有しており、らい菌に対して静菌作用を示すとされている（甲B2、B12、B13、乙B1、B10、B13）。

　　DDSの副作用としては、肝障害、腎障害、胃腸障害、貧血、発熱、精神症状等が挙げられている（甲B12、乙B1、B2、B13）。

(イ)　クロファジミン

　　クロファジミンは、その正確な作用は明らかでないものの、らい菌のDNA複製を阻害する薬理作用を有しており、らい菌に対する静菌作用や弱い殺菌作用を示すほか、炎症反応を抑制する効果があるとされている（甲B2、B12、B13、乙B1、B10、B13、B20、B46）。

　　クロファジミンの副作用としては、色素沈着、皮膚乾燥、魚

鱗癬、皮膚掻痒等が挙げられている（甲 B2、B12、B13、乙
B1、B10、B13、B15、B46）。

(ｳ) リファンピシン

リファンピシンは、らい菌の RNA 合成を阻害する薬理作用を
有しており、らい菌に対して強い殺菌作用を示すとされている（甲
B2、B4、乙 B1、B13）。

リファンピシンの副作用としては、肝障害、腎不全、貧血、ショッ
ク様症状等が挙げられている（甲 B12、乙 B1、B13）。

(ｴ) オフロキサシン

オフロキサシンは、らい菌の DNA 複製を阻害する薬理作用
を有しており、らい菌に対して殺菌作用を示すとされている（乙
B1、B13）。

オフロキサシンの副作用としては、非ステロイド消炎剤との併
用による痙攣誘発等が挙げられている（乙 B1、B13）。

(ｵ) MDT（多剤併用療法）

昭和 30 年代後半から、DDS やリファンピシンに対する耐性
菌が発現し、それが世界各地に広がったことを受けて、WHO
では耐性菌の発生を防ぐための研究及び検討が不断に続けられ
ていたが、昭和 56 年 10 月、WHO の化学療法研究会によって
複数の抗ハンセン病剤（DDS、クロファジミン及びリファンピシ
ン）を併用する MDT が勧告され（複数の抗ハンセン病剤を併
用することにより、特定の抗ハンセン病剤に耐性を持つ菌があっ
ても他の抗ハンセン病剤で対応することができる）、以後、治療
内容等の改訂を経ながら、世界各地においてこれが実践される
ようになり、ハンセン病患者の減少に寄与してきた（甲 B2 から
B4 まで、B12 から B14 まで、B17、乙 B8 から B10 まで、B13、
B19 から B21 まで、B23、B24、B29、B30）。

エ　ハンセン病患者数

　日本におけるハンセン病の新患者発生数は減少の一途をたどり、昭和56年には47人であったものがさらに減少し、平成4年にはわずか9人となっているが、患者総数は、昭和44年には1万3000人と推定され、そのうち、未発見の潜在患者を除くと、約9割の8929人が国立療養所におり、平成9年でも約5400人がいる（乙B1、B2）。

　これに対し、平成8年における全世界のハンセン病患者は、WHOによれば、ハンセン病撲滅のための努力にもかかわらず、なお126万人いるものと推計されている（乙B1、B20）。

(4)　原告の診療経過等について

　ア　被告療養所受診以前について

(ｱ)　原告は、昭和28年8月にハンセン病と診断されて、鹿児島県鹿屋市所在の国立療養所星塚敬愛園（以下「星塚敬愛園」という。）に収容され、以後、プロミン、DDS等の投与を中心とする治療を受けていた（乙A2・15頁から44頁まで）。

(ｲ)　その後、原告は、昭和38年10月に静岡県御殿場市所在の私立療養所である財団法人神山復生病院（以下「神山復生病院」という。）に転院し、昭和45年3月に同病院を退院するまで、DDSの投与を中心とする治療を受けていた（甲A1、乙A2・45頁から50頁まで）。

　イ　被告療養所における診療経過

(ｱ)　原告は、神山復生病院を退院した後、昭和45年5月から断続的に東京都東村山市所在の被告療養所の外来診療を受診して、定期検査やDDSの処方を受けるようになった（このころ、原告と被告との間で、原告のハンセン病の治療に関する診療契約が締結された。）。

　なお、原告のハンセン病については、神山復生病院を退院して

以降、菌指数が陰性の状態が続いていた（乙 A1・2 頁から 4 頁まで）。

(イ) a　本件において、原告は、昭和 56 年ころから平成 4 年ころまでの間の被告療養所の担当医師らの診療に過誤があったと主張するものであるが、この期間を含む昭和 55 年 4 月 24 日から平成 4 年 10 月 27 日までの間の被告療養所における原告の診療経過は、別紙「診療経過一覧表」記載のとおりである（当事者の主張の相違する部分を除き、争いがない。なお、後記 2 (1)（原告の主張）記載のとおり、原告は、昭和 55 年 4 月 24 日から昭和 60 年 10 月 25 日までを「第 1 期」、昭和 60 年 10 月 26 日から平成 2 年 4 月 24 日までを「第 2 期」、平成 2 年 4 月 25 日から平成 4 年 10 月 27 日までを「第 3 期」とした上で、各期ごとに被告療養所の担当医師らの診療上の過失を主張するので、以下、この時期区分を用いることとする。）。

b　第 1 期から第 3 期までの間、被告療養所において原告の診療を担当していたのは、左奈田精孝医師（以下「左奈田医師」という。）、小沢利治医師（以下「小沢医師」という。）、岩田誠医師（以下「岩田医師」という。）、小関正倫医師（以下「小関医師」という。）らであり（以下、「被告療養所の担当医師ら」というときは、これらの医師及び第 1 期から第 3 期までの間に原告の診療に加わった被告療養所の他の医師も含む。）、昭和 57 年 7 月 30 日以降は、主として小関医師が原告の診療を担当していた（乙 B43、証人小関、弁論の全趣旨）。

(ウ) 平成 4 年 10 月 27 日、原告が被告療養所の村上國男副園長（以下「村上医師」という）に対して担当医の交替を願い出たことが契機となって、原告の担当医が小関医師から並里まさ子医師（以下「並里医師」という。）に変更された。

　以後、原告は、並里医師による診療を受け、平成 5 年には、被告療養所を退室し、園内の舎から被告療養所の外来診療に

通って治療を受けるようになった（甲A1、B1、B18、乙A1・49頁、53頁、A2・548頁、B37、証人並里）。

2　争点

（1）　被告療養所の担当医師らの原告に対するハンセン病の診療に過誤があったことによる債務不履行又は不法行為の成否

（原告の主張）

原告は、第1期から第3期までの間に被告療養所の担当医師らから受けたハンセン病の一連の診療に過誤があったため、四肢を始めとする全身の運動機能障害や顔面醜状といった後遺障害を負ったものである。

ア　第1期の診療について

（ア）原告には、昭和56年ころから末梢神経症状が現れているが、この症状は、後に原告の塗抹菌検査の結果が陽性になったこと等の臨床経過に照らすと、明らかにハンセン病（LL型）の再発によるものであった。

（イ）ハンセン病の治療を終えて一定期間を経過した後に現れる末梢神経症状については、再発のほかに、境界反応を原因とする場合もあるところ、境界反応に対しては細胞性免疫反応を抑える治療が必要とされる一方で、再発に対しては、それとは逆に、らい菌を抑える治療が必要とされているから、ハンセン病の治療を終えて一定期間を経過した後に末梢神経症状を呈した患者に対しては、その症状の原因が再発と境界反応のいずれにあるのかを鑑別しない限り、正しい治療を行うことはできない。

そして、末梢神経症状の原因が再発と境界反応のいずれにあるのかを鑑別するには、皮疹や知覚脱出部の皮膚面から組織汁を採取して塗抹菌検査を実施したり、境界反応に対して適応があるプレドニンを十分に投与してその効果を確認したりするなど

といった方法がある。

(ウ) ところが、被告療養所の担当医師らは、原告が再三にわたって顔面の末梢神経症状を訴えていたにもかかわらず、顔面から組織汁を採取することなく塗抹菌検査を続け、また、プレドニンの投与も中途半端なものに終始したため、原告にハンセン病が再発していることを診断できなかった。

(エ) 第1期においては既にDDS耐性菌の出現が国際的に認識されていたところ、仮に、被告療養所の担当医師らが、原告にハンセン病が再発していることを適切に鑑別していたならば、DDS耐性菌の出現を念頭に置きつつ、クロファジミンやリファンピシンを併用投与したり、DDSを増量投与したりすることによって、原告のハンセン病は程なく治癒し、後遺障害も生じなかったはずである。

イ 第2期の診療について

(ア) 原告には、昭和60年に皮疹が出現し、昭和61年には塗抹菌検査の結果が陽性になるなどの症状が見られたが、被告療養所の担当医師らも、第2期において、原告にハンセン病が再発しているとの診断を下すに至った。

(イ) 第2期においては、MDTが国際的に推奨され、日本においても広く知られるようになっていたのであるから、被告療養所の担当医師らとしては、ハンセン病が再発した原告に対して、DDS耐性菌が出現している可能性を十分に考慮しながら、MDTを採用するか、あるいはMDTの理念を踏まえて複数の抗ハンセン病剤を併用投与するなどの治療を実施すべきであった。

(ウ) ところが、被告療養所の担当医師らは、原告に対してMDTやMDTの理念を踏まえた複数の薬剤の併用を実施するどころか、昭和61年10月にDDSの投与を中止したまま抗ハンセン病剤を投与することはなく、その一方で、免疫を抑制してらい菌の増殖

を促すプレドニンの投与を継続するという、およそ治療とはいえない行為に終始するのみであり、原告のハンセン病をENLが多発するような状態にまで悪化させてしまった。

(エ) 仮に、第2期の診療において、原告に対してMDTやMDTの理念を踏まえた複数の薬剤の併用が実施されていたならば、原告のハンセン病はより早期に治癒し、後遺障害の程度も軽度のものにとどまっていたはずである。

(オ) なお、被告は、境界反応が認められた場合には、抗ハンセン病剤の投与を中止し、プレドニンを投与することによって境界反応の鎮静化を図り、境界反応が鎮静したならば、速やかにプレドニンの離脱と抗ハンセン病剤の投与再開を行うべきであったところ、原告が外泊を繰り返したために、その実現が不可能となったと主張する。

しかし、そもそも原告にはハンセン病が再発していたのであって、境界反応が生じていたわけではないから、何よりもまず菌の増殖の阻止を優先すべきであったし、仮に原告に境界反応が生じていたのだとしても、境界反応時にも抗ハンセン病剤の投与は中止しないというのが当時の世界標準の治療方法であったのであるから、被告療養所の担当医師らの採った治療方法は誤りであったといわざるを得ない。

また、抗ハンセン病剤の投与は、通院治療においても十分に可能であるから、原告の外泊が多かったことを理由に抗ハンセン病剤の投与ができなかったなどという主張は失当である。ちなみに、原告が外泊をしたのは、医師らによるセクシュアル・ハラスメントや酒気を帯びての診療等の被告療養所における異常な事態を目の当たりにしたためである。

ウ　第3期の診療について

(ア) 被告療養所の担当医師らは、原告に対し、らい菌に対する静菌

作用や殺菌作用が弱いため、単剤での投与は治療の遅延を招く
とされているクロファジミンを、平成2年8月から平成4年10
月までという長期にわたって単剤で投与し続けたが、これにより、
原告のハンセン病の治療は停滞し、重篤な後遺障害が引き起こ
されることになった。

(イ) 第3期においては既にMDTが定着していたのであるから、被
告療養所の担当医師らとしては、クロファジミンに加えてリファ
ンピシンをも併用する治療を実施すべきであり、そうしていたな
らば、原告のハンセン病の治療期間はより短くなり、後遺障害
の程度も軽度のものにとどまっていたはずである。

（被告の主張）

原告の主張は争う。

ア　第1期の診療について

(ア) a　原告は、第1期においてハンセン病が再発していたことを前
提として、被告療養所の担当医師らに診療上の過失があったと
主張するが、昭和57年当時は、再発の概念や診断基準をどの
ように画するかはいまだ流動的であったことに照らすと、原告に
対する治療内容の当否は、原告の具体的な症状に応じた適切な
治療がされていたか否かという観点から判断されるべきであり、
原告がハンセン病を再発していたか否かによって左右されるべき
ではない。

b　なお、原告がハンセン病を再発していたか否かという点に関
しては、原告は、境界反応に対して適応があるプレドニンを十
分に投与してその効果を確認することによって再発であるのか境
界反応であるのかを鑑別する方法があると主張するが、このよう
な方法は、平成6年発行の『Leprosy』第2版（乙B40）には
記載されているものの、昭和60年発行の第1版（乙B41）に
は記載されていないことからすると、第1期当時の医学水準の

及ぶところではなかったというべきであって、当然にこの方法を採るべきであったとする原告の主張は失当である。

　また、被告療養所の担当医師らが、原告の顔面の菌検査を行わなかったのは、顔面に皮疹がなかったからであり、特に顔面の皮膚生検は顔面に傷が残ることを考えて行わなかったものである。

(イ)a　以上を前提に第1期における原告に対する治療内容をみると、被告療養所では、原告の昭和57年当時の症状について神経内科医である岩田医師が境界反応と判断したことを受けて、末梢神経症状の治療のためにプレドニンを投与するとともに、さらに、再発の可能性をも考慮してDDSの併行投与も実施しており、原告の症状に対応した適切な治療が行われていたことは明らかである。

　原告には、当時、菌指数陽性となるなどといったハンセン病の再発及びその増悪による症状は臨床上は認められていなかったため、被告療養所の担当医師らは、本格的なハンセン病治療を考えなければならない時期とは考えず、DDS投与のほかに、DDSと同様の静菌作用を有するクロファジミンや強い殺菌作用を有するリファンピシンを重ねて投与する必要を認めなかったのである。

b　なお、再発の可能性をも考慮していながらプレドニンを投与したことについては、日本では、従来から、ハンセン病そのものの治療、すなわち、らい菌の消滅もさることながら、患者の社会復帰後の生活を考慮し、神経障害や視力障害を起こさせないことを重視して、末梢神経症状に対してはプレドニンの投与を行ってきたものであって、その治療法が適切でなかったとはいえない。

c　ところで、被告療養所の担当医師らは、原告の症状の推移

を見ながらDDSやプレドニンを増量することを考えていたが、原告の受診態度が非常に不規則であったため、これを実行することができなかった。

　すなわち、DDSの増量投与は、境界反応の増悪をもたらすため、プレドニンの増量を余儀なくされるが、プレドニンの増量はプレドニン依存症等の副作用を生じさせ、さらに急速にプレドニン投与を中止することによるプレドニン離脱症状等が懸念されるため、これらの薬剤投与は、患者のらい反応の状態を観察しながら、その増量の要否及び程度を決していく必要があり、それには、定期的に患者の状態を観察することが不可欠であったのに、原告の受診態度が不規則であったため、このような薬剤の増量をすることができなかったのである。

イ　第2期の診療について

(ア)　第2期における原告に対する最も適切な治療方法は、その末梢神経症状に照らすと、視力や運動機能に障害をもたらす境界反応の鎮静を最優先にして、抗ハンセン病剤の投与を中止し、プレドニンの投与を行い、境界反応が鎮静し次第、速やかにプレドニンの離脱を行い、それに並行して抗ハンセン病剤の投与を再開することであった。

(イ)　ところが、実際には、原告が頻繁に外泊をしたために、プレドニンを離脱させる計画は頓挫してしまい、それに伴って、抗ハンセン病剤の投与を再開する計画も頓挫してしまったのである。

(ウ)　なお、原告は、第2期において、MDTやMDTの理念を踏まえた複数の薬剤の併用を実施すべきであったと主張するが、末梢神経症状がある場合にはDDSやリファンピシンの服用を中止すべきと考えられていたことから、被告療養所の担当医師らは、末梢神経症状が認められた原告に対して、昭和61年10月にDDSの投与を中止したほか、リファンピシン等の抗ハンセン病

剤の投与も実施しなかったものである。

ウ　第3期の診療について

(ア)　平成3年発行の『今日の治療指針　1991年版』（乙B14）には、多菌型に対してはDDSにリファンシピン又はクロファジミンを併用して投与すべきであると示されているが、被告療養所の担当医師らも、この記載と同様の認識を有しており、クロファジミンの単剤投与は好ましくないと考えていた。

(イ)　しかし、被告療養所の担当医師らは、DDSについては、既に耐性菌が出現しているであろうし、リファンピシンについては、不規則に内服した場合には、ショック症状や失明といった重篤な副作用がある上に、急性腎不全の副作用の症例があり、また、らい菌に対する殺菌作用によってENLを引き起こし、かえって虹彩炎を悪化させる危険性すらあるため、外泊を繰り返し、不規則な内服歴を有する原告に投与することは適切ではないと判断し、いかに神経障害を少なくするか、いかに重篤な障害である視力障害、四肢の運動機能障害を軽減するかに最重点を置き、やむなくクロファジミンの単剤投与を実施したのであって、医師の裁量を逸脱するような診療行為を行ったわけではない。

(ウ)　なお、被告療養所の担当医師らによるクロファジミンの単剤投与によっても、菌形態指数が改善されるなどの、抗ハンセン病効果は現れていた。

(2)　損害

（原告の主張）

ア　休業損害及び逸失利益

　　原告は、昭和62年5月11日に被告療養所に入室して以来、現在に至るまで、17年間にわたって就労できない状態が続いているが、賃金センサス昭和61年女子労働者の産業計企業規模計学

歴計の平均年収は238万5000円とされているところ、その後の賃金上昇を考慮すれば、原告は、平均して毎年250万円以上の収入を喪失してきたものというべきであり、その総額は4000万円を超えている。

さらに、原告は、被告療養所の担当医師らの医療過誤によって、両手指の機能全廃、両下肢の著しい運動機能障害、両眼の瞼の著しい運動機能障害、顔面醜状等の後遺障害を負ったものであるが、その後遺障害等級は併合1級（労働能力喪失率100パーセント）に相当するから、今後一切の収入の道を絶たれたというべきであり、その逸失利益も無視することのできない額である。

イ　慰謝料

(ア)　入通所慰謝料

原告は、第1期から第3期までの長期間にわたって、小関医師を始めとする被告療養所の担当医師らによるおよそ治療とはかけ離れた行為等に耐え続けながら被告療養所に入通所してきたものであるが、これによる精神的苦痛を慰謝するに足りる金額は、500万円を下ることはない。

(イ)　後遺障害慰謝料

また、原告は、被告療養所の担当医師らによる医療過誤によって、前記のとおり重篤な後遺障害を負ったものであるが、これによる精神的苦痛を慰謝するに足りる金額は、500万円を下ることはない。

ウ　まとめ

上記ア、イのほか、弁護士費用等の損害も発生していることを考慮すれば、原告が被告に対して5000万円を超える損害賠償請求権を有していることは明らかである。

よって、原告は、被告に対し、診療契約の債務不履行、不法行為（使用者責任）又は国家賠償法1条1項に基づき、上記

損害賠償請求権のうち 5000 万円及びこれに対する訴状送達の日の翌日である平成 15 年 5 月 17 日から支払済みまで民法所定の年 5 分の割合による遅延損害金の支払を求める。

（被告の主張）

原告の主張は争う。

(3)　診療契約の債務不履行に基づく損害賠償請求権の消滅時効の成否

　（被告の主張）

ア　(ア)　消滅時効は権利を行使することができるときから進行する（民法 16 条 1 項）ところ、権利を行使することができるとは、権利行使について法律上の障碍のない状態をいう。

　(イ)　債務不履行に基づく損害賠償請求権については、原則的には、本来の履行請求権と法的に同一性を有するから、その消滅時効は、本来の債務の履行を請求し得るときから進行を開始するというべきであるが、診療契約の債務不履行に基づく損害賠償請求権については、診療契約における注意義務違反により積極的に生じた損害についての賠償を求めるものである点で、本来の債務と法的な同一性を有するものと見ることはできないから、その消滅時効は、債務不履行及びそれと相当因果関係にある損害の発生があったときから進行を開始すると解すべきである。

イ　本件では、平成 4 年 10 月 27 日に原告の主治医が小関医師から並里医師に交替されているから、原被告間の診療契約の債務不履行に基づく損害賠償請求権の消滅時効の起算点は同日であると解すべきである。

　そうすると、平成 14 年 10 月 27 日の経過をもってその時効期間は満了しているから、本件訴えが提起された平成 15 年 4 月 23 日の時点では、原被告間の診療契約の債務不履行に基づく

　　　損害賠償請求権の消滅時効は既に完成していたものといわざる
　　　を得ない。
　ウ　そこで、被告は、原告に対し、平成15年12月25日の本件口
　　　頭弁論期日において、上記消滅時効を援用するとの意思表示を
　　　した。
　　　　なお、原告が被告療養所で治療を受けていたことは、損害賠
　　　償を請求するについては何ら妨げとなる事情とはいえないから、
　　　このことを理由に消滅時効の援用が権利濫用、信義則違背とな
　　　るものではない。

（原告の主張）
被告の主張は争う。
　ア　債務不履行に基づく損害賠償請求権の消滅時効は、損害賠償
　　　請求権を行使できるときから進行する（民法166条1項）とこ
　　　ろ、診療契約の債務不履行に基づく損害賠償請求権について
　　　は、損害が確定されない限り、被害者はこれを行使できないか
　　　ら、進行性の疾患を適切な治療を行わないことにより増悪させ
　　　たような場合には、その疾患の増悪の進行が治まり、症状が固
　　　定するまで消滅時効は進行しないものと解すべきである。
　イ　本件では、平成4年10月27日の時点では、原告はなお被告療
　　　養所において治療を受けていて、損害を確定することは不可能
　　　であったから、原被告間の診療契約の債務不履行に基づく損害
　　　賠償請求権を行使することはできなかったといわざるを得ない。
　　　　なお、原告の症状が固定したと考えられるのは、被告療養所
　　　を最後に退室した平成13年3月30日であるが、原告の症状が
　　　末梢神経麻痺に伴う二次的障害によって生涯を通じて悪化し続
　　　けるものであることを考えると、いまだに症状は固定していない
　　　といっても過言ではない。
　ウ　さらに、ハンセン病の治療は、原則として被告の設ける国立療

養所でしか受けられないところ、被告療養所で治療を受けている原告には、被告を相手方として損害賠償請求をすることなど全く期待できなかったというべきであるから、被告が原被告間の診療契約の債務不履行に基づく損害賠償請求権の消滅時効を援用することは、権利の濫用又は信義則違背であって許されない。

エ　いずれにせよ、平成4年10月27日を起算日とする原被告間の診療契約の債務不履行に基づく損害賠償請求権の消滅時効の主張には理由がない。

(4)　不法行為（使用者責任）又は国家賠償法に基づく損害賠償請求権の消滅時効の成否

（被告の主張）

ア　不法行為又は国家賠償法に基づく損害賠償請求権の消滅時効は、被害者が損害及び被害者を知ったときから進行する（民法724条、国家賠償法4条）ところ、民法724条にいう損害を知るとは、現実に損害が発生したことを知ることで足り、その損害の程度を具体的に知ることまでは求められていないと解すべきである。

イ　(ア)　原告は、本件に先立つ証拠保全申立事件（東京地方裁判所八王子支部平成13年（モ）第3162号）において提出した陳述書（乙B36）に、「私が多磨全生園で小関医師から受けた治療の問題点を指摘されました。そこで、私は、このまま小関医師の治療を受けていては絶対治ることはないと確信し、当時の多磨全生園の副園長であった村上医師に申し入れて、担当医を小関医師から並里医師に替えてもらったのです。」、「並里先生に診療してもらうようになってから、……小関医師は、らい反応を恐れて、治らい剤での治療をやめてプレドニゾロンだけを投与したり、その後も一種類の治らい剤しか投与しなかったりしたた

め、どんどん症状を悪化させ、このように取り返しの付かない後遺症を私の体に残してしまったということを知り、私は心の底から怒りと悲しみを覚えました。」と記載している。

　　このことからすると、原告は、平成4年10月27日には、被告療養所の担当医師らによるハンセン病の治療に過誤があり、それによって損害を受けたとの認識を有していたと認められるから、不法行為（使用者責任）又は国家賠償法に基づく損害賠償請求権の消滅時効の起算点は同日であると解すべきである。

(ｲ)　また、原告は、本件訴状において、平成9年ころにおおむね症状が固定したと主張しているし、また、並里医師による原告の症例分析の論文が平成7年5月に日本皮膚学会誌に掲載されているから、不法行為（使用者責任）又は国家賠償法に基づく損害賠償請求権の消滅時効は、遅くとも原告の症状がおおむね固定した平成9年ころから進行するというべきである。

(ｳ)　したがって、平成4年10月27日から、又は平成9年ころから、本件訴えが提起されるまでには、既に3年以上の期間が経過しているから、不法行為（使用者責任）及び国家賠償法に基づく損害賠償請求権は、時効により消滅としているといわざるを得ない。

ウ　そこで、被告は、原告に対し、平成15年12月25日の本件口頭弁論期日において、上記消滅時効を援用するとの意思表示をした。

　　なお、原告が被告療養所で治療を受けていたことは、損害賠償を請求するについては何ら妨げとなる事情とはいえないから、このことを理由に消滅時効の援用が権利濫用、信義則違背となるものではない。

（原告の主張）

被告の主張は争う。

ア　不法行為又は国家賠償法に基づく損害賠償請求権の消滅時効
　　は、損害及び加害者を知ったときから進行する（民法724条、
　　国家賠償法4条）が、ここでいう損害を知るとは、損害を被っ
　　たことを知るだけでは足りず、不法行為により損害が生じたこと、
　　その損害の程度及び加害者の行為と損害との間に因果関係があ
　　ることも知る必要がある。

イ　原告は、被告療養所に入所して以来、その症状が改善しないば
　　かりか悪化する一方であることに対して、疑問を持ってはいたが、
　　ハンセン病の治療内容は極めて専門的なものであるため、平成
　　4年10月27日又は平成9年ころの時点では、被告療養所の
　　担当医師らの医療行為に過誤があったなどとは知り得る術もな
　　かった。

　　　なお、原告が、被告療養所の担当医師らの医療行為に過誤
　　があり、自らの症状悪化がその医療行為に起因するものである
　　ことを認識したのは、平成13年5月に熊本地方裁判所におい
　　ていわゆるハンセン病国家賠償訴訟の判決が下されたことを契
　　機に原告代理人らに本件についての相談をし、証拠保全手続を
　　依頼することにした平成13年11月30日ころのことであった。

ウ　さらに、ハンセン病の治療は、原則として被告の設ける国立療
　　養所でしか受けられないところ、被告療養所で治療を受けてい
　　る原告には、被告を相手方として損害賠償請求をすることなど全
　　く期待できなかったというべきであるから、被告が不法行為又
　　は国家賠償法に基づく損害賠償請求権の消滅時効を援用する
　　ことは、権利の濫用又は信義則違背であって許されない。

エ　いずれにせよ、平成4年10月27日又は平成9年頃を起算日と
　　する不法行為又は国家賠償法に基づく損害賠償請求権の消滅
　　時効の主張には理由がない。

第3　判断

1　争点（1）（被告療養所の担当医師らの原告に対するハンセン病の診

療に過誤があったことによる債務不履行又は不法行為の成否）について

　原告は、第1期から第3期までの各期における被告療養所の担当医師らの診療に過誤があったため、両手両足を始めとする全身の運動機能障害や顔面醜状といった後遺障害を負ったと主張する。

(1)　第1期の診療について

　　　原告は、昭和56年ころから原告に現れた症状はハンセン病（LL型）の再発によるものであったのであるから、被告療養所の担当医師らとしては、この鑑別診断を付けた上で、リファンピシンやクロファジミンの併用投与や、DDSの増量投与等の再発に対する治療を実施すべきであり、そうしていたならば、原告のハンセン病は程なく治癒し、後遺障害が生じることもなかったと主張するので、これについて検討する。

ア　認定事実

　　　前記前提事実、証拠（各認定事実の後に掲げる。）及び弁論の全趣旨によれば、第1期の診療に関して、以下の各事実が認められる。

(ア)　第1期に至る経緯

a　原告は、昭和28年8月にハンセン病と診断され、鹿児島県鹿屋市所在の星塚敬愛園に収容された（前記前提事実、乙A2・15頁）。

　　　このときの原告には、全身の浸潤性皮疹、四肢の主たる神経と両大耳介神経の肥厚、左母指球と左小指球の萎縮、眉毛脱落傾向等の症状が認められており、原告のハンセン病の病型はL型と認定された（乙A2・15頁から21頁まで）。

　　　原告は、星塚敬愛園入所中、プロミンやDDSの投与を中心とした治療を受けたが、その間、ENLの出現が認められた（前記前提事実、乙A2・22頁から44頁まで）。

b　その後、原告は、社会復帰を希望するようになり、それに備え

た治療を受けるため、昭和38年10月、静岡県御殿場市所在の神山復生病院に転院した（前記前提事実、甲A1、乙B36）。

　原告は、神山復生病院において、DDSの投与を中心とした治療を受け、昭和45年3月に同病院を退院するに至り、間もなく東京に就職先を得て、上京した（前記前提事実、甲A1、乙B36）。

c　上京後の原告は、昭和45年5月以降、断続的に東京都東村山市所在の被告療養所の外来診療を受診して、定期検査やDDSの処方を受けるようになった（前記前提事実、甲A1、乙B36）。

　被告療養所においても、原告のハンセン病の病型はL型と認定されていたが、このころの原告については、神山復生病院入院中の昭和45年3月23日に実施された塗抹菌検査で2+(顔面)が認められたのを最後に菌指数陰性の状態が続いており、また、昭和47年ころ以降は、特段の異常所見も認められておらず、ハンセン病が鎮静化した状態が保たれていた（前記前提事実、乙A1・1頁から4頁まで、A2・50頁）。

(イ)　第1期の診療経過

　第1期においても、原告は、引き続き、被告療養所の外来診療を受診していた（診療経過一覧表）。

a　原告は、昭和55年4月24日と昭和56年4月22日に左奈田医師の診察を受けたが、昭和55年4月24日には、菌指数陰性が保たれていて、特段の異常所見もなく、また、昭和56年4月22日には、両手指屈曲と左前腕萎縮が認められたことのほかに異常所見がなかったことから、両日とも、1日当たり1錠（25mg）のDDSが処方されるのみであった（診療経過一覧表）。

b　昭和57年2月17日の左奈田医師による診察の際、原告が、昭和56年の夏ころから主として鼻の周囲に突っ張る感じがあり、左手の動きもだんだん悪くなったと訴えたところ、左奈田医師は、これらの訴えに対して正確な診断を下すには神経内科医の

診察が必要と考え、原告に岩田医師の診察を受けさせることにした（診療経過一覧表、乙 B11、B43、証人小関）。また、同日、原告は眼科の診察も受け、虹彩炎と診断された（診療経過一覧表）。

　左奈田医師は、原告のこれらの症状がハンセン病の再発によるものである可能性も考慮して、同日以降、DDS の 1 日当たりの投与量を 1 錠（25mg）から 2 錠（50mg）へと増量した（診療経過一覧表、乙 B43、証人小関）。

c 昭和 57 年 2 月 20 日の岩田医師の診察では、原告について、顔面筋及び左前腕屈筋群の筋力が低下している一方、両大耳介神経は肥厚しているが圧痛は認められず、三叉神経にも圧痛が認められない等の診断が下された（診療経過一覧表）。

　岩田医師は、これらの所見から、原告の筋力低下は境界反応によって末梢神経障害が再発したことに原因があると判断し、境界反応の抑制のため、原告に対してプレドニンを投与すべきであると提案した（乙 B11、B12、B43、証人小関）。

　もっとも、原告の診療録には、「reactive なものと考えられる」と記されたのみで、境界反応（reversal　reaction）を示す記載はされなかった（乙 A1・12 頁、13 頁）。

　左奈田医師は、岩田医師のこの提案を受けて、原告に対して、従前からの DDS の投与に加えて、新たに 1 日当たり 15mg のプレドニンの投与を開始することにした（診療経過一覧表、乙 B11、B12、B43、証人小関）。

d その後、原告は、昭和 57 年 3 月 3 日には左奈田医師から、同月 20 日には岩田医師から、同年 6 月 30 日には左奈田医師から、それぞれ診察を受けたが、その間、鼻の周囲の突っ張り、ムズムズ感に変化は見られず、プレドニンの 1 日当たりの投与量が 5mg に減量されるなどしたものの、DDS とプレドニンを服用する治療が継続された（診療経過一覧表）。

　　なお、同年 6 月 30 日の診察では、原告の末梢神経に圧痛が全くないことが確認された (診療経過一覧表)。

e 昭和 57 年 7 月 30 日の小関医師の診察の際、原告について血液検査が実施され、CRP (C 反応性蛋白) 3+、IgM (免疫グロブリン M クラス) 242 等の結果が出たことから、小関医師は、原告に、ハンセン病の再発によってらい菌の増加が生じているのではないかとの疑いを抱いたが、直ちに多剤による治療が不可欠とまでは考えず、DDS とプレドニンによる治療を継続することにした (診療経過一覧表、乙 B43、証人小関)。

f 昭和 57 年 12 月 28 日の小関医師の診察の際、原告の顔面には神経痛が認められた (診療経過一覧表)。

　　小関医師は、原告にハンセン病が再発している可能性も考慮して、同日、原告に対する塗抹菌検査を実施したが、その結果は、菌指数陰性を示すものであった (診療経過一覧表、乙 B43)。もっとも、この塗抹菌検査は、耳介と両上肢から採取された組織汁によるものであり、原告の顔面からの組織汁の採取は行われていなかった (乙 A1・15 頁、証人小関)。

　　なお、小関医師は、プレドニンの副作用等を考慮して、同日以降の原告に対するプレドニンの投与を中止し、新たに末梢神経症状の治療薬としてメチコバール (ビタミン B12) の投与を開始することにした (診療経過一覧表、乙 B43)。

g その後も、原告は、昭和 58 年から昭和 59 年にかけて、継続的に小関医師、小沢医師らによる診察を受け、DDS、メチコバール等の処方を受けたが、顔面神経痛の症状は治まらなかった (診療経過一覧表、乙 B43)。

　　なお、昭和 58 年 4 月 5 日及び昭和 59 年 5 月 8 日の診察の際には、原告に対する塗抹菌検査が実施され、いずれの検査においても菌指数陰性との結果が示されたが、これらの検査では、昭和 57 年 12 月 28 日に実施された塗抹菌検査と同様に、

耳介と両上肢から採取された組織汁によるものであり、原告の顔面からの組織汁の採取は行われていなかった（乙 A1・16 頁、18 頁、証人小関）。

(ウ) 第 1 期後（第 2 期）の経過

a 昭和 60 年 10 月 26 日の小関医師の診察の際、原告には、従前からの顔面神経痛に加えて、両頬部の掻痒感を伴う紅斑、背部の掻痒感が認められた（診療経過一覧表）。

b 昭和 61 年 4 月 1 日の小関医師の診察の際には、原告の背部に紅斑が出現しており、同部位から採取された組織汁による塗抹菌検査では、菌指数 2+ との結果が出た（診療経過一覧表、乙 A1・22 頁、B43）。

　もっとも、小関医師は、同日の時点では、塗抹菌検査の結果が出ていなかったことから、従前どおり、原告の症状を境界反応によるものと判断していた（診療経過一覧表、乙 B43、証人小関）。

c その後、昭和 61 年 11 月 22 日の岩田医師の診察の際には、原告の顔面には浮腫状の紅斑が認められた（診療経過一覧表）。

d 原告は、昭和 62 年 5 月 11 日に被告療養所に入室したが、その際に実施された塗抹菌検査では、顔面から採取された組織汁から菌指数 2+（左腕のものからでは 4+）との結果が出ており、そのころには、被告療養所の担当医師らは、原告の症状をハンセン病（L 型）の再発によるものと判断していた（診療経過一覧表、乙 A1・27 頁、B43、証人小関）。

イ 第 1 期における原告のハンセン病の再発の有無

　原告は第 1 期における顔面神経痛、顔面及び左腕の筋力低下等の症状は、ハンセン病（LL 型）の再発によるものであったと主張する。

　そこで、原告が第 1 期において既にハンセン病を再発していたといえるかどうかを検討する。

(ｱ) ハンセン病（LL 型）の初期症状については、肉眼的に明瞭な皮膚症状は現れないことが多い一方、末梢神経症状として、皮膚温度の高い部位を除いた全身の皮膚表面の知覚鈍麻や、顔面筋、小手筋、前脛骨筋等の麻痺が生じるとされている（前記前提事実）。

　　これを本件についてみると、昭和 56 年の夏ころ以降に原告に現れた症状は、主として、鼻の周囲の突っ張り感、顔面神経痛、顔面及び左腕の筋力低下等であるから（前記ア）、ハンセン病の初期症状に合致するということができる（甲 B18、証人並里、同和泉）。

　　また、第 2 期には、顔面や背部に紅斑が出現し、菌指数が陽性となるなどした結果、原告にハンセン病（L 型）が再発しているとの診断が下されたが、この経緯から遡って考えると、第 1 期において既に原告はハンセン病を再発していた可能性が高いと考えられる（甲 B6、B18、証人和泉）。

(ｲ) これに対し、被告療養所の担当医師らは、第 1 期の原告の症状を境界反応によるものと診断していた（前記ア）。

　　しかし、境界反応については、皮膚症状として、新しい皮疹の出現や、既存の皮疹の発赤増強、腫脹、隆起が生じ、末梢神経症状として、急激な末梢神経炎が引き起こされ、末梢神経の腫脹と圧痛、機能低下が生じるとされている（前記前提事実）ところ、原告には、末梢神経の機能低下を窺わせる症状は現れていたものの、数度にわたって末梢神経に圧痛がないことが確認されているのであって（前記ア）、原告の症状は境界反応の症状とは必ずしも合致していない面がある（証人並里）。

　　また、仮に第 1 期において原告に境界反応が生じていたとした場合、それが LL 型の方向に移行するダウングレーディング反応であったとしないと、第 2 期において原告にハンセン病（L 型）の再発が認められたことと整合しないが、証拠上、第 1 期にお

いて被告療養所の担当医師らが原告の症状をダウングレーディン
グ反応であると疑った形跡は全く認められない（一般に、特に
注記のない限り、境界反応はアップグレーディング反応と同義と
されている（前記認定事実）。）。

　　したがって、第1期における原告の症状については、これを
境界反応によるものであるとするには疑義が残るといわざるを得
ない。

(ｳ) そうすると、昭和56年の夏ころ以降に原告に現れた症状はハ
ンセン病の再発によるものであったと認めるのが相当であり（甲
B6、B18、証人並里、同和泉、同石井。なお、小関医師自身も
第1期における原告の症状が実際にはハンセン病の再発による
ものであった可能性を否定していない（証人小関。）、原告は第
1期において既にハンセン病を再発していたものというべきであ
る。

ウ　被告療養所の担当医師らの診断上の過失の有無

　　以上によれば、被告療養所の担当医師らは、原告にハンセン
病が再発していたにもかかわらず、これを再発ではなく境界反応
と診断していたことになるが、これについて、原告は、被告療
養所の担当医師らには診断上の過失があったと主張する。

　　そこで、被告療養所の担当医師らが原告の症状を再発ではな
く境界反応によるものと診断したことに過失が認められるかどう
かを検討する。

(ｱ) 鑑別診断の重要性

　　ハンセン病（LL型）が再発した場合も、境界反応が生じた
場合も、知覚麻痺や運動麻痺といった末梢神経症状を伴うとい
う点では、その臨床症状は共通している（前記認定事実）。

　　しかし、再発の場合に見られる末梢神経症状は、細胞性免
疫が機能せずに、らい菌が増殖することに原因があるのに対し、
境界反応（アップグレーディング反応）の場合に見られる末梢神

経症状は、細胞性免疫が上昇して自己の末梢神経を破壊することに原因があるとされており、細胞性免疫の作用の観点からは、両者は正反対の機序に基づいているということができる（前記前提事実、甲B6、証人和泉）。

そして、このような機序の違いにより、再発に対しては、抗ハンセン病剤の投与によって増殖したらい菌を抑えることが原則とされる一方、境界反応に対しては、細胞性免疫の反応を抑えるために免疫抑制作用を持つプレドニンの投与が必要とされる場合もあるとされており、両者の治療には全く逆の考慮が要求されている（前記前提事実、甲B6、証人和泉）。

そうすると、知覚麻痺や運動麻痺といった末梢神経症状を呈した患者に対しては、その症状が再発と境界反応とのいずれによるものであるかを鑑別しない限り、正しい治療を行うことは不可能といわざるを得ない（証人並里、同和泉、同石井）。

(イ) 鑑別診断のための検査方法

もっとも、臨床的には、再発と境界反応との鑑別診断は困難である場合も多いとされており（甲B6、B15、乙B26、証人和泉）、どのような検査によれば再発と境界反応とを鑑別することができるかが問題となるが、ハンセン病（LL型）がらい菌の増殖をその病態としている（前記前提事実）一方、境界反応においてはらい菌の増殖がないとされている（甲B15）ことからすると、再発と境界反応との鑑別は、らい菌の検出の有無によるのが相当と考えられる（甲B15、証人並里、同和泉、同石井）。

そして、一般に、らい菌の検出のためには、皮疹部位あるいは定位置として耳介、前額、顎、前腕伸側、背、臀部、指背などの皮膚面をメスで切開（深さ3ミリメートル、幅3ないし5ミリメートル程度）し、メス刃面で皮膚割面を擦過して組織汁を採り、塗抹菌検査を行うなどの手段を尽くすべきとされている（乙B1、B2）ところ、とりわけハンセン病（LL型）については、初期に

は肉眼的に明瞭な皮膚症状が現れないことが多く（前記前提事実）、正常に見える皮膚からも菌が検出されることがある（証人和泉）のであるから、再発が疑われる患者について再発と境界反応とを鑑別するためには、皮疹部はもとより、末梢神経症状が現れている部位から組織汁を採取して塗抹菌検査を実施する必要があるというべきである(甲 B6、証人並里、同和泉、同石井)。

(ウ) 被告療養所の担当医師らの診断

　　以上を前提に、被告療養所の担当医師らが原告に対して行った診断について検討する。

a まず、左奈田医師は、昭和 57 年 2 月 17 日の診察の際に、原告にハンセン病が再発した可能性を疑ったものの、その診断は神経内科医である岩田医師に委ねており、岩田医師は、同月 20 日の診察において、末梢神経症状等の所見から、原告に境界反応が生じているとの診断を下している（前記ア）。

　　しかし、前記のとおり、再発と境界反応との鑑別診断は臨床的に困難である場合も多いとされているのであるから、左奈田医師としては、ハンセン病の治療を専門的に担当している医師として、原告にハンセン病が再発した可能性を疑った以上は、神経内科医に判断を仰いでその意見を参考とすべきであるとはいっても、その意見に盲従するのではなく、これを踏まえて、より客観的で確実な診断を下すべく、原告に対して塗抹菌検査を実施すべきであったというべきである（証人和泉）。

b また、同年 12 月 28 日には、原告にハンセン病が再発していることを疑った小関医師によって、第 1 期において初めて塗抹菌検査が実施されているが、原告の顔面からは組織汁が採取されておらず、その後、昭和 58 年 4 月 5 日及び昭和 59 年 5 月 8 日に実施された塗抹菌検査においても、原告の顔面から組織汁の採取はされていない（前記ア）。

　　しかし、前記のとおり、再発と境界反応とを鑑別するためには、

皮疹部はもとより、末梢神経症状が現れている部位から組織汁を採取して塗抹菌検査を実施する必要があるところ、原告には、当時既に鼻の周囲の突っ張り感や顔面神経痛といった症状が認められていたのであるから、小関医師としては、原告に対して塗抹菌検査を実施する以上は、顔面からも組織汁を採取する必要があったというべきである（甲B6、証人並里、同和泉）。

　これについて、小関医師は、顔面には皮疹が現れていなかったし、顔面の皮膚生検は顔面に傷が残るので組織汁の採取は行わなかったと証言するが、前記のとおり、ハンセン病（LL型）の初期には肉眼的に明瞭な皮膚症状が現れないことが多く、正常に見える皮膚からも菌が検出されることがあり、早期にハンセン病の再発の有無を診断して治療を開始すれば、兎眼や顔面神経麻痺等の顔面の症状を始めとする全身の重篤な症状の発生を回避することができるのに対して、顔面切開の程度は上記のとおり軽微なものであることからすれば、小関医師が原告の顔面から組織汁を採取しなかったことは、検査の方法として不十分であったといわざるを得ない。

c　ところで、さきに認定したとおり、昭和56年の夏ころ以降には既に原告はハンセン病を再発していたものであるが、その末梢神経症状が主として顔面に現れていたことからすると、仮に左奈田医師や小関医師が原告の顔面から組織汁を採取して塗抹菌検査を実施していたならば、その結果が菌指数陽性を示すものであった可能性は極めて高く（証人和泉、同石井）、その時点で、原告にハンセン病が再発していることを正しく診断できたものと考えられる（なお、小関医師は、当時の被告療養所では、菌指数陽性に加えて皮疹が認められる場合に再発と診断するとの見解が採られていたと証言するが、その一方で、小関医師は、皮疹の認められていなかった原告に対してもハンセン病が再発している可能性を考慮して塗抹菌検査を実施していた（前記ア）

のであって、実際には、被告療養所においても、菌指数が陽性
であるか否かをハンセン病の再発の診断のための決定的な要素
としていたものと認められる。)。

d したがって、被告療養所の担当医師ら（とりわけ左奈田医師と
小関医師）には、遅くとも昭和 59 年 5 月 8 日ころまでには、原
告に対して塗抹菌検査を十分に行うべきであったのに、これを
怠り、不十分な検査方法による結果を前提に、原告の症状を再
発ではなく境界反応によるものと診断した過失があるといわざる
を得ない。

エ　ハンセン病の再発の診断がされていた場合の治療内容

以上によれば、被告療養所の担当医師らに診断上の過失が
あったことは明らかであるが、原告は、仮に被告療養所の担当
医師らが原告のハンセン病の再発を適切に診断していたならば、
DDS 耐性菌の出現を念頭に置きつつ、クロファジミン、リファン
ピシンの投与や、DDS の増量投与等の治療方法が採られるべ
きであったと主張するので、これについて検討する。

(ｱ) 第 1 期当時のハンセン病治療に関する知見

ハンセン病に対する治療に関しては、昭和 30 年代後半以降、
世界各地において DDS 耐性菌の出現が見られるようになり、
WHO では耐性菌の発生を防ぐための検討が続けられていたと
ころ、昭和 51 年には、ハンセン病専門委員会によって、定期的
に DDS 治療を受けている LL 型の患者が臨床的に再発した場
合には DDS 耐性菌の存在を疑うべきであり、DDS 耐性菌に対
しては、DDS の 1 日当たりの投与量は 100mg とし、これとクロファ
ジミン、リファンピシンのうち少なくとも 2 種類の併用投与を行う
ことが推奨される旨の報告がされ、昭和 56 年には、WHO の
化学療法研究会によって、軽度の DDS 耐性菌に対しては 1 日当
たり 100mg の DDS の投与が有効であるが、DDS 耐性菌の蔓
延を防止するには複数の抗ハンセン病剤（DDS、クロファジミン

及びリファンピシン）を併用する MDT が推奨される旨の勧告がされていた（前記前提事実、甲 B2、B3）。

日本国内においても、昭和 50 年代初めには既に、DDS を長期間にわたって単剤で投与すると DDS 耐性菌が出現することが指摘されており、DDS 耐性菌に対するクロファジミン、リファンピシンの投与も行われていた（甲 B6、B12、B13、乙 B10、B42、証人並里、同和泉、同石井）。また、リファンピシンに優れた治療効果があることや、WHO が DDS 耐性菌の出現に対してクロファジミン、リファンピシン等の併用を推奨していることについての報告もされていた（甲 B11、B12、乙 B28）。

(イ) 原告に実施すべき治療内容

以上を前提に、第 1 期において原告のハンセン病の再発が診断された場合、どのような治療方法が採られるべきであったのかを検討すると、原告は、星塚敬愛園入所中から長期間にわたって DDS の単剤投与を受けており、その上でハンセン病を再発したものである（前記ア）ところ、DDS を長期間にわたって単剤で投与すると DDS 耐性菌が出現することは既に指摘されていたのであるから、被告療養所の担当医師らとしては、原告に DDS 耐性菌が出現していることを念頭に置いた治療を行う必要があったといえる（甲 B18、証人並里、同和泉）。

そして、当時は既に、日本国内においても、DDS 耐性菌に対してクロファジミンやリファンピシンの投与が行われており、とりわけリファンピシンについてはその優れた治療効果が報告されていたのであるから、原告に対しては、少なくともリファンピシンを投与する治療が行われるべきであった（リファンピシン耐性菌の出現を予防する観点からは、リファンピシンと他の抗ハンセン病剤を併用投与することが望ましいとも思われるが、いずれにせよ、リファンピシンの投与は不可欠であった）というべきである（甲 B6、B18、証人並里、同和泉）。

　これに対し、被告は、日本においては、再発の診断がされた患者に対しても、患者の社会復帰後の生活を考慮して、神経障害や視力障害を起こさせないことを重視して、プレドニンの投与を行ってきたものであると主張し、小関証人及び石井証人もこれに沿う証言をするが、当時原告に現れた症状自体は重篤なものではなかったから、末梢神経症状を軽快させる治療を優先すべきであったとはいい難く、いかにプレドニン投与によって境界反応を抑制しても、ハンセン病の再発に対しての治療を行わない限り、その進行を止めることができないのであるから、再発の診断がされた以上は、適切な量の抗ハンセン病剤を投与すべきことは明らかであって、被告の上記主張及びこれに沿う各証言は採用することができない。

(ウ)　被告療養所における実際の治療内容

　ところで、被告は、被告療養所の担当医師らの原告に対する治療内容の当否については原告の具体的な症状に応じた適切な治療がされたか否かという観点から判断すべきであるとした上で、被告療養所の担当医師らは、原告に対して、その末梢神経症状を境界反応によるものと診断してプレドニンを投与するとともに、再発の可能性をも考慮して DDS の併行投与も実施しており、症状に対応した適切な治療を行っていたと主張するので、第1期における被告療養所の担当医師らが実際に行った治療内容についても検討しておくこととする。

a　プレドニンの投与

　まず、被告療養所の担当医師らが、原告に対して、その末梢神経症状を境界反応によるものと診断してプレドニンを投与した点について検討する。

　前記のとおり、末梢神経症状を呈した患者に対しては、その症状が再発と境界反応とのいずれによるものであるかを鑑別しない限り、正しい治療を行うことは不可能というべきであるが、

仮にその鑑別を誤ったとしても、誤った診断に基づく治療を正しく実施すればその効果が得られないことによって診断の誤りが明らかとなり、その時点で改めて正しい診断を下すことも可能となるから（甲B6、証人和泉）、被告療養所の担当医師らが原告に対して行ったプレドニンの投与が、境界反応に対する治療として正しいものであったか否かが問題となる。

　この点、被告療養所の担当医師らの原告に対するプレドニンの投与量は、1日当たり15mgから始まり、その後5mgに減量されたものである（前記ア）が、一般に、境界反応の治療には、40mg以上のプレドニンを投与すべきとされている（乙B13、B26、B40。第1期以前に発行された『ハンセン病の反応状態とその治療』（甲B16）においても、20mgから30mgのプレドニンを投与すべきとされている。）ことからすると、原告に対して投与されたプレドニンの量は、境界反応に対する治療としては明らかに不足していたものといわざるを得ない（甲B6、証人和泉）。

　なお、岩田医師は、原告には、発熱のような全身症状がなく、神経幹の圧痛も見られなかったので、プレドニンの投与量を1日当たり15mgに減じたと述べる（乙B12）が、上記証拠に照らすと、その投与量が適切であったと認めることはできない。

　仮に、被告療養所の担当医師らが、境界反応に対する治療として十分な量のプレドニンを投与していたならば、ハンセン病（LL型）が再発していた原告にはその効果が現れず、それによって境界反応との診断が誤っていたことが明らかとなった可能性もあった（甲B6、証人並里、同和泉）というべきである。

b DDSの投与

　次に、被告療養所の担当医師らが、原告に対してハンセン病の再発の可能性をも考慮してDDSの投与を行った点について検討すると、前記のとおり、境界反応とハンセン病の再発とは、細胞性免疫の作用の観点からは、両者は正反対の機序に基づ

いているのであるから、そもそもその双方を念頭に置いた治療
を実施すること自体、不合理なもの（一方に対する治療が他方
に対する治療の効果を打ち消すものとなる。）といわざるを得な
い（証人和泉）。

　また、被告療養所の担当医師らの原告に対する DDS の投与
量は、昭和 57 年 2 月 17 日以降、1 日当たり 50mg であったが、
前記のとおり、原告のハンセン病の再発に対しては、DDS 耐性
菌を念頭に置いた治療をする必要があり、仮に DDS の単剤投
与をするとしても（本来であればリファンピシン等の投与が必要
であることは前記のとおりである。）、その投与量は 1 日当たり
100mg とすべきである（なお、小関医師自身も、ハンセン病の
再発であるとすれば 75mg 又は 100mg の投与量が望ましいと
考えられると証言している（証人小関）。）から、被告療養所の
担当医師らの原告に対する DDS の投与量は、原告のハンセン
病の再発を考慮したものとしては、明らかに不足していたといわ
ざるを得ない（甲 B6、証人並里、同和泉）。

　これに対して、小関医師は、再発と診断したわけではなく、
再発のおそれがあるに過ぎなかったから、DDS の投与量を 1 日
当たり 50mg にとどめたと弁明する（証人小関）が、再発を恐
れていながら、再発には対応できない投薬をすることはおよそ
合理的とはいえず、小関医師の弁明は採用することができない。

　また、被告は、原告の受診態度が不規則であったため、
DDS の増量を控えたと主張するが、小関医師がそのような事情
を考慮して DDS の投与量を調整していたことを窺わせるような
診療録上の記載や原告に対する説明は認められないし、仮に小
関医師がそうした考慮をしたのであれば、むしろ医学的知識の
乏しい原告にそのような事情を説明し、適切な治療を受けるよう
に指導を尽くして治療を行うべきであった。

　したがって、原告の受診態度が不規則であったという事情は、

何ら小関医師の薬剤投与が不十分であったことについての責任を免れさせるものではない。

c 小括

　以上によれば、第1期において、被告療養所の担当医師らが原告の症状に対応した適切な治療を行っていたとは到底いえないことは明らかであり、被告の主張は失当といわざるを得ない。

オ　適切な診療がされた場合の予後

　最後に、原告は、仮に、第1期において原告に対して適切な診療がされていれば、原告のハンセン病は程なく治癒し、後遺障害も生じなかったはずであると主張するので、第1期において原告に対してリファンピシンを用いた治療が実施された場合の予後について検討する。

　この点、第1期における原告のハンセン病の症状は、皮膚症状は肉眼的には確認されず、末梢神経症状も顔面神経痛、顔面及び左腕の筋力低下等にとどまっており、ENLは生じていなかった（前記ア）のであって、かなり初期のものであったものと認められる（証人和泉）。

　そして、リファンピシンについては、投与後5、6週間で菌形態指数が0パーセントになったとか、投与後2、3年で菌指数陰性になったなどといった報告がされるなど、ハンセン病に対して優れた治療効果を上げるとされており、MDTにおいてもリファンピシンは不可欠とされている（甲B4、B11、B12、乙B28）のであって、このようなリファンピシンのらい菌に対する有効性からすると、第1期の時点で原告に対してリファンピシンの投与がされていたならば、原告のハンセン病はその病勢を進行させることなく、治癒に至ったものと認めるのが相当である。

　なお、ハンセン病については、適切な化学療法によって感染症としてのハンセン病を治癒することに成功したとしても、らい反応による後遺障害がもたらされる場合もあるとされている（乙

B26）が、第1期においては、原告のハンセン病は、耳介と両上肢からの組織汁による塗抹菌検査では陰性であり、また、ENL を生じるほどには進行していなかったことからすると、早期かつ適切な化学療法による治療の結果、治癒したにもかかわらずなお後遺障害が残るというような事態には至らなかったものと推認するのが相当である（30 年以上にわたってハンセン病一筋に臨床、研究及び調査に携わってきた和泉証人は、当法廷において、昭和 56 年当時のハンセン病医学の水準でも、原告のようなかなり初期の L 型の再発患者であれば、後遺障害を全く生じさせずに治癒させることができたと断言する。）。

カ　小括

　　以上によれば、被告療養所の担当医師らには、遅くとも昭和 59 年 5 月 8 日ころまでには、原告にハンセン病が再発していることを適切に鑑別した上で、その治療のために、少なくともリファンピシンの投与を実施すべき義務があったところ、原告の症状が再発と境界反応のいずれによるものであるのかの鑑別診断を尽くさず、原告に対してリファンピシンの投与を実施しなかったのであるから、診察上の過失があったといわざるを得ず、これによって原告に生じた損害について、被告は不法行為（使用者責任）に基づく損害賠償責任を負うものというべきである。

(2)　第2期、第3期の診療について

ア　第2期の診療における被告療養者の担当医師らの過失の有無

(ア)　認定事実

　　前記前提事実、証拠（各認定事実の後に掲げる。）及び弁論の全趣旨によれば、第2期の診療に関して、以下の各事実が認められる。

a　外来診療期間の診療経過

(a)　昭和 60 年 10 月 26 日の小関医師の診察の際、原告には、第1

期以来の顔面神経痛に加えて、両頬部の掻痒感を伴う紅斑、背部の掻痒感が認められたが、小関医師は、背部の掻痒感は老人性皮膚掻痒症であると診断し、痒み止めの薬剤であるアタラックスを処方するなどしたほか、従前どおり1日当たり2錠（50mg）のDDSの投与による治療を継続した（診療経過一覧表、乙B43、証人小関）。

　また、同日、原告に対する塗抹菌検査が実施されたところ、菌指数陰性を示す結果が出た（診療経過一覧表）。もっとも、この菌検査は、第1期における塗抹菌検査と同様に、耳介と両上肢から採取された組織汁によるものであり、原告の顔面からの組織汁の採取は行われていなかった（乙A1・21頁、証人小関）。

(b) 昭和61年4月1日の小関医師の診察の際には、原告の背部に紅斑が出現しており、同部位から採取された組織汁による塗抹菌検査では、菌指数2+との結果が出た（診療経過一覧表、乙A1・22頁、B43）

　もっとも、小関医師は、同日の時点では、塗抹菌検査の結果が出ていなかったことから、原告の症状を境界反応によるものと判断し、DDSに加えて、1日当たり5mgのプレドニンの投与を再開することとした（診療経過一覧表、乙A1・21頁、B43、証人小関）。

(c) 昭和61年5月12日の小関医師の診察では、原告の症状に改善が認められなかったことから、小関医師は、原告に対するDDSの投与を中止することも検討したが、再発の可能性も考慮した結果、1日当たりの投与量を2錠（50mg）から1錠（25mg）に減量することとした（診療経過一覧表、乙B43、証人小関）。

(d) 昭和61年10月6日の左奈田医師の診察では、顔面神経痛等の症状が重くなっていたことから、原告に対するプレドニンの1日当たりの投与量が20mgに増量された（診療経過一覧表、乙

B11、B43）。

(e) 昭和 61 年 10 月 17 日の左奈田医師の診察の際には、原告の左下腿にも紅斑が現れていることが認められ、塗抹菌検査によって菌指数 3+ との結果が出た（診療経過一覧表）。

　　同日、左奈田医師は、原告の境界反応による末梢神経症状がさらに悪化したものと判断し、DDS の投与によって境界反応がより悪化することを懸念して、原告に対する DDS の投与を中止することとした（診療経過一覧表、乙 B11、B43、証人小関）。

(f) その後、原告は、昭和 61 年 10 月 25 日、同年 11 月 22 日、同年 12 月 20 日に岩田医師の診察を受けたが、顔面の神経痛、筋障害、紅斑などの症状は続いており、プレドニンの 1 日当たりの投与量を15mgに減量するなどの処置が採られるのみであった（診療経過一覧表、乙 B11、B12、B43 ）。

(g) 原告は、昭和 62 年 4 月 28 日に小関医師の診察を受けたが、その際、小関医師は、原告の末梢神経症状が悪化していたことから、原告の症状が境界反応によるものかどうかについて疑いを持つと同時に、ハンセン病（LL 型）の再発による症状の悪化を考え、今後、プレドニンの投与によって境界反応の鎮静を図り、その後、プレドニンの離脱と抗ハンセン病剤の投与を速やかに行う必要があるが、それはもはや外来診療では対応できないと判断した（診療経過一覧表、乙 B43、証人小関）。

b　被告療養所入室後の診療経過

(a) 原告は、昭和 62 年 5 月 11 日に被告療養所に入室した（診療経過一覧表）。

　　このときの原告の症状は、顔面全体に浮腫が見られ、皮疹部は紅潮してピリピリ感を伴い、両眼は充血して、眼痛、羞明感が認められ、四肢にも浮腫が見られるなどというものであった（診療経過一覧表）。同日に実施された塗抹菌検査では、顔面から

採取された組織汁から菌指数 2+、左腕から採取された組織汁から菌指数 4+ との結果が出た（診療経過一覧表、乙 A1・27 頁）。

　　小関医師は、プレドニンの投与によって末梢神経症状を鎮静化させ、その後、プレドニンの離脱と平行して抗ハンセン病剤を投与するとの治療方針を立てた（乙 B43、証人小関）。

(b) そして、原告に対しては、昭和 62 年 5 月 12 日以降、1 日当たり 30mg のプレドニンの投与が開始された（診療経過一覧表）。

　　その後、浮腫や神経痛の軽減等に応じて、プレドニンの投与量は少しずつ減量され、同年 11 月 20 日には、1 日当たりの投与量は 5mg となったが、その後は、第 2 期を通じて、原告に対する 1 日当たり 5mg のプレドニンの処方が継続された（診療経過一覧表、乙 B43 ）。

　　その間、原告には、継続的に口唇の痺れが見られるなどしたため、メチコバールの投与も行われたが、抗ハンセン病剤が投与されることはなかった（診療経過一覧表、乙 B43）。

　　なお、同年 6 月 12 日の塗抹菌検査では菌指数 4+、同年 8 月 4 日の塗抹菌検査では菌指数 3+ との結果が示され、また、同年 10 月 14 日の金医師の診察の際には、左肘頭部に結節様皮疹が続いていることが認められ、金医師は原告に ENL が生じていることを疑った（診療経過一覧表、乙 B43）。

(c) 原告は、昭和 62 年の夏ころ以降、数日間の外泊を繰り返すようになっていたが、昭和 63 年になると、外泊の頻度と期間が増すようになり、夏ころ以降は、月に 1、2 回程度の頻度で被告療養所の診察を受けるほかは外泊を継続するという生活を送るようになった（診療経過一覧表、甲 A1、乙 B43、証人小関、原告本人）。

　　同年における原告の症状は、顔面の浮腫、紅潮、上眼瞼の腫脹、口唇の痺れ等が続いていたほか、同年 6 月には左腕に ENL が認められ、また、同年 1 月 21 日、同年 9 月 7 日、同年

12月1日に実施された塗抹菌検査ではいずれも菌指数 5+ との結果が示され、同年4月20日に実施された知覚検査では全身に広範な知覚障害があるとの評価が下されるというものであった（診療経過一覧表、乙 A2・194 頁）。

　なお、小関医師は、同年1月21日の塗抹菌検査の結果を受けて、同月28日の診察の際に、原告に対して、いずれ1日当たり2分の1錠（12.5mg）の DDS の投与の開始を検討することとしていたが、第2期を通じてその実行に踏み切ることはなかった（診療経過一覧表、乙 A1・36 頁、B43、証人小関）。

(d) 平成元年以降も、原告の外泊は続いた（診療経過一覧表）。

　原告には、顔面の浮腫、紅潮に加えて、同年6月以降は、両手指に薄い黒紫色の浮腫が現れたり、鼻周囲に ENL 様の発赤疹が生じたり、左腕に ENL が認められたりするようになり、激しい脱毛も見られるようになった（診療経過一覧表）。

(e) また、同年8月7日の塗抹菌検査では菌指数 3+、同年10月25日、同年12月6日の塗抹菌検査ではいずれも菌指数 6+ との結果が示された（診療経過一覧表）。

(イ) ハンセン病の再発に対する診療上の過失の有無

a 前記のとおり、原告は、第1期において既にハンセン病（LL 型）を再発していたところ、被告療養所の担当医師らは、これを境界反応が生じたものと誤診したものであるが、その誤診は、第2期になってからも続き（もっとも、第2期になってからは、昭和61年4月1日には背部の紅斑部から菌が検出されるなどしていたのであり、それでもなお被告療養所の担当医師らが原告の症状を境界反応と診断したことは、重大な過誤というべきである。この点、小関医師は、原告の境界反応がダウングレーディング反応であったから菌が検出されても不思議ではない旨の証言をするが、当時の診療録上には小関医師自身の手によって、アップグレーディング反応を示す「Reversal　Reaction」との記

335

載がされている（乙 A1・21 頁、26 頁）のであって、小関医師の証言は信用できない。）。昭和 62 年 5 月 11 日に原告が被告療養所に入室したころになって、ようやく被告療養所の担当医師らによって、原告がハンセン病を再発しているとの診断が下された（前記（ア））。

　その上で、被告療養所の担当医師らは、昭和 61 年 10 月 17 日に DDS の投与を中止したまま、第 2 期を通じて抗ハンセン病剤を投与することをせず、プレドニンの投与を継続したものである（前記（ア））が、これについて、原告は、被告療養所の担当医師らは、原告にハンセン病が再発しているとの診断をしたのであるから、原告に対して、MDT を採用するか、あるいは MDT の理念を踏まえて複数の抗ハンセン病剤を併用投与するなどの治療を実施すべきであったにもかかわらず、抗ハンセン病剤を投与することなく、プレドニンの投与を継続したことは、およそ治療とはいえないと主張するので、これについて判断する。

b　まず、ハンセン病の再発の場合に行うべき治療方法についてみると、さきに認定したとおり、昭和 50 年代には既に、WHO によって DDS 耐性菌への対策として MDT の採用が勧告されており、日本国内でも知られるようになっていたのであるから、第 2 期においては、ハンセン病の再発に対して MDT を実施するのが原則であったというべきである（もっとも、WHO も、MDT の構成薬剤を修正することを容認しており（甲 B4）、複数の抗ハンセン病剤を併用することにより、特定の抗ハンセン病剤に耐性を持つ菌があっても、他の抗ハンセン病剤で対応することができるという MDT の理念に反しない限り、必ずしも WHO の勧告どおりの薬剤構成を採る必要はなかったものと考えられる。）（証人並里、同石井）。

　とりわけ、ハンセン病（LL 型）は、らい菌に対する細胞性免疫が機能せずにらい菌が増殖した場合の病型であり、皮膚症

状や末梢神経症状はらい菌の増殖に由来するものである（前記
前提事実）から、抗ハンセン病剤の投与なしには、その症状の
根本的な治療はできないというべきである（甲B18、証人並里、
同和泉）。

　なお、ハンセン病の専門医である石井証人、国立療養所大島
青松園園長の長尾榮治医師及び国立療養所長島愛生園皮膚科
医長の尾崎元昭医師は、WHOのMDTが日本において標準
的治療法として確立したのは昭和60年代以降であると指摘する
（乙B19、B23、B42、証人石井）が、WHOの提唱する内容に
よるMDTはともかくとして、多剤併用というその理念自体が昭
和50年代に既に確立した知見であったという前記認定を妨げる
ものではない。

c　そうすると、被告療養所の担当医師らとしては、原告にハンセ
ン病が再発していると診断した以上は、MDTやMDTの理念
を踏まえた複数の薬剤の併用による治療を行うべきであったと
いわざるを得ず、それにもかかわらず第2期を通じて抗ハンセン
病剤を一切投与しなかったことは、らい菌が増殖しているにもか
かわらず、それに対して何ら対応しなかったことを意味するので
あって、ハンセン病の治療の放棄に等しいというべきである。

　その一方で、被告療養所の担当医師らは、原告に対してプレ
ドニンを継続的に投与しているが、プレドニンは免疫機能抑制
作用を有している（前記前提事実）ところ、これをらい菌に対す
る細胞性免疫が機能せずにらい菌が増殖している状態にあった
原告に継続的に投与することは、むしろハンセン病の進行を促
進する行為といわざるを得ない（甲B6、証人和泉）。

d　以上によれば、第2期における原告のハンセン病の再発が診断
された後の被告療養所の担当医師らの診療行為は、末梢神経
症状への対症療法に終始し、原因疾患に対する一切の治療を
怠った（さらに、対症療法自体が原因疾患を悪化させることになっ

た。）ものであって、およそ合理性がなく、被告療養所の担当
医師らに診療上の過失があったことは明らかというべきである。

(ウ) 被告療養所の担当医師ら（主として小関医師）の診療方針

a ところで、小関医師は、被告療養所入室後の抗ハンセン病剤が
投与されていないままの原告に対して、プレドニンの投与によっ
て末梢神経症状を鎮静化させ、その後、プレドニンの離脱と並
行して抗ハンセン病剤を投与するとの治療方針を立てたものであ
る（前記（ア））が、これについて、『今日の治療指針 1987 年版』（乙
B22）が、末梢神経症状が現れた場合には DDS、リファンピシ
ンの投与を中止し、ステロイド剤を投与すべきとしているのに合
致すると述べる（証人小関）。

　また、左奈田医師も、その陳述書（乙 B11）において、「プレ
ドニンは、末梢神経がらい反応によって、障害されるのを予防
するために投与されており、らい反応の危険がないという確証
が得なければ投与を続けるべきであると考える。治らい剤服用
の強行はらい反応を増悪し、失明及び四肢の弛緩性麻痺を生じ
ることになり、これによって、患者の日常生活をあるいは社会生
活を奪い去るのである。」との見解を示しており、末梢神経症状
が現れた場合には抗ハンセン病剤の投与を中止し、ステロイド
剤を投与すべきとする発想は、小関医師と共通するものと窺える
（証人小関）。

b これについて、小関医師は、当時の日本における標準的なハン
セン病医学の教科書は『今日の治療指針 1987 年版』（乙 B22）
であり、その内容が当時の日本の医療水準であったとして、自
らは当時の日本の医療水準どおりの診療を実施したと証言する
（証人小関）が、同文献は、明らかにその読者層を一般医療従
事者としているものであって（証人並里）、これがハンセン病医
学についての当時の標準的な教科書であり、日本の医療水準を

示すものであったということには疑問がある。

　仮に、同文献が当時の日本におけるハンセン病治療の現場において一般的に行われている診療内容を記載したものであったとしても、らい予防法の下においては、被告は、ハンセン病患者の医療に努める義務を負い、そのために国立療養所を設け、法的な強制力を背景にそこに大部分のハンセン病患者を集めた結果、日本におけるハンセン病の診療活動をほぼ独占するに至ったものであるから、国立療養所においては、常にハンセン病の治療のために最新の医学的知見に基づく治療を行う義務があるというべきところ、日本におけるハンセン病患者は数千人の規模に過ぎないのに対し、世界におけるそれは100万人を超えるものであり、その治療のための研究活動がWHOを中心に世界的規模で不断に続けられていること（前記前提事実）に照らすと、被告療養所においては、その当時における世界的な知見をも踏まえた最新の医学的知見に基づいた治療を行う義務があると解するのが相当であって、小関医師が、上記文献の記載に則り、当時の日本において一般に行われていた方法に従った治療を行ったからといって、それだけでは、被告療養所におけるハンセン病の治療に当たる医師としての責任を免れるものではないというべきである。

c　そこで、第2期当時の世界的な知見についてみると、既に、昭和51年のハンセン病専門委員会による報告（甲B3）や、昭和52年に発行された『らい反応状態とその治療』（甲B16）、昭和56年のWHOの化学療法研究会による勧告（甲B2）、昭和60年に発行された『Ｌｅｐｒｏｓｙ』（甲B17）などにおいて、化学療法の基本原則は感染源の排除であって、らい反応（境界反応、ENL）時であってもDDSの投与を中止すべきではないとの見解が公表されていた。

　そして、日本においても、昭和50年代には、ハンセン病（LL

型）は、らい菌に対する細胞性免疫が機能せずにらい菌が増殖していることに原因があるため、抗ハンセン病剤の投与を中止して、プレドニンの投与をすることは、かえって末梢神経症状を悪化させるだけであるとの認識を持つ医師が現れていた（証人並里、同和泉）。

そうすると、第2期当時においては、末梢神経症状が現れた場合には抗ハンセン病剤の投与を中止し、ステロイド剤を投与すべきとする発想は、世界的にはもはや根拠のないものとされていたといわざるを得ない。

d したがって、小関医師が、被告療養所入室後の抗ハンセン病剤が投与されていないままの原告に対して、プレドニンの投与によって末梢神経症状を鎮静化させ、その後、プレドニンの離脱と並行して抗ハンセン病剤を投与するとの治療方針を採ったことは、仮にその内容が『今日の治療指針　1987年版』（乙B22）の記載内容に合致し、あるいはまた、当時の日本の医療水準に合致していたとしても、これを正当なものとして容認することはできないというべきである（石井医師は、「世界の流れをいかに日本の療養所にいた先生方あるいはもちろん皮膚科の医者が吸収して、かつ日本の治療法がどのくらい優位なものであるかというその辺の比較、検討というのは本来すべきところでありましたけれども、現実的にはやはり日本における治療学というのはハンセン病に関しては非常に遅れておった。」と証言し、自らも反省の念を示している（証人石井）が、日本における治療学そのものが遅れていたからといって、被告療養所の担当医師らの過失が否定されるわけではない。世界的には、化学療法の基本原則は感染源の排除であって、らい反応時であってもDDSの投与を中止すべきではないとの見解が広く知られるようになっていたにもかかわらず、日本においては、小関医師を始めとして、末梢神経症状が現れた場合には抗ハンセン病剤の投与を中止し、ス

テロイド剤を投与すべきであるとして、対症療法を採用する医師が依然として存在したことについては、らい予防法が国立療養所に日本におけるハンセン病の診療活動をほぼ独占させたことにより、日本におけるハンセン病医学の研究及び診療が、外部からの批判にさらされる機会や、新しい情報を積極的に取り入れる機会の乏しい閉鎖的な環境の下にとどまった結果、その歩みを停滞させてしまったという法制度に由来する構造的な問題がその背後に横たわっていたものと考えられる。)。

(エ) 原告の外泊

　なお、被告は、第2期における原告に対する最も適切な治療方法は、その末梢神経症状に照らすと、視力や運動機能に障害をもたらす境界反応の鎮静を最優先にして、抗ハンセン病剤の投与を中止し、プレドニンの投与を行い、境界反応が鎮静し次第、速やかにプレドニンの離脱を行い、それに並行して抗ハンセン病剤の投与を再開することであったが、原告が頻繁に外泊をしたために、プレドニンを離脱させる計画は頓挫してしまい、それに伴って、抗ハンセン病剤の投与を再開する計画も頓挫してしまったと主張する。

a たしかに、原告は、昭和63年以降、外泊を継続する生活を送るようになった（前記 (ア)）が、さきに認定したとおり、そもそも被告療養所の担当医師らが採った診療方針自体がハンセン病の再発に対する治療として全く誤っていたのであるから、原告の頻繁な外泊によって被告療養所の担当医師らの診療上の過失が否定されることはないというべきである（仮に原告が全く外泊をすることなく被告療養所において診療を受けていたとしても、プレドニンを投与されればされるだけハンセン病の病勢は進行するのであるから、いつまで経ってもプレドニンの離脱ができない状態にあることには変わりはない（甲B1、証人和泉）。

b さらに、被告療養所の担当医師らとしては、仮に原告が外泊を継続するとその治療が不可能となる場合には、原告に対して、外泊を継続する限り治療が不可能となることを理解させるだけの説明を尽くさなければならなかったというべきであるが（説明を尽くしたにもかかわらず、それでもなお原告が外泊を継続した場合には、被告療養所の担当医師らの過失を否定し得る。）、原告が、昭和61年に菌指数が2+や3+を示していた事実も聞かされておらず、ハンセン病が再発していることを認識したのは平成になってからであったが、もし再発しているとの説明を受けていたならば、言われるとおりに頑張って治療を受けたなどと供述する（原告本人）ことからすると、被告療養所の担当医師らが、第2期におけるその症状の重篤さを理解させるだけの説明を原告にしていたとは考えられない（なお、診療録には、平成4年10月27日に原告が「今迄この病気の事は何にも知らなかった」と述べた旨が記載されており（乙A2・419頁）、被告療養所の担当医師らが原告に対してハンセン病についての説明を尽くしてこなかった事実が窺われる。）のであって、いずれにせよ原告の外泊の事実をもって被告療養所の担当医師らの責任を否定することはできない。

イ 第3期の診療における被告療養所の担当医師らの過失の有無
(ア) 認定事実

前記前提事実、証拠（各認定事実の後に掲げる。）及び弁論の全趣旨によれば、第3期の診療に関して、以下の各事実が認められる。

a 第3期の診療経過
(a) 第3期になっても、原告に対しては、1日当たり5mgのプレドニンを投与する等の治療は継続されたが、原告の症状は、平成2年4月25日の金医師の診察の際には、額に10個を超える結

節が認められ、同年 6 月 8 日の小関医師の診察の際には、鼻や前腕にも結節が多発していることが認められるといった経過をたどった（診療経過一覧表、乙 A2·457 頁、B43 ）。

(b) そのような中、平成 2 年 7 月 26 日の診察の際に小関医師から継続的な入室を前提とした治療を開始したいとの意向を伝えられた原告は、同年 8 月 12 日、改めて被告療養所に入室した（診療経過一覧表、甲 A1、乙 B43、証人小関、原告本人）。

なお、同年 7 月 26 日には、眼科において原告の両眼に軽度の虹彩炎が生じていることが診断された（乙 A2・197 頁）。

(c) そして、平成 2 年 8 月 13 日以降、原告に対して、1 日当たり 50mg のクロファジミンを週 6 日、1 日当たり 5mg のプレドニンを週 4 日、1 日当たり 4 錠のメチコバールを連日投与するとの治療が開始された（診療経過一覧表）。

(d) 平成 2 年 8 月 16 日及び同年 11 月 16 日には、原告に対して塗抹菌検査が実施され、両日ともに菌指数 6+ との結果が出た（診療経過一覧表）。

(e) 平成 2 年 12 月 6 日の診察の際には、原告の皮膚に色素沈着が確認された（診療経過一覧表）。

(f) 平成 3 年 1 月 13 日の診察の際には、原告の右前腕、左右大腿に疼痛を伴う ENL が散在していることが認められ、同年 2 月 14 日の診察の際には、ENL が腫大化し全身性のものとなったことから、小関医師は、原告に対して 1 日当たり 50mg のサリドマイドの投与を開始することとした（診療経過一覧表、乙 B43）。

(g) その後もサリドマイドの投与が断続的に続けられた結果、平成 3 年夏ころまで散見された ENL は、同年末には消退化の傾向を示すようになった（診療経過一覧表）。

この間、原告には、同年 5 月 23 日及び同年 10 月 24 日に塗抹菌検査が実施され、それぞれ菌指数 5+、3+ との結果が出た（診療経過一覧表）。

　また、平成3年を通じて、原告には虹彩炎の症状が慢性的に生じていた（乙 A2・277 頁、279 頁、292 頁、301 頁、306 頁、308 頁、316 頁、333 頁、351 頁）。

　なお、同年 11 月 16 日には、末梢神経症状が消退したとして、原告に対するプレドニンの投与が中止された（診療経過一覧表）。

(h) 平成4年になってからも、原告の ENL の発症に応じてサリドマイドの投与が行われるなどの治療が続けられた（診療経過一覧表）

　同年4月16日、同年7月30日及び同年9月2日には塗抹菌検査が実施されたが、その結果は、それぞれ菌指数 3+、（−）、3+ というものであった（診療経過一覧表）。

(i) 平成4年9月17日の診察の際、小関医師は、原告に対するクロファジミンの投与を同月 20 日で打ち切り、翌 21 日から1日当たり1錠（25mg）の DDS の投与を開始することとした（診療経過一覧表）。

b　主治医の交替

(a) 一方、原告は、被告療養所に入室してからも、脱毛、全身の知覚鈍麻、顔面筋の麻痺が進行することに対し、絶望感と小関医師に対する不信感を抱くようになり、平成4年夏ころに、意を決して、患者の間で熱心な医師であると評判の高かった並里医師に、果たして自分が治癒するのかどうかについて相談を申し入れた（甲 A1、B18、証人並里、原告本人）。

　並里医師は、以前から著しい色素沈着と持続する虹彩炎を患う原告の存在に気付いていたが、その原告から直に相談を申し入れられたことから、これまでの原告の診療録を調査することとした（甲 B18、証人並里）。

　並里医師は、原告の診療録を検討した結果、医師による記載がほとんどされていないものの、検査数値や投薬内容等に照

らすと、原告に対して一般医療の常識から大きく外れた医療行為が行われている疑いがあると考え、被告療養所の副園長である村上医師に相談を申し入れた（甲 B18、証人並里）。

村上医師は、ハンセン病治療の専門家に自己の判断の是非を確認したいと打ち明ける並里医師に対して、岡山県邑久郡所在の国立療養所邑久光明園（以下「邑久光明園」という。）の原田禹男園長（以下「原田医師」という。）と小原安喜子医師（以下「小原医師」という。）を紹介した（甲 B18、証人並里）。

並里医師は、原告の臨床経過の概略を持って、邑久光明園を訪れ、原田医師、小原医師と面談をしたところ、原告に対して行われている診療が適切でないことの説明を受け、それが治療の名に値しないものであることを再認識した（甲 B18、証人並里）。

(b) その後、原告は、並里医師から、邑久光明園で相談したことを聞き、平成 4 年 10 月 19 日、自ら邑久光明園を訪れ、原田医師の診察を受けた（甲 A1、B18、乙 B32、証人並里、原告本人）。

このときの原告の症状は、頭髪は頭頂部と側頭部は薄く、眉毛と睫毛は脱落しており、顔面はクロファジミンによる色素の沈着が高度であり、両目は兎眼となり、両鼻翼は萎縮して鼻開気味であり、左手は垂手となり、四肢には知覚障害や筋萎縮が現れているというものであり、5 か所から組織汁を採取して実施した塗抹菌検査では、菌指数の平均が 4.4 という結果が出た（乙 B32）。

このような原告の症状を目の当たりにした原田医師は、村上医師に宛てて、主治医を変更しない限り原告の治療は望めない旨を記した手紙を書き、原告に手渡した（甲 A1、証人並里、原告本人）。

(c) 原告は、原田医師の診察を受け、被告療養所入室当時と比べて菌指数の数値が改善されていないことを知らされてショックを受

け、小関医師の治療の問題点を指摘され、このまま小関医師の治療を受けていたのではハンセン病が治らないものと考えた（甲A1、原告本人）。

　そこで、原告は、被告療養所に戻ると、村上医師に対して、原田医師の書いた手紙を渡すとともに、担当医の交替を願い出た（甲A1、原告本人）。

(d) これを受けて、平成4年10月27日、村上医師は、原告の主治医を小関医師から並里医師へ変更することを指示した（診療経過一覧表）。

c　並里医師による診療

(a) 原告の主治医となった並里医師は、原告を診察したところ、ほぼ全身に黒褐色の色素沈着があり、皮膚の乾燥が著明で、四肢に魚鱗癬様の角化が生じていることを認め、また、全指趾は短縮、屈曲し、ほぼ全身に知覚麻痺、発汗障害が生じており、全表情筋の機能を失い、重度の兎眼があり、虹彩炎を患っているなどの症状を確認した（甲B1、B18、乙B37、証人並里）。

(b) 並里医師は、原告の症状を確認した上で、1日当たり1錠（25mg）のDDSの投与を中止するとともに、新たにリファンピシンとオフロキサシンを規則的に投与する治療を開始することとした（甲B1、B18、乙B37、証人並里）。

　また、リファンピシンとオフロキサシンの投与開始後、原告には、大腿部を中心にENLが多発するようになったが、並里医師は、リファンピシンとオフロキサシンの投与を中止せず、サリドマイドを投与することで対応した（甲B1、B18、証人並里）。

(c) 並里医師による治療開始後、原告の虹彩炎の症状は軽減し、また、クロファジミンによる色素沈着も徐々に軽減するようになり、平成5年11月4日には、原告は、被告療養所を退室し、園内の舎から被告療養所の外来診療に通って治療を受けるよう

になった（甲A1、B1、B18、乙A1・49頁、53頁、A2、54頁、B37、証人並里）。

(d) 並里医師の診療を受けるようになって約4年が経過したころには、原告の活動性の病変は収拾に向かい、平成9年ころには、菌指数もおおむね陰性を示すようになった（証人並里、弁論の全趣旨）。

(e) その後も、原告は、並里医師による診療を受け続け、背部の不快な掻痒感に対してサリドマイドの処方を受けるなどした（証人並里）。

　　また、原告は、平成10年8月17日から同年10月22日まで右足骨髄炎の治療のために、平成13年3月22日から同月30日まで、両兎眼手術のために、被告療養所に入室した（乙A2・551頁から606頁まで）。

(イ) クロファジミンの長期投与の当否

　　上記の認定のとおり、被告療養所の担当医師らは、原告に対して、第3期の大半の期間を通じて、クロファジミンの単剤投与を行ったものであるが、この点について、原告は、第3期においては、既にMDTが定着していたのであるから、被告療養所の担当医師らとしては、クロファジミンに加えてリファンピシンをも併用する治療を実施すべきであったとし、らい菌に対する静菌作用や殺菌作用が弱いクロファジミンを、平成2年8月から平成4年10月までという長期にわたって単剤で投与し続けたことは過失に当たると主張するので、これについて検討する。

a さきに認定したとおり、第3期においては、ハンセン病に対する治療としてMDTを実施するのが原則であったというべきである。

　　とりわけ、クロファジミンは、らい菌に対する殺菌効果が弱いとされている（前記前提提事実、甲B6、証人並里）のである

から、極めて重度のらい反応が予想される場合などに期間を限定して単剤投与をすることはあっても（甲 B18）、原則として他剤と併用されるべきであるといえる（甲 B6、B18、乙 B42、証人並里、同和泉、同石井）。

b これに対して、被告は、既に耐性菌が出現しているであろう DDS や、ショック症状や失明といった重篤な副作用がある上に、らい菌に対する殺菌作用によって ENL を引き起こし、かえって虹彩炎を悪化させ、ショック症状や急性腎不全の副作用を引き起こす危険性すらあるリファンピシンを原告に投与することは適切でなく、クロファジミンの単剤投与はやむを得なかったと主張する。

　しかし、小関医師自身、平成 4 年 9 月 21 日からクロファジミンに替えて 1 日当たり 1 錠（25mg）の DDS の投与を開始している（前記（ア））のであって（なお、ハンセン病の再発に対しては、1 日当たり 100mg の投与をすべきであるから、この投与量はハンセン病の再発に対するものとして明らかに不足しているといわざるを得ない。）、DDS 耐性菌の存在を理由として DDS の併用を行わなかったとの主張を採用することはできない（なお、DDS 耐性菌への対策として推奨された MDT においても、DDS はその構成薬剤とされていることは前記のとおりである。）。

　また、第 3 期の直後から原告の診療を担当した並里医師は、原告に対してリファンピシンの投与を行っており、ENL が生じた場合にもリファンピシンの投与を中止することなく、サリドマイドの投与によってこれに対応することができているのである（前記（ア））し、ショック症状や腎不全といった副作用についても特にその発症を懸念すべき事情も窺われないから、リファンピシンを原告に投与することが適切でないとの被告療養所の担当医師らの判断を合理的なものということはできない。

　したがって、被告療養所の担当医師らが原告に対して長期に

わたってクロファジミンの単剤投与を実施したことに合理的な理由はないといわざるを得ない。

c よって、第3期において、被告療養所の担当医師らには、原告に対して長期にわたってクロファジミンの単剤投与を実施した点で、診療上の過失があったというべきである。

ウ　小括

以上によれば、本件は、第1期における被告療養所の担当医師らの診療に過失があったために原告に損害が生じたというべき事案であるが、第2期、第3期においても、被告療養所の担当医師らの診療には過失が認められるのであって、原告に対する医療過誤は第1期から第3期まで途絶えることなく続いていたものといわざるを得ない。

2　争点（2）（損害）について

前記のとおり、被告療養所の担当医師らには、第1期における原告に対する診療に過失があり、被告は、これによって原告に生じた損害について不法行為（使用者責任）に基づく損害賠償責任を負うものというべきであるが、次に、原告に生じた損害について検討する。

（1）休業損害及び逸失利益

ア　前記のとおり、被告療養所の担当医師らが、遅くとも昭和59年5月8日ころまでには、原告にハンセン病が再発していることを適切に鑑別した上で、その治療のために、少なくともリファンピシンの投与を実施していたならば、原告のハンセン病は後遺障害を生じさせることなく治癒に至ったものと認められるところ、その治癒に至ったであろう時期については、確実にこれを認定することは困難であるものの、並里医師が第1期よりも病勢の進展した原告の症状を約4年で収拾に向かわせることができたこと等に照らせば、遅くとも昭和63年ころまでには治癒してい

たであろうと推認するのが相当である。

イ　ところが、実際には、原告は、昭和62年5月11日に被告療養所に入室したことによって就労の機会を失い、さらに、被告療養所入室中に受けた診療に過誤があったために、第3期の末期には、全指趾の短縮・屈曲、ほぼ全身の知覚麻痺・発汗障害、全表情筋の機能の喪失、兎眼等の重篤な後遺障害を負うに至った（なお、これらの後遺障害については、ハンセン病に直接に起因するものと知覚障害等に起因する二次的なものとを区別することは困難であるが、いずれにせよ、原告に生じた後遺障害はすべて被告療養所の担当医師らの診療上の過失に起因するものである。）のであって、このころには労働能力を完全に喪失したものと認められる。

　　そして、原告については、並里医師の治療によって原告の活動性の病変は収拾に向かい、平成9年には、一応の症状固定と見得る状態には至ったものの、後遺障害には著明な改善が見られないままであり、現在もなお、就労可能性を絶たれたまま、終生にわたって治療を受ける必要がある状態が続いている（甲A1、証人並里、原告本人、弁論の全趣旨）。

ウ　したがって、原告は、昭和63年（50歳）から一応の症状固定時といえる平成9年（59歳）までの9年間にわたり、休業損害を被ったものであり、また、それ以降は、就労不能のために逸失利益の損害を被ったものというべきである。

　　そこで、賃金センサス昭和63年女子労働者の産業計企業規模計学歴計の50歳から54歳までの平均年収269万3400円を基礎収入として、9年間の休業損害を計算すると、2424万0600円となり、平成9年以降の原告が67歳に達するまでの8年間の逸失利益を、賃金センサス平成9年女子労働者の産業計企業規模計学歴計の59歳から64歳までの平均年収344万0700円を基礎収入として、ライプニッツ係数（6.4632）を用い

て中間利息を控除して算出すると、2223万7932円となり（344万0700円×6.4632=2223万7932円）、以上の合計は4647万8532円となる。

(2) 慰謝料

ア 入通所慰謝料

原告は、被告療養所の担当医師らが誤った治療を行い、かつこれを継続したことによって、ハンセン病の再発が進行し、このため、昭和63年以降、被告療養所への入通所を余儀なくされたものであるが、これによる精神的苦痛に対する慰謝料としては500万円が相当である。

イ 後遺障害慰謝料

原告は、被告療養所の担当医師らが誤った治療を行ったため、適切な治療を受けていれば後遺障害が残らずに治癒したと考えられるにもかかわらず、全指趾の短縮、屈曲、ほぼ全身の知覚麻痺、兎眼等を含めた顔面醜状等のハンセン病特有の後遺障害を負うに至ったものであるところ、こうした後遺障害を負った者は、その障害それ自体によっても著しい精神的苦痛を受けていると認められるのみならず、その障害の存在からハンセン病患者であったことが容易に看取されるため、しばしばいわれのない差別や偏見を受け、さらに精神的苦痛を重ねてきたことも明らかである。

原告の被ったこうした重大な精神的苦痛に対する慰謝料としては、2500万円が相当である。

(3) 小括

上記 (1)、(2) の合計額は、7647万8532円であるから、原告の被告に対する損害賠償請求権が5000万円を超えて存在することは明らかである。

よって、被告は、原告に対し、不法行為（使用者責任）に基づき、

　　　5000万円及びこれに対する不法行為の日の後である平成15年
　　　5月17日（訴状送達の日の翌日）から支払済みまで民法所定の
　　　年5分の割合による遅延損害金の支払義務を負う。

3　争点（3）（不法行為（使用者責任）又は国家賠償法に基づく損害賠
　　償請求権の消滅時効の成否）について

　　　　以上に対し、被告は、平成4年10月27日には、原告は、被告療
　　　養所の担当医師らによるハンセン病の治療に過失があり、それに
　　　よって損害を受けたことを認識していたし、平成9年ころには、原
　　　告の症状はおおむね固定していたのであるから、これらの時点から
　　　既に3年以上の期間が経過した以上、原告の被告に対する不法行
　　　為（使用者責任）に基づく損害賠償請求権は時効により消滅してい
　　　ると主張するので、これについて検討する。

（1）ア　不法行為に基づく損害賠償請求権について、民法724条は、被
　　　　害者が損害及び加害者を知ったときから3年間行使しないとき
　　　　には時効によって消滅すると規定するところ、同条にいう損害及
　　　　び加害者を知ったときとは、被害者において、加害者に対する
　　　　損害賠償請求をすることが事実上可能な状況の下に、それが可
　　　　能な程度に損害及び加害者を知ったときを意味すると解される
　　　　が、ここでいう損害とは、他人の不法行為によって発生した損
　　　　害を指すから、損害を知ったというには、単に結果として損害
　　　　が発生したことを知るのみでは足りず、加害行為が加害者の故
　　　　意又は過失に基づくものであること及び加害行為と損害発生と
　　　　の因果関係の存在の認識をも要するというべきである。

　　　イ　そこで、平成4年10月27日において、原告が、被告療養所の
　　　　担当医師らの診療内容について、被告に対して不法行為に基づ
　　　　く損害賠償請求権を行使することが事実上可能な程度に過失の
　　　　存在を認識できていたかどうか検討する。

　　　　　原告は、平成4年10月19日に邑久光明園において原田医師

の診察を受けた際に、被告療養所において小関医師から受けた治療の問題点（抗ハンセン病剤の単剤投与等）を指摘され、このまま小関医師の診療を受けていては絶対に治ることはないと確信したと述べて（乙 B36）おり、従前から小関医師に対して抱いていた不信感を改めて実感したものとは認められる。

しかし、前記のとおり、当時の日本におけるハンセン病治療は最新の世界水準に照らすと立ち後れていると評価されるような状況にあって、その知見については日本における専門家の間でも意見が分かれる状況にあったのであるから、ハンセン病医療についての専門知識を持ち合わせていない原告が、原田医師から説明を受けて、単剤投与しかしなかった小関医師の治療上の問題点を指摘されたからといって、それだけでは、国立療養所に長年勤務してハンセン病患者の治療に当たっていた専門家である小関医師の診療内容について、不法行為に基づく損害賠償請求権を行使することが事実上可能な程度に過失の存在を認識するに至ったとは考えられない。

また、原告は、平成 4 年 10 月 27 日、並里医師から、それまでの診療内容についての説明を受けてはいるが、それは、新しい治療方法を開始するに当たって、従前の治療方法を確認しただけのものに過ぎず（乙 A2・419 頁）、原告に被告療養所の担当医師らの診療に過失があったと認識させる性質のものではなかったというべきであるし、原告自身、同日、看護師に対して、「今は誰をうらむでない、自分の病気がこうしたと思う。」と話していることからすると、同日の時点で、原告が、被告療養所の担当医師らの診療内容について、被告に対して不法行為に基づく損害賠償請求権を行使することが事実上可能な程度に過失の存在を認識していたとは認められない。

ウ　次に、平成 9 年ころにおいて、原告が、被告療養所の担当医師らの診療内容について、被告に対して不法行為に基づく損害賠

償請求権を行使することが事実上可能な程度に過失の存在を認識できていたかどうか検討する。

　原告は、並里医師の診療を受けるようになってから、小関医師が、らい反応を恐れて抗ハンセン病剤での治療をやめてプレドニンだけを投与したり、その後も1種類の抗ハンセン病剤しか投与しなかったりしたために、ハンセン病の症状が悪化し、取り返しのつかない後遺障害を負うことになったことを知ったと述べる（乙B36）が、並里医師の原告に対する説明は、小関医師の診療の問題点を指摘することに主眼があったわけではなく、あくまで並里医師自身の実施しようとする診療内容の説明の一環としてされたに過ぎないというべきであって、ハンセン病医療についての専門知識を持ち合わせていない原告が、並里医師からの説明を受けたのみで、小関医師の診療内容について、不法行為に基づく損害賠償請求権を行使することが事実上可能な程度に過失の存在を認識するに至ったとは考えられない。

　また、平成7年5月には、並里医師は原告の症例を検討した論文を発表している（甲B1、乙B37）が、原告が当時この論文の内容を了知していたと認めるに足りる証拠はないし、仮にこの論文に原告が触れていたとしても、ハンセン病医療についての専門知識を持ち合わせていない原告にとっては、このような専門的文献によって小関医師の診療内容について不法行為に基づく損害賠償請求権を行使することが事実上可能な程度に過失の存在を認識することができたとはいい難い。

　その他、平成4年10月27日の時点から平成9年ころまでに、被告療養所の担当医師らの診療に対する原告の認識が、損害賠償請求権を行使することが事実上可能な程度に過失の存在を把握するまでに変化したことを窺わせる事情は一切なく、平成9年ころの時点でも、原告は被告療養所の担当医師らの診療内容について、被告に対して不法行為に基づく損害賠償請求権を行

　　使することが事実上可能な程度に過失の存在を認識していたと
　　は認められない。

エ　そうすると、平成4年10月27日又は平成9年ころを起算日と
　　する不法行為に基づく損害賠償請求権の消滅時効の主張には
　　理由がないといわざるを得ない。

(2)　さらに、前記のとおり、被告は、明治40年の「癩予防ニ関スル件」
　　以降らい予防法が廃止される平成8年に至るまでの約90年間
　　にわたり、被告の開設する国立療養所に大部分のハンセン病患
　　者を集め、法的な強制力を背景に、結果として日本におけるハ
　　ンセン病の診療活動をほぼ独占するに至ったものであり、新規
　　患者の激減やハンセン病患者の減少ともあいまって、らい予防
　　法が廃止された現在でもなお、一般の医療機関はハンセン病診
　　療の十分な経験がなく、依然として国立療養所が、それまで集
　　積してきた臨床経験をもとに、引き続き数少ないハンセン病の専
　　門的な診療機関である状況が続いている（この点は、並里医師
　　の証言、原告本人の供述及び弁論の全趣旨からも明らかである
　　し、また、被告療養所における診療行為に過誤があったと主張
　　して本件訴訟を提起している原告自身が、将来身寄りのない状
　　態に立ち至ったときには、再び被告療養所に戻るしかないとの
　　危惧を表明していることからも十分に窺われるところである。）。

　　　　そして、原告は、平成9年ころおおむねその症状が固定した
　　とはいっても、被告療養所における医療過誤の結果、重大な後
　　遺障害を負い、その後も終生にわたりハンセン病の治療を必要
　　とする状況にあるため、被告の開設する療養所での診療を受け
　　るほかはない状況に置かれている。

　　　　このように、被告が、長年にわたり法的強制力を背景にハン
　　セン病の診療機関をほぼ独占して、ハンセン病の専門的な診療
　　を事実上ほぼ独占する状況を作り出したことによって、原告は、
　　被告の開設する療養所での医療過誤のために重大な後遺障害

を負うに至ったにもかかわらず、引き続き被告の開設する療養所での診療を余儀なくされるという特殊な状況に置かれてきたものであって、こうした状況の下において、被告の過去の診療行為に過誤があったと主張して被告に対する法的請求に及ぶことを一介の患者に過ぎない原告に期待することは困難を強いるものというほかはなく、原告が、自らの疾病に対する治療行為が確実に行われることを最優先にして、そのためにその治療を担当している療養所を開設している被告に対する法的請求にまで及び得なかったからといって、軽々しく権利の上に眠る者などとしてその法的救済を拒むことは、時効制度の趣旨にそぐわないというべきである。

　また、強制隔離主義を採用したらい予防法等の法制度の下で、ハンセン病患者及び元患者に対するいわれのない差別や偏見が助長されてきたものであり、熊本地方裁判所が平成13年5月11日に言い渡した判決等を契機に、被告がこれらの差別や偏見の除去のための最大限の努力を尽くすことを表明したことは広く知られているところではあるが、それにもかかわらず、現在なお社会の随所においてハンセン病患者及び元患者に対する心ない差別や偏見が根強く残り、社会生活を送る上でも様々な障害に遭遇していることもまた、目を背けることのできない現実なのであって、このような状況の下で、原告が、不当な差別や偏見にさらされることを覚悟しながら、被告に対して損害賠償請求に踏み切るという当然の権利行使に及ぶことすら、なみなみならない決意に基づくものであったであろうことは、容易に想像し得るところである（実際、原告は、本件訴訟において、戸籍名ではなく仮名を使用せざるを得なかった。）。

　こうした事情に照らすと、原告の被告に対する不法行為（使用者責任）に基づく損害賠償請求権の消滅時効期間が仮に形式的には経過しているとしても、原告がその期間内に被告に対す

　　　る損害賠償を請求しなかったのは、権利の上に眠っていたから
　　　ではなく、らい予防法のためにハンセン病の専門的な診療が事
　　　実上被告にほぼ独占され、また、ハンセン病患者及び元患者に
　　　対する差別や偏見が助長された結果によるものというべきであっ
　　　て、そうであるならば、そのような状況を生み出す基となったら
　　　い予防法等の制定主体そのものである被告が、原告の損害賠
　　　償請求権の消滅時効を援用することは、時効制度の趣旨に反す
　　　るものとして、権利の濫用に当たるというべきである。

　(3)　以上によれば、平成4年10月27日又は平成9年ころを起算日
　　　とする不法行為に基づく損害賠償請求権の消滅時効の主張には
　　　理由がなく、被告は、原告に対し、不法行為（使用者責任）に
　　　基づく損害賠償責任を負う。

4　結論

　よって、その余の点について判断するまでもなく、原告の請求は理由が
あるからこれを認容し（なお、仮執行宣言の効力発生時期については、
本判決が被告に送達された日から14日を経過したときとする。）、主文の
とおり判決する。

　なお、仮執行免脱宣言については、相当でないので、これを付さない
こととする。

　　　　　　　　　　　　　東京地方裁判所民事第30部
　　　　　　　　　　　　　裁判長裁判官　佐　藤　陽　一
　　　　　　　　　　　　　　　裁判官　角　田　ゆ　み
　　　　　　　　　　　　　　　裁判官　川　嶋　知　正

(2) 1審書証

解説　内藤雅義　原告代理人・弁護士

　本件のような民事訴訟では、原告が提出する書証は甲号証、被告が提出する書証は乙号証とされます。（東京地方裁判所における医療過誤訴訟では、診療経過に関する書証をA号証、医学的知見に関する書証をB号証、そして損害に関する書証をC号証として分け、これを甲号証と乙号証につけて番号が付されます。）

　たとえば、原告の提出した医学的知見の書証の7番目のものは、甲B7号証とする等です。

　双方が提出した書証については、以下の通りです。

1　「証拠説明書」として、

（1）原告が提出した書証の証拠説明書

（2）被告国が提出した書証の証拠説明書

を掲載します。

2　「書証の具体的内容」として、原告が提出した書証のうち、甲B号証の中で並里医師が最初に書かれた単名論文（甲第B1号証）を掲載しました。（なお、裁判所に提出した書証ではありませんが、ハンセン病を理解するために、並里医師が書いた「ハンセン病医学の整理」も掲載しました）

　乙号証のうち、乙B号証の小関正倫医師の陳述書と石井則久医師の意見書を掲載しました。ただし、いずれも、抄録です。

1 証拠説明書

(1) 原告が提出した書証の証拠説明書

(ア) 甲A号証

甲A	文書名	年月日	作成者	立証趣旨
1	陳述書	2004年5月6日	原告山下ミサ子	原告の主張事実
2の1〜4	免許証	それぞれの免許証表面記載の交付日頃	東京都公安委員会	原告の昭和60年から平成6年までの容貌の変化について。
3	メモ（写し）	2003年8月20日	原告山下ミサ子	原告主張の事実経過を立証するため
4	写真	1990年10月26日	撮影者原告山下ミサ	原告が撮影日頃に編んだ手芸品この当時はまだ手の緻巧性が失われていなかった事実

(イ) 甲B号証

甲B	標目	作成年月日	作成者	立証趣旨
1	長期寛解後に高度の障害を併発して再発したらい腫らいの1例（日本皮膚科学会雑誌）	1995	並里まさ子	原告の被告療養所における症状経過に関する並里医師の論文
2	コントロールプログラムのためのハンセン病の化学療法 (WHO テクニカルレポートシリーズ 675)	1982	WHO 研究グループ（内藤雅義訳）	・ダプソン耐性の出現と、それによる再発に対する対処法として、MDT が出現したこと・多剤併用療法による多菌型及び少菌型に分けた治療法
3	専門委員会第5次レポート (WHO テクニカルレポートシリーズ 607)	1976	WHO ハンセン病専門委員会（内藤雅義訳）	・1976 年当時のらい菌のダプソン耐性に対する対処法・多剤の使用の勧告があった事実
4	MDT 質問と回答	1992	S.K ノルディーン WHO 主任医療官（内藤雅義訳）	・MDT の根拠・MDT についての疑問とそれに対する答え・リファンピシン投与の不可欠性
5	答弁書（ハンセン病国賠東日本訴訟）	H11.6.30	被告国	昭和56 年(1981 年）に MDT が確立したと被告が認めていた事実

6	意見書		和泉眞藏	1、 経歴等 2、 山下ミサ子氏の臨床経過と治療 3、 被告療養所が原告に行った治療行為の評価 4、 亜里医師の治療についての評価 5、 被告の主張に対するいくつかの意見
7	京都大学における最近 20 年間の来館者の動向 （レプラ：37 (4) 324 330	1968	滝沢英夫外	L 型患者の通院頻度
8	Reactions in Leprosy ハンセン病における反応 (Lepr. Rev: 40. 77-81)	1969	D.S. Ridley （内藤雅義訳）	らい反応の分類及び反応が抗原であるらい菌の増殖によって起こる事実
9	リファンピシンによるらいの治療 (1) 臨床成績 (2) 臨床的考察	1975	滝沢英夫外	リファンピシンの投与の実紹
10	化学療法によるハンセン病の臨床経過と予後の研究	1976	滝沢英夫	・らい性皮疹の出現から治療開始までの期間が長いほど ENL になりやすいこと ・ENL はらい腫型の治癒を遅らせるものではないこと
11	らいの化学療法の問題点	1977	原田禹雄	・ENL に対するサリドマイドの効果 ・L 型に対するリファンピシンの効果
12	らいの化学療法（ハンセン病夏期大学講座）	1978	石原重徳	・DDS 耐性の指摘と多剤併用療法 ・ENL とリバーサル反応において、抗ハンセン病薬の投与を続けるべきこと
13	らいの化学療法（ハンセン病夏期大学講座）	1978	被告国	・多剤併用療法の指摘 ・らい反応時に抗ハンセン病薬の投与をやめるべきではないこと
14	Committee 5：Workshop on epidemiology and Field therapy 第 5 分科会：疫学とフィールド治療に関するワークショップ (Int. J. Lepr:47. 2(Suppl)304-306	1979	国際ハンセン病学会 （内藤雅義訳）	・多剤併用が薦められていること ・らい反応時に抗ハンセン病薬の投与をやめるべきではないこと

15	Relapse or Late Reversal Reaction? 再発か、遅発性リバーサル反応か? Int. J. Lepr: 57 (2) 526-528)	1989	Vijayakuma-ran Pannikar 外 (内藤雅義訳)	再発と、リバーサル反応の鑑別方法の整理
16	Leprosy reactional states and their treatment ハンセン病の反応状態とその治療 Brit. J. Dermat(97. 345)	1977	D.S.Joliffe	1、らい反応の種類 2、らい反応の治療 3、らい反応時に抗ハンセン病薬の投与をすること
17	Leprosy (Medicines in the Tropics チャーチルリビングストン社)	1985	Robert C.Hastings (内藤雅義訳)	ハンセン病の臨床の基本的理解の流れ らい反応の治療 (本書は、国際的に著名なハンセン病の教科書)
18	陳述書	2004	並里まさ子	1、被告診療所での並里医師の原告の診療経過 2、被告診療所における並里医師に引き継がれるまでの原告に対する診療の問題点
19	Leprosy (Medicines in Tropic チャーチルリビングストン社)	1985	Robert C.Hastings (内藤雅義訳)	ハンセン病の症状 ・2型らい反応について ・ハンセン病の眼の合併症
20	陳述書補充書	2003. 6. 30	並里まさ子	甲18号証の補充訂正

(2) 被告が提出した書証の証拠説明書

(ウ) 乙A号証

乙A	文書名	作成年月日	立証趣旨
1	外来診療録（国立療養所多磨全生園）	S45. 5. 17~H13. 2. 8	原告の被告療養所に外来診療経過等（赤字は翻訳）
2	入院診療録（国立療養所多磨全生園）	S62. 5. 11~H13. 3 30	原告が、被告療姿所に入室した際の診療経過等（赤字は翻訳）
3	外来診療録（国立療養所多磨全生園）	H13.4.27~H15.6.20	原告の被告療養所に外来診療経過等（赤字は翻訳）

（エ）乙B号証

乙B	標目	原本写し	作成年月日	立証趣旨
1	ハンセン病診断・治療指針 （厚生省財団法人藤楓協会）	原本	H9.3	らい予防法の廃止に伴い，今後の一般病院におけるハンセン病治療が支障なく実施されるように初心者を対象に作成された診断及び治療指針である。
2	らい医学の手引き （克誠堂出版株式会社）	写し	1979.9.25	ハンセン病治療の専門書としての手引き書
3	第67回日本らい学会総会講演プログラム・抄録集 「らいの臨床」左奈田精孝 （日本らい学会誌）	写し	1994	当時の担当医がらいの臨床において，ステロイドの早期投与によって，ハンセン病患者は運動機能障害は避けられる。
4	星塚敬愛園における変遷と現状―20年間の菌陽性率と再発の分析 （日本らい学会雑誌）	写し	H5.3.31	再発後の治療について，20年間の菌陽性率と再発の分析を行った文献
5	Rifampicin間歇投与によると考えられた急性腎不全の一症例 （日本らい学会誌）	写し	S59.12.30	Rifampicin (RFP) による副作用の症例があり，これにより使用に当たって慎重となった文献
6	南山堂医学大事典豪華版 （株式会社南山堂）	写し	1998.I.16	アナフィラキシーショックについての医学的説明
7	医療薬 日本医薬品渠 2000（第23版） （財団法人日本医薬情報センター編）	写し	H11.10.25	医療薬であるプレドニゾロンの説明及び副作用の説明
8	第12回国際らい学会ワークショップ報告 （日本らい学会雑誌）	写し	S59.9.30	WHOの多剤併用療法の遂行についての1984年の日本らい学会報告
9	ハンセン病医学基礎と臨床 （東海大学出版部）	写し	2000.3.5	ハンセン病医学の現状についての文献
10	第2回らい医学夏期大学講座瘢痕集 （第2回らい医学夏期大学講座実行委員会）	写し		第2回らい医学夏期大学講座における講演集
11	陳述書 （左奈田精孝）	原本	H15.11.1	第1期及び第2期における診療医師であり，原告に対する診療が適正であったことを立証する。
12	陳述書 （岩田誠）	原本	H15.11.1	同上

13	ハンセン病治療指針 (後藤正道ほか6名)	写し	2000年10月5日	らい予防法の廃止に伴い、今後の一般病院におけるハンセン病治療が支障なく実施されるよう、ハンセン病の新患初めて経験する臨床医にとって、役に立つガイドになることを目的として作成されたハンセン病治療指針である。
14	今日の治療指針 1991年版 (日本らい学会雑誌)	写し	1991年2月15日	被告療養所の小関医師が「らい」における化学療法についての論文を投稿している文献
15	B663によるらい治療 (日本らい学会雑誌)	写し	S58.12.30	B663は微量でも治らい効果は期待できるとした文献
16	通知書 (原告代理人)	写し	H14. 9. 21	後遺症を生じた経緯と被告療養所が考えているその原因、当方の主張に対する意見等を聞く機会を設けてもらいたい旨の通知書
17	通知書に関する議事録について (被告療養所)	写し	H14. 10. 16	通知書に基づき被告療養所が原告代理人と話し合いの機会を設けた時の議事録である。
18	通知書兼催告書 (原告代理人)	写し	H14. 10. 30	①前回10月16日の面談の経過、②具体的な主張及び③後遺障害に対する損害賠償請求（金5000万円の損害賠償を国に請求する。）とする通知書兼催告書である。
19	聴取書 (被告指定代理人伏田範男)	写し	H15. 11. 21	ハンセン病医療の権威である国立療養所大島青松園長尾榮治氏との面談した結果の要旨の聴取書である。
20	ハンセン病のない21世紀をめざして (財団法人笹川記念保健協力財団)	写し	1994年1月31日	WHOのMDTの歴史、各国のMDTの実施状況とその成果及びハンセン病根絶決意表明を掲載した財団のパンフレットである。
21	多剤併用療法 (日本らい学会雑誌)	写し	平成6年12月1日	多剤併用法の実態を知る目的で組織された化学療法共同研究会による新患と再発患者の症例を調査した報告書
22	1987年 今日の治療指針 (医学書院)	写し	1987年2月15日	らい（ハンセン病）における治療について長尾園長が投稿している文献
23	聴取書 (被告指定代理人伏田範男)	原本	平成15年11月21日	ハンセン病医療の権威である国立療養所長島愛生園皮膚科長尾崎元昭と面談した結果の要旨の聴取書
24	日本におけるハンセン病化学療法の現状 (日本らい学会雑誌)	写し	平成10年7月31日	わが国におけるハンセン病治療の現状を知るために最近実施された8種類の全国調査の調査結果を比較・分析した文献
25	イラスト眼科(眼球) (文光堂)	写し	1994年11月22日	眼科一般における虹彩毛様（虹彩炎）についての文献
26	らい反応について (日本らい学会)	写し	平成14年2月28日	らい反応について、総括で説明した文献

27	らいの失明原因 (臨眼)	写し	1994 年3月	片眼もしくは両眼失明しているらい患者100 例の失明原因にいて検討した文献
28	らいに対するリファンピシンの効果 (日本らい学会雑誌)	写し	昭和49 年3 月30日	国立らい療養所化学療法によるらいに対するリファンピシンの効果報告
29	第16 回ハンセン病医学夏期大学講座 (第16 回ハンセン病医学夏期大学講座実行委員会)	写し	平成4 年8月	第16 回ハンセン医学夏期大学講座における「らい治療」の講座の教本
30	わが国における多剤併用療法の現状ー追跡調査報告ー (日本らい学会雑誌)	写し	平成9 年3 月15日	1994 年に報告された症例(乙B 第21 号証)のその後の追跡結果報告の文献
31	WHO基準に基づく日本国内のらい患者数の把握	写し	平成8 年3 月15日	WHO基準に基づく患者数を国立らい療養所治療研究班で集計した全国のハンセン病診療施設での調査報告がされた文献
32	診療録 (邑久光明園)	写し	平成15 年11月12日	原告が国立療養所邑久光明園において受診した診療録
33	聴取書 (被告指定代理人平田幸敏)	原本	平成15 年11月21日	被告療獲所の看護師に対する入院診療録への記載についての聴取書である
34	再発に関する調査 (厚生科学研究費補助金(新興・再興感染症研究事業)平成12年度分担研究報告	写し	平成13 年(2001) 4 月2日	日本国内におけるハンセン病の再発状況を調査・解析し、再発の予防対策を研究目的とした報告書
35	医療薬日本医薬品集 ((株)薬業時報社)	写し	平成11 年10 月25日	プレドニゾロン薬の副作用
36	陳述書	写し	平成13 年12 月15日	原告が主張する損害の消滅時効の起算点
37	長期寛解後に高度の障害を併発して再発したらい腫らいの1 例	写し	平成7 年5月	同上
38	最近におけるらいの再発について (日本らい学会誌)	写し	昭和61 年9 月30日	再発(再燃)の定義について
39	医学大辞典 (南山堂)	写し	1998 年1 月16日	免疫グロブリン異常

40	Leprosy Second Edition Edited By Robert C. Hastings ChurchiLL Livingstone （ハンセン病第2版） （ロバートC ヘイスティング著） （出版社チャーチルリビングストン社）	写し	1994 年	プレドニンによる治療の診断方法は，1994 年版のLeprosy（第2 版）に記載がある。
41	Leprosy Edited By Robert c. Hastings ChurchiLL Livingstone （ハンセン病） （ロバートC ヘイスティング著） （チャーチルリビングストン社）	写し	1985 年	1985 年版のLeprosy（第1 版）には，プレドニンによる治療的診断方法は記載されていない。
42	意見書 （国立感染症研究所ハンセン病研究センター生体防御部長石井則久）	原本	平成16 年4 月30 日	国立療養所多磨全生園の医師らが行った原告に対する治療についての意見
43	陳述書（国立療養所多磨全生園皮膚科医長小関正倫）	原本	平成16 年5 月7 日	国立療養所多磨全生園において行った原告に対する治療の経過等
44	意見書 （国立感染症研究所ハンセン病研究センター生体防御部長石井則久）」	原本	平成16 年6 月3 日	意見書（乙B 第42 号証）の訂正
45	陳述書 （国立療簀所多磨全生園皮膚科医長小関正倫）	原本	平成16 年6 月2 日	陳述書（乙B 第43 号証）の訂正
46	医療薬日本医薬品集2002（第25 版） （財団法人日本医薬情報センター）	写し	平成13 年10 月25	クロファジミンは，半減期10.6 日で消失すること
47	サリドマイドの取扱いに関するガイドライン（国立ハンセン病療養所所長連盟）	写し	平成11 年10 月22	サリドマイドを使用するに当たっては厳格な基準が設けられていること

2　書証の具体的内容（抄録）

(1)　原告側が提出した書証

並里まさ子論文（甲 B 第 1 号証）

長期寛解後に高度の障害を併発して再発したらい腫らいの 1 例
経過中の病像と治らい剤使用についての検討

並里まさ子

要　旨

　54 歳、女性、小児期に発症し、DDS 単剤にて寛解に至る。約 11 年後顔面の不快感と腫脹感が生じ、徐々に増強した。さらに 4 年後、ほぼ全身に紅色皮疹が出現し、皮膚の菌検査は陰性で、B 群類似の病状と推測された。翌年菌検査が陽性化し、さらに数年後多数のらい腫性の結節を形成した。顔面の高度の知覚、運動麻痺と、全身に広範な知覚障害を来した。軽微な顔面症状の出現以後、的確な化学療法の機会を失して down grading が進んだものと考えられた。長期間寛解状態にある症例において、何らかの症状の変化が見られた時、それが菌検査陰性であっても、それ以前の化学療法の見直しが必須であり、早期の対応が遅れると、本例のように重度の障害を残す結果となる。また使用された DDS と clofazimine は、その使用方法に十分な注意が必要であり、いずれも他剤との併用で用いるべきである。

緒　言

　らい菌は宿主であるヒトにとって non toxic[1] であるといわれており、また世代時間が約 2 週間（あるいはそれ以上）という特殊性もあって、らいの多くは緩慢に経過するため、適切な対応が遅れて回復不可能な障害を残すことがありうる。また長期寛解後の再発はときに見られる現象であるが、それが皮膚の菌検査（以下菌検査）陰性でリバーサル反応（境界反応）に類する臨床症状を示す場合でも、それまでに行われた化学療法

の再度見直しが急務である。今回小児期に発症して寛解に至った後、10
年以上を経て再発した症例を報告する。再発らいの進行過程を振り返り、
効果的な化学療法の時期を失さぬよう今後の参考としたい。

　本報告の臨床経過は残された記録より得たものが多いため、詳細不明
で推察の域を出ないものはそのつど明記した。

症　例

患者：54歳女性。鹿児島県出身。

初診：1992年10月。

　家族歴：家族にらい患者はないが、小児期近隣で、同疾患を有する
　　　　　と思われる者との接触があったという。

　既往歴：生来健康で、らい以外に特記すべき他疾患はない。妊娠、
　　　　　出産の既往はない。

らいの既往：

1. 初発から寛解に至る経過

　9歳時、背部に自覚症状のない皮疹(詳細不明)が出現した。15歳時(1953
年)、らいと診断された。この時、全身の浸潤性皮疹、四肢の主たる神経
と両大耳介神経の肥厚、左母指球、小指球の萎縮 (右側には認められて
いない)、眉毛脱落傾向が記録されている。病型は旧分類の結節型であっ
た。主にDDSおよびその誘導体による治療をうけた。その間、らい性
結節性紅斑(erythema nodosum leprosum, 以下ENL) が出現している。
32歳時 (1970年) に菌検査が陰性化し、このころほぼ寛解状態に至っ
たと推察される。1978年、40歳時の写真では、顔面の運動障害は見ら
れない (図1、略)。

　1980年、左腓腹神経の生検が施行された。その組織像を図2 (略)
に示す。

　神経組織の多くは消失して、線維性結合組織と脂肪組織で置き代わっ
ている。炎症性細胞浸潤はほとんど見られない。横断面で神経周膜の層

状増殖を認める（図2A、B、略）。 以上より、過去に強度の破壊を受けた後、線維化治癒に至った神経組織と考えられる。

1981年4月、四肢末梢部の知覚障害が記録されている（図3A）。指趾の変形も認められているが、詳細不明。両手関節の障害、主たる神経の肥厚、およびその他の自覚症状は認められていない。

1970年以降、定期的検査にて菌検査は陰性を保っており、DDS 25 ～ 50mg/日を不規則に内服していた。

2. 寛解から再発に至る経過

1981年8月ころ（菌検査陰性化後、約11年経過）、顔の腫脹感とピリピリする違和感が出現した。

翌年、兎眼が出現し、prednisolone（PSL）が投与されたが、その効果は認められなかったとの記録がある。患者はこのころ、左手関節の屈曲不全を認めている。その後、上記顔面の自覚症状は持続増強するとともに、同部の知覚麻痺も出現し、徐々に進行したと推察される。

1985年8月、ほぼ全身に、詳細は不明であるが紅色皮疹が出現した。患者によると、環状を呈するものが混在していたと言う。以後1年余出没をくり返した。当初菌検査陰性で、リバーサル反応を疑う記載が見られる。1986年4月、菌検査（紅色皮疹部より）陽性となり、以後現在まで続く。

このころ高度の兎眼と、前額部、上口唇の運動障害が出現し、PSLが再投与され、その後1991年末まで少量持続した（その効果については不明）。DDS 25mg/日は寛解期より引き続き投与されていたが、1986年後半より中止となり、以後約4年間治らい剤は投与されていない。

1988年の知覚検査では、全身の広範な知覚障害と、顔面の浮腫、眼囲、口囲の運動障害が記録されている。患者によると、このころ特に誘因なく、左母指、示指の対向が不能になったと言う（1960年代に両母指、示指の機能再建術を受けており、対向可能となっていた）。

1990年、多発するらい腫性の結節と、頭部の脱毛が記録されている。菌検査にて菌指数（bacterial index, 以下 BI）(6+)、菌形態指数

(morphological index, 以下 MI は (30) であった。

1990 年 8 月より clofazimine（B663）50mg/ 日、週 6 回の投与が開始され、以後 2 年余同剤の単剤治療が続いた。4 カ月目より色素沈着を認め、徐々に増強して結節は吸収傾向を見せたとの記録が見られる。その後 ENL 出現のため、thalidomide（CG）50mg/ 日が持続ないし断続して投与された。約 1 年後、ENL は著明に減少している。この間の菌検査では、一時 BI（1+）にまで低下している。

1992 年 10 月、B663 を中止し、DDS 25mg/ 日、週 6 回の投与が開始された。1 ヵ月後、筆者初診となった。

以上の経過の概略を図 4（略）に示す。(p87 参照)

初診時現症：

1. ほぼ全身に、B663 による著明な赤褐色の色素沈着を認め、特にらい浸潤の好発部位（頬部、耳朶、鼻翼など）では灰黒色であった。全身の乾燥が著しく、四肢では魚鱗癬様の角化を認める。外観上らい腫性の結節は吸収されている。鼻翼の萎縮が著しい（図 5A、略）。BI（4+）、MI（5）であった。毛髪は疎で（図 5B、略）、眉毛睫毛はない。躯幹四肢の体毛は、ほとんど認められない。

2. 知覚、運動機能検査の結果。
   (1) 図 3B に示すごとく、ほぼ全身に重度の知覚鈍麻がある。特に顔面(角、結膜、口唇を含む) ではほぼ完全な知覚消失を認める。発汗は後頭部、腋窩、そ径部でのみ見られる。
   (2) 顔面表在筋の大部分は麻痺し、常時流涙、流涎が見られる（図 5A、略)。顔面神経の神経伝導速度の検査結果より、末梢枝の多くが脱神経の状態であった。
   (3) 左手関節の尺側掌屈障害がある。全指趾の屈曲、短縮、変形が見られ（図 5C、略）、指節関節の多くは不動である。

3. 顔面中央部にピリピリした痛みを訴える。顔面、頸部、四肢の主たる神経に、肥大、圧痛などを認めない。

4. 慢性の虹彩炎と角膜炎を認める。縮瞳が著明で、対光反射は速やかでない。上強膜炎の痕跡を認める。

　以上より、初診時には進行した LL 型（Ridley‐Jopling の分類[2]）の臨床像であった。

治療と経過：投与されていた DDS 25mg/ 日を中止し、rifampicine（RFP）600mg 月 1 回と ofloxacin（OFLX）300mg/ 日、週 3 回（のち週 6 回）の 2 剤併用に変えて現在に至る。

　約 1 カ月経過したころより、指頭大の浸潤性紅斑が軀幹四肢に多数出没し、特に大腿伸側で多発した（図 6 略）。著明な全身症状は伴わないが、ときに所属のリンパ節が腫脹し軽度の痛みがある。個疹はいずれもおよそ 3 日間で消失する。CG 25 ～ 50mg/ 日投与にて浸潤は軽快する。約 7 カ月目よりその数が減少傾向にある。大腿部に出現したものを生検した。

　病理所見では、hematoxylin-eosin（HE）染色にて真皮全層に泡沫細胞の小集塊が散在し、軽度の小リンパ球様細胞の浸潤を認める。真皮と皮下組織の境界部に密な細胞浸潤巣があり、その組織像を図 7A に示す。同部は泡沫細胞の集塊を主とする部分と、それらを取り囲んで密に集簇する浸潤細胞を主とする部分より成る。これら浸潤細胞は、核破壊を伴う多形核白血球と小リンパ球様細胞を主体とする。抗酸菌染色にて、一部の泡沫細胞内に破壊された菌体を認める（図 7B 略）。抗 PGL-Ⅰ（phenolic glycolipid-Ⅰ）[3]抗体を用いた免疫組織化学染色では、多くの泡沫細胞内が陽性に染色され、多量のらい菌由来抗原の存在を確認した（図 7C 略）。上記の臨床、組織所見と、CG が有効であったことより、ENL と診断した。眼科的所見の経過は良好で、らい性角膜炎の消退傾向が著明である。軽度の虹彩炎が持続しているが、点眼剤のみでよくコントロールされている。

　8 カ月経過した時点で、下垂した上下眼瞼の一部を切除し、自家大腿筋膜を用いて兎眼形成術を施行した。術後の経過は良好である（図 8 略）。

9カ月経過した現在、B1（2+）、M1（0）である。レプロミン反応は、48時間後、3、4週後ともに陰性であった。

臨床検査成績

検査データの一部を図4に併記し、上記の臨床検査と合わせて要約する。

1. 免疫グロブリンのIgGは、早期より高値を示す。PSLの投与に反応する形で一時的に低下しつつ、らい結節が多発するころ最高値となっている。IgMは遅れて上昇しているが、その上昇度は著明である。両者ともB663開始後低下し、現在の化学療法に変更後も低下を続けている。

2. 末梢血の白血球数は全経過を通じてほぼ正常範囲であり、時に軽度の増加を示すが、12,000/mm^{3}を越えていない。菌検査陽性化後2回、いずれも無治療の時期に軽度のリンパ球減少（1,000/mm^{3}未満）が認められる。

3. CRPは顔の自覚症状出現時に陽性となるも、その後陰性が続く。菌検査陽性化以後には、ときに陽性となるが、BIの上昇とは一致しない。B663開始後の約1年間は陽性を保ち、その後の1年間はほぼ陰性であった。2剤併用を開始以後、ENLが高度の時にほぼ一致して陽性化する傾向が見られる。

考　察

患者は1953年らいと診断され、DDSおよびその誘導体による治療を受けた。10数年後寛解に至り、1970年には活動的な病変は認められていない。その後、臨床的に次の3段階を経て、現在のほぼ固定された症状に至ったものと考えられる。

I期、1970年から1981年まで

この間DDS少量（25〜50mg/日）の不規則投与が継続していた。臨床的には著明な変化がなく、DDS単剤で寛解に至った後の、再発準備期間であったと考えられる。

II期、1981 年から 1984 年まで

　初期に出現した顔面の異常感覚について、まずらい患者にしばしば見られる遅発性の神経炎（種々の原因が含まれる）が考えられるが、リバーサル反応の可能性も考慮する必要がある。当初（1982 年）、PSL は無効であったとされているが、この時点では同反応の関与はなかったのか、または PSL の量が不十分であったのかも知れない。あるいはまた、局所での菌増殖によるきわめて初期の症状を示していた可能性もある。いずれにしても、結果的には顔面の異常感覚に続いて同部の運動障害が出現し、後に LL 型病変が明らかになっていることより、顔面に現れた症状が本例における再発の初期症状であったと考えられる。続いて発症した左手関節の障害は、現在同関節の撓側掌屈はある程度可能であることより、左尺骨神経の障害が考えられる。

III期、1985 年から 1992 年 10 月まで

　1985 年、菌検査陰性のまま出現した皮疹に対して、リバーサル反応が疑われている[4]。この時点では B 群類似の臨床像であった可能性がある。文献上、BL または LLs で長期寛解後、BT の臨床像で再発した例が報告されている[4]。しかし本例では、翌年菌検査が陽性化し、B 群類似の症状は一過性であったと考えられる。

　その後約 4 年間、治らい剤の投与はなく、PSL が少量持続した。この間に全身の表在感覚の大部分を失い（図 3B）、顔面の運動障害もさらに進行した。左母指、示指の対向不能は、機能再建術の移行筋支配神経におけるらい浸潤、またはらい反応によるものと推察される。

　上記 II、III期を通じて積極的ならいの治療がなされなかった背後には、増菌とともに臨床症状の鎮静化がある程度あったことが考えられる。既述のごとく、CRP は間歇的に陽性化しつつも多くは陰性で経過しており、B663 開始以前の臨床的な炎症所見は、比較的軽度であったと推案される。一般に菌の増殖は個体の過敏性レベルを低下させると言われており、本例のごとく菌増殖が高度に進行する場合の down-grading は、著明な炎症所見を伴わずに起きうる[5]。また主たる神経の肥厚や神経幹症状な

どが見られていないことより、この間の障害の大部分は BL ないし LL 型に特徴的とされている、acral distal symmetric anesthesia[6]に類するものと考えられる。

本例で用いられた治らい剤について

1 DDS

本例では DDS 少量投与中に症状の変化が見られ、後に菌検査が陽性化した経過より、low grade の DDS 耐性菌による再発が考えられる。同剤は早くより使われたらいの化学療法剤で、今もなお汎用されているが、その耐性菌の報告も多い。特に少量、不規則な長期投与にて、より耐性菌が出やすい。また耐性菌の出方は他の多くの薬剤と異なる stepwise mutation[7]によると言われている。主に制菌的作用であるため、単剤使用ならば、特に LL 型では、生涯使用しつづける必要がある。また規定量で投与を続け長期寛解中であっても、再発する例がときに見られる。現在では他剤と併用して使用し、個体内の菌量を早期に減らす方法が推奨されている[8]。

2 B663

1960 年代初期に初めて治らい剤として使用された。弱い殺菌作用を有する[9]。現在では主として多菌型（WHO の分類による）の症例に、他剤との併用で使用される。本剤は抗炎症作用を有し、特に ENL に有効である。リバーサル反応に対する抑制効果については明確ではないとも言われる[10][11]。極めて好脂性で、独特の色素沈着を示す。特にらい菌を貪食した泡沫細胞内、脂肪組織、網内系に長期間貯留する。投薬中止後徐々に減少するが、数年経過後も、強い沈着の見られる症例もある。また抗コリン作用があって流涙、発汗などを抑えるため、皮膚が乾燥しやすい。らい浸潤によって脂腺、汗腺の障害された個体では、しばしば魚鱗癬様の症状を示す。本例では 2 年 2 カ月間単剤で使用された。その間 BI は一時著明に低下し、その後（初診時）再び上昇している。これは B663 の単剤使用が、少なくとも本例で用いられた量では、LL 型のらい治療に

不十分であることを示している。本剤は著明な色素沈着が避けられない
ため、内服開始時にはその量と期間について十分な配慮が必要である。

すなわち、本剤が組織に貯留する間に、その抗炎症作用を利用して、
有効ならいの治療を行うべきである。筆者初診時、本剤の組織沈着は著
明であった。その後の治療中、頻回に ENL が出現するも、全身症状は
ほとんどなく、虹彩炎も軽度である。これには CG の投与に加えて本剤
の抗炎症作用も関与していると考えられる。

3 OFLX と RFP

WHO の推奨する多剤併用治療（multidrug therapy, MDT）では、
多菌型に対して DDS、B663、RFP の 3 剤が使用されるが[8]、そのうち
RFP は最も強い殺菌作用を持つ。また近年 OFLX の有効性も知られて
いる[12]。本例では、速やかな殺菌効果を期待して上記 2 剤の使用を試み
た。その結果、BI の低下が速く（1 年未満で BI が 2 ランク低下した）、
良好に経過しているが、今後さらに経過を見る必要がある。

終わりに

本例では、顔面の初期症状が、数年後のリバーサル反応に類似した臨
床像での再発につながる点が特徴的である。この間およびその後も効果
的な治療なく経過した結果、顕著な LL 型の臨床像を示すに至った。顔
面症状が出現した時点で、適切な化学療法がなされていたならば、その
後の増悪は免れていたと考えられる。一度活動的な病変が出れば、何ら
障害を残さずに治癒させることは極めて困難な疾患であるため、常に注
意深い観察と、いかに障害を少なくするかに最大の注意を注がなければ
ならない。

本論文の要旨は第 57 回東京支部学術大会にて発表した。最後に、筆
者が本例の担当となって以後、多くのご指導を頂きました元光明園園長の
原田禹雄先生、京都大学の小原安喜子先生、全生園園長の村上國男先生、
及び本例の病理組織染色にあたって多大の協力を頂いた全生園検査課の
鈴木慶治氏に深謝致します。

図1　1978年、40歳時の写真。眉毛は脱落しているが、睫毛は不明。顔面の運動障害は認めない。(略)

図2　1980年、左腓腹神経の生検が施行された。その組織像。(略)

図2A、B　横断面で神経周膜の層状増殖を認める。(略)

図3A　1981年4月、知覚検査の結果。(p86参照)

図3B　1992年、同上(p86参照)

図4　臨床経過。(p87参照)

図5A　高度の兎眼があり、顔面表在筋の障害が著しい。鼻翼が萎縮し、眉毛、まつ毛はない。Clofazimine (B663) による色素沈着が著明である。BI (4+)、MI (5) であった。(略)

図5B　毛髪の脱落が認められる。(略)

図5C　両指の屈曲、短縮、変形が著明で、手内筋の障害が著しい。(略)

図6　2剤併用治療開始後出現した、大腿伸側の浸潤性紅色皮疹。個疹は指頭大で、互いに融合する傾向が見られる。皮膚は乾燥し、魚鱗癬様である。(略)

図7 (A ～ C)　図6の病理組織所見。(略)

図8　兎眼形成術後の臨床像。(略)

文　献

1) Harboe M : The immunology of leprosy. In : Hastings RC (ed) : Leprosy, London, Melbourne New York, 1985. 53.

2) Ridley DS, Jopling WH : Classification of leprosy according to immunity.—A five group system, Int J Lepr. 34 : 255-273, 1966.

3) Goto M. Izumi S : Light and electron microscopic immunohistochemistry using anti PGL-1 antibody specific for Mycobacterium Leprae. In 25th Joint Conference on Leprosy Research, United States-Japan Cooperative Medical Science Progrum, Hokkaido, 1990, 29-33.

4) Girdhar BK, Girdhar A, Chauhan SL, Malaviya GN, Husain S,

Mukherjee A: Borderlinetuberculoid relapse in lepromatous leprosy, Lepr Rev. 64 ： 157-163, 1993.

5) Ridley DS: Reactions. In: Ridley DS (ed) ： Skin Biopsy in Leprosy, 2nd Ed. Documenta Geigy, GiBa-Geigy, Basle, 1985, 55.

6) Demis DJ: Leprosy. In: Thiers C, Burgdorf WHC, Smith EB (eds)： Clinicla Dermatology,unit 16-29. 19th Ed. Lippincott. Philadelphia, 1992, 9-11

7) Hastings RC: Growth of sulfone - resistant M. leprae in the foot pads of mice fed dapsone, Proc Soc Exp biol Med, 156: 544-545, 1977.

8) World Health Organization: MDT Questions and Answers, WHO, Geneva, 1991.

9) Morrison NE, Marley GM: Clofazimine bind-ing studies with desoxyribonucleic acid, Int J Lepr, 44 ： 475-481, 1976.

10) Imkamp FMJH: Clofazimine in lepra reactions, Lepr Lev, 52 ： 135-140, 1981.

11) Jollife DS ： Leprosy reactional states and their treatment, brit J Derm, 97: 345-352, 1977.

12) Grosset JH, Ji B, Guelpa-Lauras C-C, Parani. EG, N'Deli LN ： Clinical trial of pefloxacin and ofloxacin in the treatment of lepromatous leprosy, Int J Lepr, 58 ： 281-295, 1990.

A Case of Lepromatous Leprosy Which Relapsed after a Long Quiescent Period

-The Clinical Course Leading to Relapse and Some Notes on Chemotherapy-

Masako Namisato

National Leprosarium Tama Zenshoen

(Received March 9, 1994; accepted for publication February 9, 1995)

A 54-year-old female who had suffered from leprosy since her childhood is reported. At 15years, she was put on DDS monotherapy. Then slit skin smear (BI) became negative at age 32. Since then, she had been quiescent for more than 10 years, taking low doses of DDS irregularly. Since the age of 43, she has suffered from a refractory tingling sensation on her face. At 48, many skin eruptions appeared under the condition of negative BI. At that time, her clinical features seemed to resemble those of borderline leprosy. Throughout this period, from the beginning of her facial sign to the appearance of expanded skin lesions, she had not received any adequate chemotherapy. The following year, her BI became positive, and, then she followed the progressive course of down-grading. Finally, widely disseminated lepromas appeared with sensory loss over almost all her body surface. Severe facial palsy also developed.

DDS and clofazimine, each of which was prescribed as monotherapy in this case, should be administrated correctly in combination with other antileprosy drugs. (Jpn J Dermatol 105: 847 ~ 854, 1995)

Key words: lepromatous leprosy, relapse, DDS montherapy, clofazimine monotherapy

日本皮膚科学会雑誌　第105巻　第6号　第847-854頁（平成7年5月）別刷
Reprinted from the Japanese Journal of Dermatology Vol.105, No.6, pp.847-854, May G1995

(2) 被告側が提出した書証

ア　石井則久意見書（乙B第42号証）

意　見　書

2004 年 4 月 30 日

国立感染症研究所ハンセン病研究センター生体防御部長

石井則久　印

経 歴 ： 略

略 語 ： 略語については、次のとおり使用する。

リバーサル反応、境界反応 = I 型反応

II 型反応、らい性結節性紅斑（ENL）=ENL

治らい薬、抗ハンセン病薬 = 抗ハンセン病薬

多剤併用療法（MDT）=WHO の多剤の治療 =MDT

WHO の方法でなく、複数の薬剤による治療 = 多剤療法

B663、ランプレン、クロファジミン =CLF

DDS、プロトゲン =DDS

プレドニン、副腎ステロイドホルモン =PSL

リファンピシン =RFP

サリドマイド =CG

第1　はじめに

　国立療養所多磨全生園（以下「多磨全生園」という。）の医師らが第 1 期から第 3 期における原告山下ミサ子（以下「本件患者」という。）の症状に対する治療が適正であったかどうかを WHO の MDT について説明したのち、本件訴訟の争点について、カルテ、文献等から検討して意見を述べる。

1　WHO の MDT について

ア　「ハンセン病のない 21 世紀をめざして」（乙 B 第 20 号証）において、

1979 年・らいの化学療法に関する（財）笹川記念保健協力財団主催の第 1 回ワークショップ（於マニラ）で 2 種類以上の化学療法剤の併用を基本にした新しい治療法を開発する必要性が強調され、その後、1981 年 10 月にハンセン病の化学療法に関する第 1 回会議於ジュネーブ）が開催され、その結論が 1982 年 3 月に公表され、WHO の MDT が勧告された（文献の発行は決定された年の 1 年後である。）。この MDT は、短期で感染性の低下、治療成績を上げ耐性菌発生予防、簡単な治療法などの特徴がある。

イ　しかし、WHO の MDT は、当初、多くのハンセン病関係者から懐疑の眼で見られ、（財）笹川記念保健協力財団常務理事、国際らい学会会長湯浅洋氏を含む同研究会議出席者の大半も最終勧告案に必ずしも自信をもってはいなかったとあるが、その後数年間にわたり、世界各国で進められた MDT の試験的実施は、安全性等の面でも当初の希望をはるかに越える好結果をもたらすに至ったものであると記載されているとおりである（乙 B 第 20 号証 7 ページ参照）。

ウ　また、世界では、WHO の MDT の有効性と安全性が理解され、各国で普及したのは 1980 年代末あるいは 1990 年代に入ってからであった（乙 B 第 9 号証 33 ページ、332 ページ：ハンセン病医学）。

エ　ところで、世界各地域において MDT が試みられてきたが、「ハンセン病のない 21 世紀をめざして」の報告でも、WHO の MDT の範疇とはしながらも、各国によって「韓国 MDT（乙 B 第 20 号証 22 ページ）」「シンガポール MDT（乙 B 第 20 号証 46 ページ）」「マレーシア MDT（乙 B 第 20 号証 62 ページ）」「ザンビア MDT（乙 B 第 20 号証 85 ページ）というべき方法が報告されている。

オ　そこで、1980 年はじめから各国で試験的に開始された WHO の MDT の成績が集積されて、その有効性が、各国で認められたのは 1980 年代の後半であり、1981 年時点では、いまだ、世界的にも WHO の MDT の有効性が確立されていたとはいえない。

カ　さらに、同書によると、1980 年代の後半には、"公衆衛生上の問題

としてのハンセン病を根絶させる”ことが WHO を中心に真剣に検討されるようになり、1989 年 6 月に WHO 西太平洋地域の MDT に関する会議（於マニラ）を経て、1991 年 5 月に第 44 回世界保健総会（於ジュネーブ）で各国が WHO と協力して努力する旨の決議案が採択されたものである（乙 B 第 20 号証 7 ページ参照）。

キ　なお、WHO は、“公衆衛生上の問題としてのハンセン病を根絶させる”ことがテーマであるために、WHO の MDT の対象地域における医療事情等を勘案しながら、その後数回の指針変更を行ってきており（乙 B 第 13 号証 164 ページ表 2：ハンセン病治療指針）、現時点での最終の方針は 1997 年に発表されたものであり、今後はオフロキサシン（OFLX）を加えた治療法や治療期間等に変更があると考えられる。

2　日本における MDT について

ア　WHO の MDT が勧告した 1981 年以降の日本におけるハンセン病の新患者数は、1981 年 47 名（内 33 名は沖縄県人）、1982 年 30 名（内 20 名は沖縄県人）、1983 年 34 名（内 26 名は沖縄県人）、1984 年 35 名（内 24 名は沖縄県人）、1985 年 41 名（内 29 名は沖縄県人）、1986 年 34 名（内 25 名は沖縄県人）、1987 年 20 名（内 8 名は沖縄県人）、1988 年・26 名（内 19 名は沖縄県人）、1989 年 24 名（内 13 名は沖縄県人）、1990 年 15 名（内 5 名は沖縄県人）、1991 年 14 名（内 7 名は沖縄県人）、1992 年 9 名（内 4 名は沖縄県人）と減少傾向の過程にあった（乙 B 第 1 号証 2 ページの表 2 参照：ハンセン病診断・指針）。

　このように、日本において、WHO の MDT の治験を行う患者数を確保できなかったこと、多剤併用療法の実態を検討する化学療法共同研究班は 1992 年に結成されるなど、日本人患者のデータの集積ができず、WHO のデータ集積の方が早かった。

イ　ところで、日本においては、WHO が MDT を勧告した時期は、既にほとんどの入所者に対して、DDS ないしその類似薬が処方されており、DDS の二次耐性（1963 年）、一次耐性（1977 年）がみられ、その後 RFP、CLF 等の登場と共に、それらの単独、併用（多剤療

法）に治療法が変化していった。しかし、1974 年の RFP 共同研究までは日本において標準的な治療法を探る動きはなく、各々の医師の判断による治療法が多く、ハンセン病の治療学が育たなかった。したがって、DDS 単剤治療者（単独投与者）に対して MDT 方式に則る再投与は行い難く、再発患者の多くは、DDS、あるいは RFP の耐性があることも多かったと考えられる。また、国立療養所への入所者が高齢化（平均年齢が 60 歳前後）していた状況では、副作用（CLF）による着色や肝機能障害、RFP による腎障害等などを危惧して、患者に投与することに困難を伴っていた場合もあった（乙 B 第 4 号証 8 ページ：星塚敬愛園におけるらいの変遷と現状）。また、WHO の MDT は一定期間の治療が終了すると症状に関係なく治癒とみなす方針を採っている（臨床の概念と相違する）のに対し、日本では臨床症状の消失と菌陰性化が治癒判定の基準となっていることや治療対象が上記のとおり少ないなどの理由から直ちに MDT が浸透したわけではなかった（乙 B 第 9 号証 294 ページ：ハンセン病医学）。

ウ　しかしながら、耐性菌出現の防止や薬剤の相乗効果等の観点から、2 種類以上の薬剤を併用すべきであることは日本においても 1970 年代の後半は認識がみられ、1980 年代中頃には実施されていたようである。特に、RFP や CLF の有効性が判明してからは、DDS+B663 や DDS+RFP 等の WHO の MDT とは異なる併用療法も行われていた（乙 B 第 4 号証 10 ないし 11 ページ：星塚敬愛園におけるらいの変遷と現状）。

　　ただし、処方量や投与方法は主治医によって様々であり、治療学の研究の遅れはその後の研究班の業績報告でも投与内容が多彩であることからも察せられる。

エ　そこで、WHO の MDT でなく、どのような治療をしていたかを判断するものとして、日本らい学会誌で 3 種類の全国調査の報告からすると、① 1994 年の厚生省化学療法研究班（乙 B 第 21 号証 99 ページ）、② ①の報告のその後の追跡調査報告（乙 B 第 30 号証 44 ページ）、

③ 1996 年のハンセン病患者数調査研究班の全国の調査報告があり、また、④で①ないし③の結果を比較・分析した 1998 年の「日本におけるハンセン病化学療法の現状」がある(乙 B 第 24 号証 305 ページ)。

オ　①は 1988 年 1 月から 1992 年 12 月の 5 年間に発生した新患と再燃患者で MDT を行ったもの、再発は皮疹を伴った菌陽性者として全国 10 施設から 71 例が、②は①の症例に対し、その後 3 年経過した段階で同一症例について追跡調査を行い、③は 1995 年 12 月における我が国のハンセン病患者 (入園者、外来患者の総数 5303 名) に対する化学療法の現状の報告である。これからすると、我が国では新患・再発症例のほとんどに 2 剤以上の薬剤の併用が行われており、その中でも WHO の推奨する RFP と DDS、あるいは CLF を加えたいわゆる MDT 方式の組み合わせが新患では約半数に、再発では 1/3 に用いられており、投与量や投与間隔についても MDT に従うものが多いものの、少量投与も行われていたと報告がなされている。

カ　したがって、1980 年代末から 1992 年までには WHO の MDT 若しくは MDT に準拠した方法で治療がなされていたと考えられるが、遅くとも 1991 年 5 月に WHO が「2000 年までに公衆衛生上の問題としてのハンセン病の全世界的根絶を達成する」との宣言を採択した時までには医療水準として確立していたと考えるべきである (乙 B 第 19 号証、乙 B 第 23 号証)。他方、1980 年代前半から後半にかけての時期には、いまだ我が国において MDT が医療水準として確立していたことを示す具体的な根拠は存しないというべきである。

キ　なお、付言すれば、日本における多剤療法は、上記ウ及びエのとおり、国立療養所の医師らによって、WHO の MDT を変形して使用する場合も含め患者の症状によって必要に応じて多剤療法等が実施されていたようであり (乙 B 第 4 号証 10 ページないし 11 ページ：星塚敬愛園におけるらいの変遷と現状)、その国立療養所の医師らの流れを汲む日本独自の多剤療法が確立されてきたものである (乙 B 第 19 号証 166 ページ表 3 参照：ハンセン病治療指針)。

第2 第1期（1980年から1985年）の本件患者に対する治療について

1 意 見

ア　本件患者に対する治療については、神経内科の岩田医師（専門医）へ受診させ、妥当な治療と考えられる。それ以後も適宜神経症状について岩田医師の診察を受けており、神経内科的な経過観察は行われていたと考えられる。すなわち、末梢神経の病状については、岩田医師と療養所医師の複数で診ており、妥当な診療を行う体制であったと言える。

イ　ところで、本件患者に対しては、らい反応とした場合は、PSLの投与は神経の症状を勘案して対症的に使用し、DDSは50mg/日か中止、あるいは、ハンセン病の再発とした場合にはDDS投与の量は最大で100mg/日とする方法が考えられる。

ウ　したがって、第1期における本件患者に対する治療は、らい反応及び再発（再燃）を念頭にPSLの投与及びDDSを50mg/日であり、妥当な判断である。

2 理 由

(1) 本件患者の病状の経緯等について

ア　第1期における本件患者の症状として、1982年2月17日に多磨全生園の左奈田医師が診察したところ、①昨年夏ころより顔面に突っ張り感、主として鼻の周囲、②左手の動きがだんだん悪くなる、③眼科：虹彩炎と診断している（乙A第1号証12ページ）。

イ　同年2月20日に神経内科の岩田医師が、①顔面：（筋力）弱い、特に両側性兎眼、眼輪筋やはり少し弱い、額の両側の筋力は弱いが、収縮力はみえる、三叉神経領域では圧痛はない、眼（神経）は触れる、大耳神経は両側とも肥厚し、触れるが圧痛はない、②左上肢：前腕尺骨側の屈側の強い萎縮、背部はかなり良い、腕の外形は正常、外伸展は正常、屈曲力はない、中手指節関節の伸展力は3/5屈曲力はない、小学校2年の時、左前腕尺側にburn（熱傷）受けた、前腕以下で尺骨、正中（神経）支配域の筋力はない、最近になっ

て筋力低下、③神経障害の再発：ステロイド使用と診断している（乙A第1号証12ページ及び13ページ、乙B第11号証2ページ、乙B第12号証2ページ）。

ウ　その後、本件患者は、同年3月20日まではおおむね薬の処方と受診をほぼ守っているようであるが、同日の岩田医師の診断により経過観察となり、次は2.5ヶ月遅れの同年6月30日の受診となり、同年7月30日には予定のとおり受診しているが、同年12月28日の受診は予定日より4ヶ月遅れの状態となっており、PSLからメチコバールに変更されている。

エ　その後も本件患者には顔面神経痛があり、口唇やや鈍くなり、進行性かと診断されている。1984年1月17日の受診では予定日より6ヶ月遅れとなっている。その後は、10日遅れ等もあったがおおむね予定のとおり受診をしていたが、第1期の最後である同年7月24日から第2期の当初の1985年10月26日の受診までの間は、予定された受診日よりも14か月遅れた受診となっているようである。

(2)　第1期における本件患者の症状に対する治療について

ア　本件患者の上記症状からすると、「再発」であるかどうかの検討が必要であるが、当時の再発に対する1982年当時は、「再発」の概念については、見解によっては、「再発」を「いったん非活動性の状態がしばらく持続してから、再び活動性の症状を示したり、菌が陽性の状態になった患者の状態をいう」と定義づけるもの（乙B第38号証「日本らい学会誌」112ページ）がある一方で、「再発」とは「一度排菌が陰性になり、病勢が停止したものが、後に再び臨床的に皮膚病巣が生じたものを称する」という見解もあった（同上、117ページ）。そして、上記本件患者の症状のような神経炎症状のみを呈し、かつ菌陰性の場合についても、前者の定義によれば「再び活動性の症状を示した」ものとして、再発と評価されるものの、後者の定義によれば「再び臨床的に皮膚病巣が生じた」ものでないから、再発とはされないことになる。

イ　しかしながら、現在では本件患者の症状からすると、「再発」として治療を開始すべきであると考えるが、当時の「再発」の定義が必ずしも定まっていなかったことからすると、1982 当時、本件患者の具体的な症状に応じた適切な治療がされたかどうかが大きな問題である。

ウ　そこで、この観点から本件患者に対する治療内容を検討すると、本件患者の 1982 年当時の症状は上記のとおりであり、多磨全生園の医師らが、①末梢神経の専門医である神経内科岩田医師の診察を受けさせ、治療法の指示を受け、②神経炎症状に対しステロイド剤を投与し、③さらに、再発の可能性を考慮して注意深く観察すべきであった時期でもあり、抗ハンセン病薬（DDS）を併行投与していることからすると本件患者の症状に適正に対応していると考える。

エ　しかしながら、もし再発と考えるならば、DDS 投与の量を最大で 100mg/ 日と増量するか、多剤療法をすべきであり、神経炎に対しては PSL 内服すべきであると考える。一方、らい反応とした場合、PSL の内服を行い、ハンセン病自体の治療は以前と同量の DDS 50mg/ 日か、中止とすることが多いと考える。

オ　ところで、本件患者は、第 1 期から MDT 又は多剤療法を実施すべきであるとのようであるが、WHO の MDT 及び日本における多剤療法については、この時期は WHO の MDT については日本においては確立しておらず、また、多剤療法は日本において実施されていたと考えられるが、上記のとおり、本件患者の症状からすると皮膚の塗抹検査でらい菌陰性、皮疹もなく、顔面神経の神経症状を主な症状とするものであるから、ハンセン病と神経炎に対する十分な継続的治療と経過観察を要する時期というべきであり、当時では DDS の投与と PSL 内服が一般的であった。DDS については当時 DDS 50mg/ 日を皮疹消失後も年余に亘って、特に L 型においては生涯内服する方法がとられていた。

カ　これからすると、第 1 期の本件患者に対する多磨全生園の医師らの治療は妥当な判断であると考える。

　なお、他の RFP 及び CLF 等の多剤療法については、本件患者の症状が悪化した場合には考慮すべき余地があったものの、この期における本件患者の上記症状からは、いまだ投与の必要を認めなかったものと判断したと推察する。

第3　第2期（1985年から1990年）の本件患者に対する治療について

1　意　見

ア　本件患者においては、この時期、再発、らい反応ないし神経症状が出現したと考えられ、再発治療として、DDS 内服増量ないし他の抗ハンセン病剤投与、多剤治療が考えられる。また、入室時の 1987年5月には I 型反応が出現したと考えられる。本件患者の症状からすると、PSL がらい反応・神経症状治療に使用されたと考えられるが、炎症の進行から適当量の投与であったことが伺えるが、本件患者が医師らの指示のとおり服薬していることがらい反応・神経症状の軽減・治療に重要であったと考える。

イ　ところで、本件患者に対する PSL の減量は 5mg/ 日になるまでは順調であったが、その後 5mg/ 日で長期間推移しているが、らい菌が多数存在する状態ではハンセン病の治療が必要である。

ウ　しかしながら、本件患者の外泊日数（期間）、自己治療等もあり、医師らは本件患者に対するハンセン病増悪に対する抗ハンセン病剤を投与する計画も頓挫したことが推察できる。

2　理　由

（1）本件患者の症状の経緯等について

ア　1985 年から 1987 年 5 月 11 日の入室まで

（ア）1986 年 4 月 1 日には紅斑の発現で菌検査 2（+）とあり（乙 A 第1 号証 22 ページ）、神経症状の増悪もあり、「再発」として、PSL 5mg、DDS 2 錠を投与したようである（乙 A 第 1 号証 21 ページ）。

（イ）同年 5 月 12 日の診察において症状に変化がなかったため、まず神経症状の改善を図るために、抗ハンセン病剤の DDS の投与量を減

量して 1 錠としたようであるが、同年 10 月 6 日には眼瞼の筋力低
下が認められ本件患者の症状が悪化していたため、PSL を増量し
（20mg/ 日）、同月 17 日には菌指数 3（+）となったが、神経症状は
さらに増悪したため、DDS の服用を中止したようである（乙 A 第 1
号証 24 ページ）。

（ウ）その後、同年 11 月 22 日に PSL の効果が現れているため PSL を減
量（15mg/ 日）したが（乙 A 第 1 号証 27 ページ）、同年 12 月 20 日
から次回の受診日が昭和 62 年 4 月 28 日となり、本件患者は約 4 ヶ
月間受診しておらず、その後同年 5 月 11 日に入室している。

イ　1987 年 5 月 11 日（入室時）から 1987 年 10 月 17 日まで

（ア）入室時の本件患者の症状は、ハンセン病の増悪、菌指数 4（+）であり（乙
A 第 1 号証 27 ページ）、入室後の本件患者に対して、らい反応の改
善を図る目的とし PSL を増量（30mg/ 日）して投与したようである。

（イ）その後、らい反応も改善されたので、PSL を 25mg/ 日、20mg/ 日、
15mg/ 日、10mg/ 日へと減量が行われているが、菌指数は減少し
ていない。

ウ　1987 年 10 月 17 日から平成 2 年まで

（ア）本件患者は、同年 10 月 17 日からは短期間の在室後(4 ～ 7 日間前後)、
2 週間前後の外泊を繰り返し、同年 12 月 12 日からは月間の在室が
1 週間未満となった。その間、PSL は 5mg/ 日になった。

（イ）その後、1988 年 1 月 28 日に抗ハンセン病剤の治療を計画し（いず
れ治らい薬を始めましょう。）、本件患者に話しているようであるが、
1988 年 1 月 30 日から外泊期間が長くなり、同年 7 月 30 日からは、
完全な外泊状態となり、月に 1、2 回診察と治療薬の受け取りのため
の来棟だけとなっている。来院時の菌検査では菌指数 5（+）等の高
値を示していた。

（ウ）さらに、1989 年 4 月 13 日には、本件患者は、1988 年 10 月頃より
自己治療（DDS 1/2 錠を毎日服用、プレドニン 5mg を週 2 回服用）
していたと診察で話したため（乙 A 第 1 号証 37 ページ、乙 A 第 2

号証 188 ページ）、医師がプレドニンの自己治療の危険性、現時点での治療方針（菌を減らすより、機能障害を防ぐ為の治療が必要）及び薬の服用について説明している。また、同年 5 月 24 日には①プレドニンを毎日服用すること、②夏頃から DDS を始めるにしても外泊でなく病棟にいるときに始めましょうと説明している。これに対し、本件患者は同年 6 月 29 日には 7 月中旬すぎに入室したいと話しているが、入室はみられない状況である。来院時の菌検査では菌指数が 6（+）などの高値を示していた。

(2) 第 2 期における本件患者の症状に対する治療について

ア　第 2 期における上記のとおりの本件患者の症状に照らすと、多磨全生園の医師らは本件患者に対する治療法として、視力・運動機能障害をもたらすらい反応の鎮静を最優先して抗ハンセン病剤の投与を中止し、ステロイド剤を投与し、らい反応・神経症状が鎮静した後にはステロイド剤の減量を行って、その減量と並行してハンセン病増悪に対する抗ハンセン病剤を投与することであったようであるが（乙 A 第 2 号証 188 ページ）、上記のような本件患者の頻繁な外泊状態から、プレドニンの減量は 5mg/ 日に止まり、その後もプレドニン 5mg/ 日の投与を継続することとなって長期間のプレドニン服用となる治療にとどまり、ハンセン病増悪に対する抗ハンセン病剤を投与する計画が頓挫したものであると推察される。ところで、この PSL の 5mg/ 日の内服は当時では外来治療可能な内服量で、同時に抗ハンセン病剤治療の開始も可能であると考えられるが、頻繁な外泊状態から再開に至らなかったものと推測される。

　　なお、らい反応については 1986 年 4 月に I 型反応としているが、顔面、下腿などに症状が認められている。さらに、1987 年 5 月には顔面、両手、両足の浮腫や神経症状あり、I 型反応としている。I 型反応の症状は軽症から重症まであり、ハンセン病に伴う（らい反応以外の）神経症状との鑑別に苦慮することもある。多磨全生園の医師らが I 型反応と判断した事は治療経過などからも妥当と考える。なお、経過中、

菌指数が高い点は、Ⅰ型反応の downgrading、Ⅰ型反応ではなくハンセン病の増悪、Ⅰ型反応が軽快すると共にハンセン病の増悪、PSL内服のための症状悪化等が考えられるが、らい反応を含めた神経症状の治療としては概ね妥当であったと考えられる。

イ（ア）しかしながら、ハンセン病に対する治療として、DDS の増量のほか多剤療法を本件患者に投与することを検討すると、本件患者の症状は上記のとおりである。抗ハンセン病剤として投与していた DDS を 1986 年 10 月 17 日に中止したことはらい反応の治療に当たっては当時の治療方針としては不適切ではない。なお当時は、らい反応に対して抗ハンセン病薬を継続、中止のどちらの選択肢もあったと考える。

（イ）また、DDS の増量ないし抗ハンセン病薬の投与については、本件患者の長期外泊及び自己治療等からすると、プレドニン離脱と並行してハンセン病の治療を検討していたようでもあり、同様に頓挫したものであると推察される。

（ウ）ところで、本件患者の菌数も多いので主治医は、患者を呼び出して治療開始すべきであると考える。特に、PSL 5mg/ 日になった時点において、菌指数 5（＋）あり（昭和 63 年 1 月）、ハンセン病の治療を開始しないと悪化の一途をたどることは予測できたはずである。

（エ）しかし、カルテ等から推察すると、本件患者は、入室後から症状が軽快すると外泊等が始まり、当初は短期であったが、やがて長期となり、1988 年 1 月 26 日には本件患者は自分の意思で「当分外泊し、来棟する時は自分で連絡する」とカルテに記載があり、入室は望めなくなり、その後、自己治療等の危険性及び治療方針等を説明しても入室とならなかった様である。診療においては、医師と患者の信頼関係が重要であるが、その関係が十分でなかったのではないかと思慮される。

エ　なお、付言すれば、本件患者は病型は B 群であったものが LL 型に変わったとの主張もあるようであるが、これは、AIDS においても病

型が変わることはほとんどなく、PSL のみによって病型が変化したとは考えにくく、他の要因、病勢、生活環境、ストレス、PSL や DDS の服用歴、など多くのものを総合して考えるべきである。また、B 群は幅が広く LL 型に近いものもあり、BL 型と呼ばれるが、BL 型に近い LL 型と、LL 型に近い BL 型を明確に線引きすることは難しい。

第4 第3期（1990年〜）の本件患者に対する治療について

1 意 見

ア 第3期における本件患者の症状は、らい反応は鎮静しており、ハンセン病の病状が悪化して、1990 年 8 月 12 日に帰棟し、翌日から抗ハンセン病剤の投与を開始したものであるが、その投与した抗ハンセン病剤は CLF の単剤であって、MDT 及び多剤療法ではないが、その理由は本件患者の外泊・自己治療の経験や本件患者の社会復帰（目を失いたくない）等からの判断であると考えられ、多磨全生園の医師らも苦渋の選択であったと考えられる。

イ 1991年2月からは本件患者のENLに対し、CGを50mg／日とCLFを、また、1991 年 11 月まで PSL を投与しており、概ね妥当な治療と考えられる。

ウ なお、付言すれば、当時フルオロキノロン系抗菌剤（OFLX:タリビッド）がらい菌に対して効果があることが知られてきたが、実験的に使用が試みられていたため、安全性及び有効性の面から本件患者には使用しなかったようである。

2 理 由

(1) 本件患者の症状の経緯について

ア 第3期の本件患者の症状は、らい反応はほぼ鎮静しており、1990 年 5 月 24 日の受診において治療に専念するよう、結節が悪くならないうちに来るようにと説明し（乙 A 第 2 号証 195 ページ）、同年 6 月 28 日にも真剣に治療を考えるように抗ハンセン病薬も使用したいと説明し、同年 7 月 6 日には本件患者の夫からも強制的にでも入院加療

をするよう先生（療養所医師）から本人に言ってほしいと旨の電話が
あった（乙 A 第 2 号証 197 ページ）。

イ　また、同月 26 日には、医師、看護師長、本件患者の夫と話し合っ
たが、本件患者の理解は得られなかった（乙 A 第 2 号証 197 ページ）。
その後、本件患者は、ようやく同年 8 月 12 日に帰棟し、翌日から本
件患者に対し抗ハンセン病剤の投与を開始できるようになった（乙 A
第 2 号証 198 ページ）。なお、PSL は 1991 年 11 月まで処方されて
いた。

ウ　その後、1991 年 1 月には本件患者の DDS に対し、CG 内服が行わ
れ、症状の悪化に伴って CG を処方している。その間も CLF は週 6
回 50mg/ 日の内服を行っている。

(2) 第 3 期における本件患者の症状に対する治療について

ア　本件患者に対する治療としては、1990 年再発に対するハンセン病の
治療を行うことであったが、依然 PSL を投与しているのは軽度の神
経症状があったためかもしれない。

イ　また、このときはすでに DDS の耐性を認識し、菌指数も高く、入院
しているので、RFP+CLF あるいは MDT などの治療を選択すべき
であるのに、CLF の単剤治療をしているのは、RFP の副作用につい
て慎重に考慮したためかもしれない。

ウ　本件患者の ENL 出現時の対応として、CG と CLF の処方がされて
いると考えられる。CLF は、らい菌に対して静菌と弱い殺菌作用、
さらに、らい反応に対しても抗炎症作用が認められている（乙 B 第
4 号証 8 ページ：星塚敬愛園におけるらいの変遷と現状、乙 B 第 15
号証 270 ページ：日本らい学会雑誌 B663 によるらいの治療）。その
ため、CLF をハンセン病の治療と共に ENL に対して使用したと考え
られる。ENL の症状が重症の間は抗ハンセン病薬を継続するか中
止するかは、両者の考えがあり、ENL 出現時は抗ハンセン病薬を処
方していないことに裁量の範囲であると考える。

エ（ア）ところで、多磨全生園の主治医は、「1991 年 今日の治療指針（1991
年 2 月 15 日発行）」において、多菌型においては、① DDS と RFP、
② DDS と CLF という 2 剤使用すべきであると示しているとおり、単剤
は止めたほうが良いとの認識は既にあったと考えるが（乙 B 第 14 号証
159 ページ）、それでも、本件患者に対しては CLF のみの単剤投与であり、
MDT 又は多剤併用療法の使用の適否を以下のとおり検討する。

（イ）被告療養所の医師は、本件患者の症状は並里医師の論文において
慢性の虹彩炎と角膜炎を認めると記載（甲第 1 号証 851 ページ）が
あるように、本件患者は虹彩炎が認められ、また、境界反応(1 型反応)
が鎮静化した症例であったことから、CLF、RFP、DDS の投与につ
いて、なぜ CLF の単剤投与となったかについては、以下のとおりの
理由が考えられる。

① DDS については、DDS 耐性があると認識したのであろう。

② RFP については、本件患者の外泊等の経験、不規則な自己治療等
の経験から、RFP を不規則に内服した場合には重篤な症状（ショッ
ク症状、失明等）となること、急性腎不全の症例があること（乙 B
第 5 号証）、また、殺菌作用が強いのでらい反応の増強の場合には
上記の重篤な症状になることから投与を躊躇したようである。

③ CLF については、本件患者に眼に関する症状（虹彩炎）が見受け
られたことと DDS の効果から、CLF を投与した。

（ウ）ところで、この CLF の単剤投与については、上記アのとおり、日本
らい学会雑誌（乙 B 第 15 号証 270 ページ）でも CLF は微量でも治
らい効果は期待できるとし、ENL に有効で、境界反応にも比較的
安全に使用できるとの報告があり、また、日本らい学会雑誌（乙 B 第
4 号証 8 ページ）には、星塚敬愛園におけるらいの変遷と現状を 1972
年から 1991 年までの 20 年間の菌陽性率と再発の分析を行ったところ、
1991 年の入園者の服薬状況において CLF の単剤治療が 40 名と多い
のは、反応性神経炎だけでなく、現在も多く見られる虹彩毛様体炎（虹
彩炎）に対してその抗炎症作用を期待して使用するからであるとの報

告がなされている。しかし、他に抗ハンセン病薬の処方がなく、DDS
の治療効果を期待するなら100mg/日とすべきである。

（エ）CLFに他剤を追加することが必要であったと考えられるが、抗生物
質OFLX（ニューキノロン系：タリビッド）の使用は、当時フルオロキ
ノロン系の薬剤がらい菌に対して効果があることが知られ、実験的
に使用が試みられているものの（乙B第29号証72ページ）、有効
性及び安全性はその時点ではハンセン病に対して確立されていない
と判断し、CLFとの併用使用しなかったものではないかと考える。

（オ）一方、RFPの使用の理由としては、上記のとおりであろうと考える
が、その理由としては、国立らい療養所化学療法共同研究班によっ
て、ハンセン病に対するリファンピシンの効果の報告において、RFP
を投与した場合の眼に与える影響については、早いものでは2週間
以内に、多くは3～6ヶ月後に、滲出性の葡萄膜炎や上強膜炎が現
れ、炎症が強くて、視力が甚だしく障害された場合は、休薬ないし、
中止した事例があり（乙B第28号証13ページないし14ページ：レ
プラ（らいに対するリファンピシンの効果））、このRFPの服用によっ
て、虹彩炎を起こしたり、これに続いて緑内障になったもの、視力
障害を来たしたために中止したもの、神経痛を訴えたものなどが報告
されている。これらはRFPを服用することで、RFPの作用（らい菌
に対して強い殺菌作用）によりENL（らい菌抗原と血清中の抗体と
補体とによる免疫複合体が血管壁や組織内に沈着して起こる強い炎
症反応）が眼および末梢神経で発現し、虹彩炎、神経炎という機
序で起こることが考えられると報告がなされている（乙B第28号証
15ページ）。本件患者が主治医交替時に「ただ目だけはとられたくな
い」旨発言していることからも、本件患者の意向等を考慮しての判断
であろうし、このような報告事例を知っている多磨全生園の主治医も
慎重にならざるを得なかったと考える。

（カ）しかし、以上の理由があるにしろ、CLFを単剤で2年も少量（50mg/
日）内服させていた理由が不明であるが、これはカルテに記載され

ていない主治医の患者に対する経過観察の結果でなってしまったのであろうか。

第5　まとめ

本件患者は、1992年10月27日に並里医師へ主治医交替となるが、その後の治療をみると、RFP（600mg／月1回）＋タリビッド（300mg/3×／日、週3～6日）の多剤療法を2年4か月実施しており、その後DDS（50mg／日）＋クラビット（200mg／日）、DDS（50mg／日）＋ミノマイシン（100mg／日、100mg／週3回）の処方をしているが、DDSの単剤の時期もあり、また、ENLにはサリドマイドの投与を行っており、1997年12月12日には菌検査1（＋）となり、2000年6月19日に菌検査（－）となるが、2003年6月20日にもサリドマイドの投与をしており、ハンセン病治療の難しさが伺える。

したがって、実際の診療に当たっては、ハンセン病診断・治療指針（乙B第1号証）及びハンセン病治療指針（乙B第13号証）を基準として、患者の症状を総合的に勘案して、治療しているのが現状である。

なお、ハンセン病において、どのような治療をすれば後遺症が出現しなかったかどうかを一概に論じ得るものではないと考える。

イ　小関正倫陳述書（乙B第43号証）

2004年5月10日

陳　述　書

住所　（省略）

小関正倫 医師

　私は、現在、国立療養所多磨全生園に勤務する皮膚科医師であり、学歴、資格及び経歴等は、別紙のとおりです。（略）

　国立療養所多磨全生園における、山下ミサ子氏（以下「患者」といいます。）に対する診療について、以下のとおり陳述いたします。

第1 はじめに

1 私は、1976年8月16日から国立療養所多磨全生園（以下「当園」といいます。）の基本治療科（皮膚科）に勤務することになり、採用以来、硲省吾医長、左奈田精孝医長（以下「左奈田医師」という。）及び小沢利治先生（国立多磨研究所勤務、当園基本治療科併任）の各先生と一緒に診療し、また、私のみの診察の場合は、各患者の診察結果を常に硲省吾医長、左奈田医師及び小沢利治先生へ相談しながら、適切な指導をいただき、診察に反映させ、ハンセン病の診療及び研究について鋭意自己研鑽してきました。

2 ところで、私は、1981年にはWHO主催の極東アジアにおける「ハンセン病・結核の管理」セミナー（東京：10月26日～11月9日）に出席し、アジアにおけるハンセン病に対するWHOの努力とハンセン病医学の奥深さに感動して、生涯を通してハンセン病医学の研鑽に努めることを決心しました。

3 また、1978年10月21日からは現在東京女子医科大学神経内科教授岩田誠先生（以下「岩田医師」という。）には左奈田医師とともに神経内科的病状について相談し、岩田医師の診察の時には左奈田医師とともに私も一緒に診察して、常に密な連携をとって診療に当たってきました。左奈田医師が退官（1987年5月1日）した後は、私が引継ぎ現在に至っています。

第2 患者の症状に対する治療について

1 第1期（1980年から1985年）における患者の症状に対する治療

(1) から (10) （略）

(11) 小括

ア 第1期における患者の症状に対して、私を含め当園の医師らは、実際の治療内容としては、DDSとともにステロイド剤であるプレドニン又はメチコバール（メチコバールはビタミンB12、神経炎や神経障害に対する薬剤）の投与をしました。しかし、上記の

ように第1期における患者の受診状態が非常に不規則であった
ため、DDSとプレドニンの適切な継続的投与は不可能となり、
十分な治療効果を得ることはできませんでした。

　イ　ところで、DDSの増量投与はらい反応を増悪させ、神経炎も増
悪させ、その増悪した神経炎の鎮静のためにはプレドニンの更
なる増量が余儀なくされます。この増悪した神経炎の鎮静のた
めのプレドニンの増量は、プレドニン依存症、ムーンフェイス（顔
面の浮腫）症状、高血圧、糖尿病、白内障、緑内障及び骨粗
鬆症の発現による骨折、感染症等の副作用を生じさせることから
（乙B第35号証17ページ及18ページにあるとおりです。）、こ
れらの薬剤の投与は、患者のらい反応の状態を定期的に観察し
ながら、その増量の要否及び増量の程度を決定していく必要が
あります。ですから、そのようならい反応及びプレドニン依存症
に対する適切な対応措置を採るためには、定期的に患者の状態
を観察することが不可欠であると考えています。

　　なお、私を含め当園の医師らとしては、第1期における患者
の受診状態が非常に不規則であったため、患者の症状を観察
しながらDDS及びプレドニンの増量の措置を採ることができな
かったことは非常に残念なことと考えております。

2　第2期（1985年から1990年）における患者の症状に対する治療

（1）外来受診（1985年）から入室（1987年5月11日）前まで
　　（略）

（2）入室（1987年5月11日）から1987年10月17日まで
　　（略）

（3）1987年11月6日から1990年まで
　　（略）

（4）小括
　　ア　私は、第2期における患者の症状に照らすと、患者に対する最

も適切な治療方法として、視力・運動機能障害をもたらすらい反応の鎮静を最優先して抗ハンセン病剤の投与を中止し、ステロイド剤を投与し、らい反応が鎮静した後には速やかなステロイド剤の離脱と並行してハンセン病増悪に対する抗ハンセン病剤を投与することでした。しかし、上述の患者の頻繁な外泊状態から、らい反応の鎮静とプレドニンの離脱には慎重にならざるを得ず、プレドニンの減量は 5mg/ 日に止まってしまって、その後もプレドニン 5mg/ 日の投与を継続することとなり、長期間のプレドニン服用となる治療にとどまってしまいました。

　残念ながらこのように私ども当園の医師らが計画したプレドニン離脱計画は頓挫してしまい、並行して実施するはずでしたハンセン病増悪に対する抗ハンセン病剤を投与する計画も同様に頓挫してしまったのでした。

イ　ところで、同時期における投薬についてですが、患者の症状からすると、DDS 及び RFP は神経症状（神経痛、急性神経炎）がある場合には服用を中止すべきであるとされていました（乙 B 第 2 号証 199、200 ページ、乙 B 第 22 号証 157 ページにあるとおりです。）ので、抗ハンセン病剤として投与していた DDS を左奈田医師は 1986 年 10 月 17 日に中止したものです（乙 B 第 11 号証 6 ページにあるとおりです。）。また、患者に対する抗ハンセン病剤は、DDS、B663 等の投与をプレドニン離脱と並行してハンセン病の治療としての薬剤として検討していました。患者には DDS（1/2）錠から始めましょうと説明していますが、患者が B663 等の抗ハンセン病剤の名前を出したならば、患者が薬の特徴等から治療を拒否することも考えられたため、患者にいままで投与されていた DDS を少量から始めましょうと説明したものです。しかし、原告の外泊状態により、プレドニン離脱計画と同様にこれが頓挫したのは非常に残念でした。

ウ　また、患者は、自己治療（DDS の服用、プレドニンの服用量の調節）

をしていましたので、金先生から、私たちの治療方針及び自己治
療の恐怖を患者に対して説明し、これを患者にしっかり伝えよう
としましたが、患者には受け入れられず、非常に残念でした。

3　第3期（1990年から1992年）における患者の症状に対する治療

(1)　1990年4月から1990年7月まで（長期外泊中の治療）

　　ア　1990年5月24日（略）

　　イ　1990年6月8日（略）

　　ウ　1990年6月27日（略）

　　ところで、診察後に、看護師が患者に話しかけて、後悔のないよ
うにハンセン病治療をするために入室の時期を決定することを勧めま
したが、専念するような気配は認められませんでした。

　　看護記録にも以下のような記録が残されています（乙A第2号証、
196ページ）。

患　者：治療しても良くならないしね。どうせ。

看護師：あなたは治療してももう良くならないと思っているの。

患　者：うん、だってね。

看護師：やってみないうちからあきらめちゃうの。

患　者：だって、良くならないのでは。

看護師：反応が出るかでないかは分からないけれど、早くやって
　　　　　おけば良かったと後で後悔のないようにしっかり、医師と
　　　　　相談して何時にするか、いつから入るか、決めた方がいい
　　　　　かもね。死にたいというのはなぜ。

患　者：顔のことではなく、ただ髪が少なくなるとね。

看護師：良くなります。医師ではないので断言できないけれど、
　　　　　せめてこれ以上悪くならないよう、後で後悔しないよう、
　　　　　とどめたいわ。後悔のないよう早めに時期を選んでね。

患　者：8月に近所の子どもが夏休みでいなくなったら、来よう
　　　　　かな。

　なお、患者は、近所には病気のことは、リュウマチと言って
あるとのことでした。

⑵　1990年8月12日の帰室までの経過

ア　1990年7月6日（患者の配偶者からの電話）

㋐　患者の配偶者（ご主人）から私に直接患者のことで電話があっ
た時は、突然のことで、患者に何かあったのかと驚きました。
その内容は、「患者の髪の毛の抜けるのがひどく、病気が大分
悪い、手足の色も悪いし、顔は腫れ、よだれも時々垂らしている。
団地の中でも顔をそむけられ、ひそひそと話されていたりする
ことが多い。本人は病院に行っても薬をもらうと直ぐ帰ってくるの
で、先生の方から本人に強制的にでも入院加療するようにと言っ
て下さい。団地の中でも話題になっています」でも、「私から先
生へ電話したことは内密にして欲しい」とも話されました。

イ　1990年7月26日（当園のスタッフと患者らとの話し合い）から
入室まで

㋐　患者の配偶者からの電話があって20日後に患者らは、私の診
察を受けたところ、患者の顔面に浮腫性紅斑（らいの浸潤）が
著明で、手は発赤腫脹及び浸潤で、病的鼻臭及び流涎があり、
足趾の変色などが認められました。

㋑　診察後、私を含めた当園のスタッフ（金先生、病棟看護師長、
日責看護師）と患者及び配偶者で入室のための話し合いを行い
ましたが、患者から早期の入院（入室）の理解が得られません
でした（乙A第2号証197ページ）。

　　　①私　：入室し、治らい薬（B663）を使用したい。

　　　②患者：家でまだかたづけることがあるから。

　　　③私　：毛髪、もうはえないかもしれない。

　　　④患者：もう諦めている。

　　　⑤私　：足の指の変色も本病性のものである。

　　　　　　　ご主人のことも考えて入院（入室）をするように。

　　　　また、ご主人が周囲の人に奥さんの髪の毛が抜
　　　けているとか、なんとか言われていることに対し、
　　　こんなになるまで旦那さんが放っておいてと言わ
　　　れている。今、入院しないで家にいるともう外の
　　　生活はできなくなる。お正月に1回位は帰って、2
　　　～3年じっくり治療するように。

　⑥配偶者：自分は周囲から何を言われても良いが、早く
　　　　　　元気になるためには入院して欲しい。1週間様
　　　　　　子を見て、電話連絡をします。

　⑦私　　：口も鼻も結節である。医者としては、もうこれ
　　　　　　以上、外へ出すことを許可できない。外来治療
　　　　　　は限界がある。1日も早く入室とする様に、入
　　　　　　室の時期を看護師長とご主人及び患者の3名で
　　　　　　よく相談してください。

　　　　　　なお、当園の入室者の方からも患者は、1日
　　　　　も早く入院（入室）して、一緒にがんばりましょ
　　　　　うねと声がかけられていたようです。

(ウ) 患者は、7月26日の打合せから約2週間遅れの平成2年8月12日
　　の午後6時30分に帰園して、入室となりました。

　（略）

(3) 入室から主治医交替（1992年10月27日）までの経過

　（略）

(4) 小括

ア　第3期の患者の症状は、Ⅰ型反応は鎮静していたので、この時期は
　　プレドニンの減量、離脱と抗ハンセン病剤の投与を目標としていたもの
　　です。私は、患者に対し、1990年5月24日の受診において入室して
　　治療に専念するよう指導しました（乙A第2号証195ページ）が、こ
　　れが受け入れられませんでした。同年6月27日にも抗ハンセン病剤を
　　使用したい旨の指導を行い、同年7月6日には患者の夫からも強制的

にでも入室させてほしい旨の電話がありました（乙A第2号証197ページ）。 また、同月26日には、原告の頭髪の脱毛が進行し、ハンセン病の病状も悪化し、結節の多発、流涙、流涎なども認められていたので、不規則な外来治療では限界でしたので、1日も早く入室するようにと私、看護師長、患者及び患者の夫と話し合いましたが、患者の理解は得られませんでした（乙A第2号証197ページ）。その後、患者は、ようやく同年8月12日に帰棟し、翌日から患者に対し抗ハンセン病剤の投与を開始できるようになりました（乙B第4号証198ページ）。

イ　患者に対する治療としては、らい反応及び再発（再燃）に対するハンセン病の治療を行うことでしたが、過去にハンセン病の治療で、らい反応の症状の出現を経験している患者のハンセン病の再発（再燃）の治療は、いかに障害を少なくするか、重篤な障害である視力障害、四肢の運動機能障害を軽減するかに最重点を置いた治療が行われなければならないとされています（乙B第3号証55ページ、56ページ、乙B第2号証202ページ、203ページ及び乙B第4号10ページ）。そこで、私は、患者に対しては、らい菌に対して静菌と弱い殺菌作用、さらにらい反応に対しても抗炎症作用が認められているB663を治療薬剤として使用することが最も適切であったと考えています（乙B第4号証8ページ、乙B第11号証8ページ、乙B第15号証270ページ）。

　　　なお、B663の選択の検討については、すでに上述したとおりです。

第3　原告の主張に対する反論について

1　原告に対する治療について

　原告に対する治療を第1期から第3期まで、多剤併用療法（必ずしもWHOのMDTを意味しない。）をすべきであったと主張していますが、上記の診療経過のとおり、私は、過去にハンセン病の治療で、らい反応の症状の出現を経験している患者のハンセン病の再発（再燃）は、いかに障害を少なくするか、重度な障害である視力障害、四肢の運動機能障害を軽減するかに最重点を置き、治療が行われなければならないという

考えで治療に当たってきましたので、その方針に沿って、患者の症状に適した医療を行ったものです。

2　被告療養所が極めて特殊な医療機関であるという主張について

(1)　原告はハンセン病療養所が極めて特殊な医療機関のように言われますが、患者が私に対し、異常な事態であれば保険の関係の証明書作成の依頼等をすることはないと考えています。また、第2期における患者の外泊については、患者は昭和62年6月から外泊が始まっていますが、外泊期間について、当園に一時帰園を断るために電話連絡をいれて一方的に外泊の延長を伝え、投薬の処方のお願いと診療の断りを入れているものであり、入院診療録に記載されているこれらの内容からすると、患者の外出及び外泊は医療機関とは考えられない事態が認められたためでないことは明らかです。

(2)　なお、仮にそのような異常事態であれば、並里医師へ交替を申し入れたように他の医師へ主治医変更を申し入れればよいのではないでしょうか。私は、患者との信頼関係はあったと考えていますが、患者も私から並里医師への主治医交替が告げられたところ、「小関先生と看護師長さんと話し合いたい」（乙A第2号証419ページ）。「先生同志で仲よくして、私のよい方法を考えて欲しい……今は、誰を恨むじゃない。自分の病気がこうしたと思う。もっと病気の知識をもって治療に専念してくればよかったと思う。誰もうらむ気はない」（乙A第2号証420ページ）などと看護師に主治医変更に関して話していることからすると、医療機関とは思われない異常な事態が患者の外泊の理由であったとは考えられません。

3　私が漫然と旧態依然の医療を行っていたとの主張について

(1)　私は、別紙の学歴のとおり、日本医科大学を1972年3月卒業し、同年4月に同大大学院に入学し、大学院在籍のまま1976年8月16日より当園に勤務して、現在に至っています。

(2)　私は、当園において、WHOのMDTではありませんが、患者の症状に適した治療を行っており、他の患者に対する多剤投与の症例（一

部）は次のとおりであり、決して単剤のみで全て治療を行っていたわけではありません。

① 1977 年　5 月……・RFP+ プロミン
② 1978 年　7 月……・RFP+DDS
③ 1980 年　8 月……・RFP+DDS
④ 1982 年　2 月……・RFP+DDS
⑤ 1984 年 10 月……・RFP+DDS
⑥ 1989 年　5 月……・DDS+B663
⑦ 1990 年　5 月……・RFP+DDS
⑧ 1992 年　4 月……・DDS+RFP+B663

(3) したがって、上記のような、本件における私の患者に対する診療状況と治療方法の選択における検討状況を見れば、私がその時々の最新の知見を知らないまま漫然と治療に当たったものではありません。

第4　和泉氏の意見書について

1　東京警察病院の件について

(1) 和泉先生の意見書で記載している内容で私が当時、思い出すことは、東京警察病院から紹介があり、当園に入所した患者のことが思い出されます。この患者は、東京警察病院に入院中に検査目的で東京大学付属病院に転入院され、岩田医師（当時東京大学神経内科学教室勤務、当園非常勤）を中心とする診療グループは、病理標本採取などを含む諸種の検査等を行い、ハンセン病であると診断されておりました。

(2) しかし、当時は、ハンセン病の確定診断は指定医に委ねられていましたので、東京都のハンセン病指定医である私に、岩田医師から同患者の診察依頼があり、東京大学付属病院までの往診となり、同病院の病室で診察し、臨床症状と病理標本を含む諸種の検査によりハンセン病と確定診断を行いました。

(3) したがって、和泉先生の記載されたような事案はなく、和泉先生の記憶違いのようです。

2　並里医師による原告に対する治療について

(1)　和泉先生は、並里先生が普通の MDT で患者のハンセン病を完治させたと意見書で述べられています。並里先生は、私も一緒にお仕事をさせていただきましたが、WHO の MDT の推進者の1人であり、ハンセン病治療指針（乙 B 第 13 号証）の編纂に参画する方です。並里先生が患者に対する治療に苦労なされた様子が良く伺われますが、しかし、並里先生が多剤（RFP 及びタリビット等）を使用したことは認められますが、どの部分が普通の MDT を使用されたのか和泉先生の意見書からは伺われません（意見書 8 ページ：並里医師の治療についての評価）。

(2)　意見書には、患者は、1981 年に再燃したハンセン病が高度の後遺症を残して 16 年かけて治癒したとあります（意見書 3 ページ）が、1981 年から 16 年にかけてということですが、そうすると、1997 年となり、並里先生による菌検査では菌指数 1（＋）であり（乙 A 第 1 号証 112 ページ）、この時点でハンセン病が完治したとは考えられません。

(3)　私自身も、主治医交替後の本件患者に対する並里先生の治療について、検討したところ、大変苦労されていることが判明しました。私が検討した内容は以下のとおりです。

(ア)　並里医師は、上述のとおり、「ハンセン病治療指針」を編纂され、その普及活動にご努力なされておられる1人でありますが、本件患者の治療経過を調査・検討すると、常に患者の症状を十分に検討され、RFP、タリビット、クラビッド、ミノマイシン、DDS の各薬剤を組み合わせての投与が慎重に行われています。

(イ)　ところで、ハンセン病の治療では、菌を殺すことが自動的に臨床症状の軽快に直接つながらないことがあり、患者のハンセン病の治療に用いられた、これらの薬剤の組み合わせと、その投与量と期間には、苦労された様子がカルテ及び論文（甲 B 第 1 号証）から伺われます。

(ウ)　特に、患者に対する投薬については、別紙 3（並里医師による原告に対する処方歴グラフ（1992 年 11 月〜2003 年 6 月）のとおり投薬

を行っていますが、投薬されたサリドマイドについて、注視すると、「ハ
ンセン病治療指針」ではサリドマイドは、ENL の治療に用いるとなっ
ています（乙 B 第 13 号証 169 ページ）が、その他のハンセン病治
療には何ら記載がありません。

(エ) 私は、このサリドマイドを ENL の治療に使用したのは上述のとおり
であり、ENL には非常にありがたい薬と認識しています。しかし、
並里医師が投与した別紙 4（並里医師のサリドマイド投与について）
のとおり、長くとも 4 ヶ月（間に約 1 週間の休薬期間がある。）の連
続投与があり、菌指数（－）となった 1999 年 1 月 29 日までの期間
では断続的に約 2 ～ 3 週間の投与が繰り返されています。

(オ) しかし、本件患者が菌指数（－）後にもサリドマイド（100mg を 1 ～
4 週間分）が数回処方されており、カルテ上では平成 15 年 6 月 20 日
（乙 A 第 3 号証 292 ページ）にも 100mg を 14 回分処方されており、
本件患者への対応に苦慮していることが伺われますし、ここにも、ハ
ンセン病治療の難しさが推察されます。

第 5　まとめ

本件訴訟を通じて、再度、ハンセン病治療をどうすべきかをよく考えて
みました。こうして改めて考えてみたところによっても、そもそもハンセン
病の治療は、画一的な指針等のみによるものではなく、個々の患者のそ
の際の症状や状況にあった治療・医療を実施すべきであって、一方的に
画一的なマニュアル通りの投薬・治療をなしさえすれば、それでハンセン
病の患者に対する適切な医療が終了するかの様な考えには到底承服でき
ませんし、そうあってはならないと思います。

現場にいる医師としては、そこに患者がいれば、その時その患者の症
状やおかれている状態にあった治療をなすべきであり、それが医師の裁
量と考えますし、そのような主治医の適切な判断に基づく診察がなされて、
はじめて当該患者さんに対する適切な医療が実現できるものと考えます。

以上のとおり陳述いたします。

ウ　後藤論文（乙B第24号証）

日本におけるハンセン病の基本治療はどうあるべきか

日本におけるハンセン病化学療法の現状

後藤正道[1]、宮城茂樹[2]、瀧澤英夫[2]、北島信一[1]

1) 国立療養所星塚敬愛園、2) 国立療養所奄美和光園

（日本ハンセン病学会雑誌　第67巻2号　1998年7月号）

　　わが国におけるハンセン病治療の現状を知るために、最近行われた3種類の全国調査、すなわち1994年の厚生省化学療法研究班（瀧澤報告、71例）、1997年のその追跡結果（宮城報告、59例）の1996年のハンセン病患者数調査研究班（後藤報告、130例）の調査結果を比較・解析した。その結果、わが国では新患・再発症例の殆どに二剤以上の薬害の併用がおこなわれており、その中でもWHOの推奨するリファンピシン（RFP）とダプソン（DDS）、あるいはそれにクロファジミン（B663）を加えたいわゆるMDT方式の組み合わせが新患では約半数に、再発では約1/3に用いられていた。投与量や投与間隔についてもMDTに従うものが多いものの、少量投与も行われていた。また、40%の症例で治療経過中にキノロン剤（オフロキサシン OFLX）が使用されていた。瀧澤報告では境界反応が7例、ENLが6例あり、経過中約2割にこれらのらい反応が起こっていた。薬剤そのものの副作用は少ない。少数例をきちんと治療できる環境にあるわが国において、当初から神経炎や反応が起こっている症例の後遺症を減少させるための、D663単剤治療で開始する治療試案を提示する。

はじめに

　わが国においてはハンセン病の新患数が年間10~20人程度と少ないことなどから、発展途上国のようにWHOのプログラムに従って多剤併用療法を短期間で行なうことが明確に推奨されて実行されることはなかった。むしろ長期間にわたって種々の薬剤を投与され、その経過中に神経炎や

虹彩炎などを合併して後遺症をかかえた療養所長期入所者の再発例の治療が数としては多くを占めている。その場合には過去に使用して耐性が疑われる薬剤を避けるなどの配慮が必要で、結果としてWHOの標準的治療法のみでは対応できないことも多いのではないかと推測される。

このようなハンセン病終焉期にあるわが国におけるハンセン病に対する多剤併用療法の実態を知るために、瀧澤英夫、宮城茂樹を中心とする国立ハンセン病療養所の化学療法研究班が1992年に組織された。その結果は1994年の本学会で瀧澤が発表し[1]、さらに追跡調査報告を1997年の本学会で宮城らが報告した[2]。また、国立ハンセン病療養所の「WHO基準に基づく、日本国内のハンセン病患者数の把握」の研究班が後藤らによって1995年に組織され、1996年の本学会でそのまとめを報告した。本稿では、瀧澤班のデータを要約すると共に、後者の共同研究から得られたデータを分析し、日本における化学療法の現状について解析結果を報告する。また、これらの解析においてとくに治療の困難さが考えられた、反応を伴う初発例・再発例についての治療方針案を提起する。

1. 化学療法研究班の研究報告の要約

1988年から1992年までの5年間の新患と再発患者で多剤併用療法が行われた症例が10施設から71例（新患25例、再発46例）集計され、その治療内容の分析が行われた[1]。なお、再発は「皮疹を伴う菌陽性者」に限定した。採用されている薬剤はDDS（dapsone）が56例、RFP（refampicin）が52例、B663（clofazimine）が44例、OFLX（ofloxacin）が28例であり、他にethambtol、clarithromycin、protionamide、neoiscotin、pyrazinamideが1~2例に使用されていた。新患では三剤が16例、二剤が9例で、WHO/MDT4に準拠したものが約半数であった。再発では三剤28例、二剤18例でWHO/MDT準拠は三例で約3分の1であり、OFLXの使用が22例あった。菌指数（BI）で見る限り成績は良好で、B1増加の1例、不変の6例以外は、BI陰性化34例、減少24

例であった。副作用については、新患ではらい性結節性紅斑（ENL）3 例、DDS による貧血 2 例、神経痛 1 例など、再発では境界反応 7 例、ENL3 例、神経痛 1 例、RFP による薬疹 1 例、Flu 症候群 1 例、肝障害 1 例、嘔吐 1 例、DDS による貧血 1 例、B663 による肝障害 1 例、OFLX による薬疹 1 例、胃障害 1 例などであった。

2. 化学療法研究班の追跡調査結果

これらの多剤併用療法症例について、協同研究から 3 年を経た段階で追跡調査が行なわれ、67 例（新患 23 例、再発 44 例）が集計された。その中から、新患の少菌型（PB）では多剤併用療法を 6 ヶ月以上、新患の多菌型（MB）と再発例では多剤併用療法を 2 年以上施行した計 59 例（新患 21 例、再発 38 例）について解析をおこなった[2]。Table 1 にこれらの症例の病型を示すが、BL と LL で 88% を占めている。

Table1.　Ridley-Jopling classification of follow up cases

	TT	BT	BB	BL	LL	Total
New case	2	4	0	6	9	21
Relapse	0	0	1	5	32	38
Total	2	4	1	11	41	59

Table2.　Combination of drugs (follow up cases)

Starting drug combination			Drug combination during the chemotherapy	
One drug	Two drugs	Three drugs	Two drugs	Three drugs
D 4	RD 10　(45%)	RBD 21　(68%)	RD 7	RBD 20　(51%)
B 1	BD　7　(32%)	ROB　3	BD 4	ROD　5
O 1	RB　2	ROD　3	OD 3	ROD　4
	OD　2	RBP　1	RO 2	ROBD 6
	RE　1	RND　1	OB 2	REBD 1
		OBD　1	RB 1	RBT　1
		BED　1	RE 1	RND　1
				OBD　1
6	22	31	20	39

D:DDS(dapsone), B:B663(clofazimine), R:RFP(rifampicin), O:ofloxacin, E:ethanbutol,
P:prothionamide

　Table 2 に使用薬剤の組み合わせを治療開始時と経過中で比較した。ここに示すように治療開始時には DDS などの単剤使用例も 10% 程度はあるものの大部分は二剤（37%）あるいは三剤併用（53%）であり、二剤の中では RFP と DDDS の組み合わせが 45%、B663 と DDS の組み合わせが 32% であった。一方、三剤の場合には RFP、B663、DDS の組み合わせがその 68% を占めていた。経過中には二剤が 34%、三剤以上が 66% となり、後者では RFP、B663、DDS の組み合わせがまだ多いものの、OFLX を含む割合が 41% と増加していた。主な薬剤についてその投与量を Table 3 に示すが、RFP では 450 ～ 600mg の月 1 回投与が 52% を占めている。B663 は 100mg の週 3 回投与が 48% で、週 2 回投与が 27% であった。OFLX については 200~400mg の毎日投与が 79% を占めていた。

　59 例中の 43 例が多剤併用療法を終了しており、服薬中止が 19 例、DDS 内服続行が 17 例、B663 内服続行が 7 例であった。一方で 17 例が多剤併用療法を続行しており、うち二剤併用が 12 例、3 剤併用が 5 例であった。多剤併用療法終了 43 例の平均多剤併用期間は、新患の少菌型（6 例）が 2.1 年、新患の多菌型（11 例）が 3.6 年、再発（26 例）が 3.6 年であった。

Table3.　Dose of drugs (follow up cases)

	Dose and intervals	Starting dose (cases)	during the chemo-therapy (cases)
RFP	300-600mg/day	12	4
	450mg/1-3/week	12	13
	300-600mg/2 weeks	7	8
	450-600mg/month	21	27
B663	100mg/day	6	3
	100mg/3/week	17	21
	100mg/2/week	13	12
	100mg/week	8	8
OFLX	600mg/day	1	1
	400mg/day	6	6
	300mg/day	11	11
	200mg/day	5	5
	100mg/day	1	3
	200mg/3/week	1	1
	300mg/week	2	1
	100mg/week	1	0

3.　1995 年 12 月における、わが国のハンセン病患者に 対する化学療法の現状

　「WHO の基準に基づく患者数」研究班で集計した全国のハンセン病診療施設（栗生楽泉園を除く）の入園者、外来患者の総数 5303 名中、菌陽性は 2.45% にあたる 130 名（男 92 名、女 38 名、平均年齢 61.6 歳、日本人 125 名、外国人 5 名）であった。そのうち、治療開始後 5 年以上が 51 名、5 年以内の新患が 17 名、5 年以内の再発が 55 名、不明が 7 名であった。これらの菌陽性者 130 名中、服薬なしが 17 名、単剤治療が 43 名、二剤投与が 42 名、三剤投与が 26 名、四剤投与が 2 名であった。不明の 7 名を除く 123 名について、治療開始 5 年以上、新患、再発例の投与内容を Table 4 に示す。

　ここに示されるように、種々の組み合わせで治療されているが、治療開始後 5 年以上たっても菌陽性である患者が菌陽性者数の 39%（51/130）を占める、また服薬なしと単剤治療を合わせると菌陽性者数の 46% を占めていた。この中で、菌陽性でありながら未治療の 17 名と DDS 単剤治療の 27 名を合わせた 44 名について分析を行なったところ、治療開始後 5 年以上が 21 名、新患が 6 名、再発が 12 名、記載なしが 5 名であった。らい反応、神経痛、虹彩炎の全てがない患者は 10 名、いずれかがある患者は 18 名であった。また、WHO 基準でのハンセン病患者すなわち「未治療あるいは治療中」は 23 名、「治療は終了したが治療開始後 5 年以内で経過観察中」は 10 名であった。

　未治療・DDS 単剤治療には、WHO の方法[4]　を遵守して 2 年間で菌陽性のままで MDT を中止した症例も含まれるが、らい反応、神経痛、虹彩炎などが原因で多剤併用療法が行われない症例も多いと考えられた。WHO は反応がある場合にも標準的多剤併用療法（MDT）を中断することなく行い、反応の治療を加えることを推薦している。しかし、日本では過去において DDS やリファンピシンによって強い神経炎、虹彩炎をきたし、その後遺症をかかえて療養所からの社会復帰が困難になった症例が多いことを考慮すると、強い反応がおこっている場合に多剤併用療法をそのまま継続しても良いのか否かについては、今後検討の必要があると考えられる。

4. 多剤併用療法の内容の分析

　瀧澤班の最終報告では、二剤併用が 20 例、三剤以上が 39 例であり、三剤では DDS+RFP+B663 が 20 例と最も多かった。また経過中の変更も多く、投与方法は多彩であると述べられている。対象症例が異なるためもあって、Table 4 の結果では二剤が三例よりも多いが、二剤では DDS+RFP が、三剤では DDS+RFP+B663 が高頻度で使用されている点などはほぼ同様の傾向を示している。すなわち、使用薬剤の組み合わせにおいて

は、WHO の MDT に准ずる傾向が見られた。また、全体としては DDS、RFP、B663、キノロン（ofloxacin）の 4 例が最も多く使用されていた。

Table4.　Chemotherapy against BI-positive cases in Japan (December 1995)

	DDS (dapsone)	B663 (clofazimine)	RFP (rifampicin)	Quino-lones	Others	Tx. more than 5yrs	New case (within 5yrs)	Relapse (within 5yrs)
No therapy (n=14)						7	2	5
Mono-therapy (n=39)	O					14	4	7
		O				2	0	2
			O			0	1	1
				O		2	2	0
					O	2	1	1
Two drug therapy (n=42)	O	O				1	0	3
	O		O			8	2	13
	O			O		1	0	2
		O	O			1	0	1
		O		O		2	0	0
		O			O	0	0	1
			O	O		2	1	3
			O		O	0	0	1
Three drug therapy (n=26)	O	O	O			3	1	6
	O	O		O		1	1	1
	O		O	O		1	0	3
	O		O		O	2	0	6
		O	O	O		1	0	0
Four drug therapy (n=2)	O	O	O	O		1	0	0
	O		O	O	O	0	1	0
Total (n=123)	82	28	59	27	14	51	17	55

This is a cross-sectional survey at the time point of December 1995. Many new and relapse cases are follow up phase without chemotherapy or follow up without drugs.

BI positive: Skin smear positive for acid-fast bacilli.

5. ハンセン病とその化学療法の特徴

　結核、ハンセン病、サルコイドーシスなどの肉芽腫性炎症の特徴は、マクロファージからの抗原刺激とそれに対する T リンパ球からのサイトカイン分泌が持続し、それによって引き起こされる炎症による組織破壊である。組織

破壊は、肺結核においては肺胞の破壊から慢性呼吸不全をひきおこし、ハンセン病では末梢神経の破壊から神経麻痺による後遺症をひきおこす。細胞性肺炎や膀胱炎のような一般の細菌感染症の場合には、感受性のある抗生物質で速やかに病原菌を殺すことが最良の治療方針であるが、肉芽腫性炎症とくにハンセン病ではこのことが組織破壊を誘発する可能性があることを知っていなければならない。肺結核においては、治療開始後に「初期悪化」と呼ばれる滲出性病変による胸部レントゲン像の悪化がわが国では知られているが、この場合には発熱や呼吸困難などの臨床症状の悪化はともなっていないようである。それに対しハンセン病においては、治療の比較的早期におこるリバーサル反応（Ⅰ型反応）と、後期におこるらい性結節性紅斑（ENL、Ⅱ型反応）の両者が神経炎と重篤な後遺症をおこすことがある。これらの反応が全く見られない場合には、ハンセン病の治療は単純である。

　正確な頻度についての研究はないが、発症時から肉芽腫性炎症による組織破壊がおこっている（神経炎または虹彩炎がある）場合の治療法はいまだに確立していない。このためのたたき台として、Table 5 に初回診察時に反応のない場合とある場合の化学療法の方法を提起した（後藤試案、p412）。L 型で、強い神経症状（リバーサル反応による神経炎）がある場合、ならびに境界型で神経炎が強い場合には、B663 単剤とステロイド（プレドニゾロン換算 40~20mg）でスタートし、症状が落ちついてから MDT/MB に移行するようにしたところが、これまでのプロトコールと異なっている。日本においては過去に RFP 治療によって神経症状が悪化した経験を持つ療養所入所者が多いこと、WHO の MDT/MB において反応が少ないのは B663 の使用によることなどから、この試案を作成した。なお、WHO のレポート[5]では、初発時から反応がある場合の治療として特別の項目は設けていない。多剤併用療法を最初からスタートし、それにプレドニゾロン 40 ～ 60mg（最大、体重 1kg あたり 1mg まで）を加えることになっている。

6. 日本における現在の化学療法の問題点とこれからの課題

　耐性菌の出現を防ぎ再発を抑えるためには多剤併用が有効であるとの知識があっても、実際には充分に施行されていない。私の経験では、新患や再発の場合にも広い意味での反応性病変を当初から認めることが稀ではないが、その場合にも反応の悪化を防ぎながら安全に行える多剤併用のプロトコールを日本において確立できれば、世界のハンセン病の治療方法に貢献できるのではないかと考えられる。

本研究は、厚生省ハンセン病療養所治療研究費の補助を受けて行なわれた。

Table 5. 日本におけるハンセン病の治療（英文は略。日本語訳を下記に示す）

日本におけるハンセン病の治療（後藤試案）

(1) L 型で神経痛やらい反応性皮疹のない場合：MDT/MB、2 年間または菌陰性になるまで治療を行う。

(2) L 型 BL で、リバーサル反応や強い神経炎を伴う場合、病棟入院（入室）して、B663 100mg/ 日とステロイド（プレドニゾロン 20 ～ 30mg/ 日）で治療開始する。ステロイドは徐々に神経症状が少退（通常 2 ～ 8 週）したら、ステロイド（プレドニゾロン 5 ～ 10mg/ 日）と MDT/MD の治療を開始・退院とする。2 年間または菌陰性まで治療を行う。

(3) ENL を伴う L 型
病棟入院（入室）、B663 100mg/ 日、サリドマイド 100mg/ 日併用就寝前服用で治療開始ステロイド（プレドニゾロン 20 ～ 30mg/ 日）を必要に応じて追加。サリドマイド徐々に減量、症状消退（通常 4 ～ 8 週）後 MDT/MB を開始。
サリドマイド服用中止後、ENL 管理が困難の場合には、B663 30mg/ 日と増量する。退院、2 年間または菌陰性まで治療を行う。

(4) BL 神経症状、らい反応性皮疹のない場合 MDT/MB2 年間治療を行う。

(5) 類結核型 MDT/PB で 6 ヶ月間治療を行う。

文　献

1) 瀧澤英夫：多剤併用療法．日本らい学会雑誌 63：99（1994）
2) 宮城茂樹、瀧澤英夫：わが国における多剤併用療法の現況—追跡調査報告—．日本ハンセン病学会雑誌 66：44（1997）
3) 後藤正道、北島信一、他：WHO 基準に基づく、日本国内のらい患者数の把握．日本らい学会雑誌 65：47（1996）
4) World Health Organization：WHO Expert Committee on Leprosy, Sixth Report, Technical Report Series 768, WHO, Geneva（1988）
5) World Health Organization：WHO Expert Committee on Leprosy, Seventh Report, Technical Report Series 874, WHO, Geneva（1998）

エ　「1987 年　今日の治療指針」（乙 B 第 22 号証）

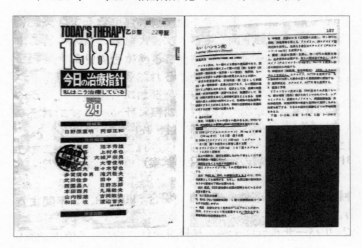

（注）国側証人の小関医師と石井医師が治療の標準的教科書として挙げた。

療養所に潜在化している光田イズムとは

村上絢子

はじめに

　日本のハンセン病100年の歴史を考えると、らい予防法廃止（1996年）から「らい予防法違憲国家賠償請求訴訟（ハンセン病国賠訴訟）」で原告勝訴（2001年）に至る5年間は、激変してゆく時代の転換点であった。予防法廃止当時、全国には国立のハンセン病療養所が13カ所、私立の療養所が2カ所あって、入所者総数は約5700人、多磨全生園には約500人が暮らしていた。病気はすでに治ったというのに、なぜ療養所に入所したままなのか？　なぜ患者と家族の人権を侵害する絶対隔離政策がこれほど長く続いたのか？　なぜハンセン病の偏見・差別が克服されないのか等、疑問に思った。

　日本で最初のハンセン病患者を強制隔離する法律である「癩予防ニ関スル件」法律第11号の制定（1907年）から予防法廃止までの89年間、隔離政策を貫いていたのは、光田イズムの①絶対隔離主義、②患者撲滅政策、③強制労働、④懲罰の4本の柱であると考える。

日本のハンセン病
（1）放任から法律による取り締まりへ
< 第1期 > 浮浪らいの時代

　ハンセン病は、病気が進行するにつれて顔が変形したり、手足が麻痺して不自由になるので、天刑病、業病と言われ、遺伝病と見なされていた。患者は厳しい偏見・差別の目から逃れようと、人里離れた場所で小屋に身を潜めたり、地域から追放されて各地を放浪したり、神社仏閣の周辺で物乞いをするなどして暮らしていた。

　明治半ばごろから、患者の窮状を見かねた外国人宣教師たちが、救らい事業として私立の施設を開設して患者の救済にあたっていた。なかでも

イギリス人宣教師のハンナ・リデルは、日本のハンセン病隔離政策に多大な影響を与えた人物である。

<第2期>「癩予防ニ関スル件」法律第11号制定、公立療養所時代

　日清戦争後、浮浪患者が外国人の目にとまるようになり、ハンナ・リデルは、患者救済のため回春病院を開設した。経営資金は母国イギリスからの寄金に頼っていたが、戦勝国日本には不要であるということで途絶えたので、リデルは、1905年、大隈重信首相に窮状を訴えた。寄付を募るために、「らいは恐ろしい伝染病だから、予防のために世論を喚起する必要がある」と、大隈重信や、大実業家である渋沢栄一（東京市立養育院院長）らが発起人となって、らい予防相談会を開いた。そこで光田健輔（養育院主任医師）は、第1回国際らい会議の決議や日本の現状について講演した。

　世界の一等国入りを目指す日本にとって、らいは「文明国の恥」との観点に立って、1907年、「癩予防ニ関スル件」法律第11号が制定された。この法律は、浮浪患者の隔離収容を目的として強制措置を定めた初めての法律で、国家による取り締まりの第一歩となった。

　全国に設置された公立療養所の一つ、全生病院（東京府北多摩郡東村山村）の二代目の院長となった光田が、逃走や暴動を防止するには秩序維持が必要との意見書を政府に提出したことにより、懲戒検束規定が付記され、療養所内に“不良患者”を収容する監禁室が設置された。ハンセン病政策は、浮浪患者収容から懲罰、警察的管理へと変化した。

　東京帝国大学医学部選科でハンセン病患者の解剖に立ち会ったことが、光田の一生を決定する。1898年、東京市立養育院に主任医師として勤務したころ、外国人宣教師たちが救らい事業を各地でしていたのに、政府が無策であることに光田は義憤を感じ、「この恥ずべき病者は文明国の恥」「最も急がなければならないことは隔離」「国民を守るためには政治の力によらなければならない」と書いている。（『回春病室』光田健輔著）渋沢栄一を通して政・官・財界とのつながりを持った光田は、国のハンセン

病政策に次第に発言力を強めていった。

＜第3期＞「癩予防法」成立、国立療養所の増設

　1931年、すべての患者を収容する目的で癩予防法（旧法）が制定された。最初の国立らい療養所長島愛生園（岡山県）が開設されて、光田健輔が初代園長になった。この法改正によって、全患者の隔離収容、従業禁止、消毒の徹底等が定められ、強制収容・隔離撲滅政策が一歩踏み出した。

　国費節減のため、療養所では開設当初から、約90種類もある園内作業を患者に強制した。それでも予算不足を補うため、内務大臣は貞明皇后へ救らい事業への援助を願い出た。皇后からの下賜金を元に財団法人癩予防協会（のちの藤楓協会、現・ふれあい福祉協会）がつくられた。同協会は、政財界や民間から募金する目的で講演会を催しては、「患者は国家の恥」「民族浄化・社会防衛のために隔離を」と世論を盛り上げた。患者をいぶり出して通報し、療養所へ送り込む「患者狩り」を官民一体となって各県で競い合う“無らい県運動”は、1931年の癩予防法の施行後に、光田が発案し、政府が推進し、各県が同調して広まった。患者を出した家や、療養所へ送られる患者の足元を徹底的に消毒することで、「らいは強力な恐ろしい伝染病」という偏見を根深く植えつけた。そのため村八分に遭い、一家離散した家族は数知れない。

　戦時体制が進むにつれ、癩予防法・無らい県運動・癩予防協会が結びつくことによってハンセン病根絶策が徹底していった。

　長島愛生園の入所者が待遇改善と自治組織を要求して、園側と対立する長島事件が起こった。この事件を契機に、1938（昭和13）年、栗生楽泉園（群馬県草津町）に癩予防協会の寄付で「特別病室」（重監房）が建設された。不良患者を監禁し、逃走を不可能にして同様の事件の連鎖を押える目的である。収監された93人中、23人が凍死、衰弱死した。1947年、国会議員が視察に来たが、1953年、園側が密かに取り壊して証拠を隠蔽し、だれも罪に問われなかった。この重監房患者虐待事件は、療養所が治外法権であったことを如実に示している。重監房は「日本のア

ウシュビッツ」としてハンセン病の負の歴史を後世に伝えるため、2014 年に復元された。

(2) 絶対隔離の国策に反対

ハンセン病政策が全患者の絶対隔離という方向に突き進んで行っても、その流れと関係なく、大学病院で外来治療をしている医師がいた。京都大学医学部皮膚科特別研究室主任の小笠原登助教授である。

1941 年の第 15 回日本癩学会（現・日本ハンセン病学会）で小笠原は、国策（絶対隔離、断種・堕胎強制政策）に同調する学会の誤った大勢に反対し、「らい菌の感染力はきわめて微弱。乳幼児期の接触感染さえ防げれば、成人感染はほとんど起こりえない。隔離主義をとるべきでない」との持論を発表すると、療養所学派が小笠原説を「世を惑わす異端の説」「その罪や万死に値す」「国賊」であると、糾弾して言論を封じた。

科学的知見に基づいた研究成果を発表する場であるはずの学会で、少数派の意見にまったく耳を貸さず、言論と同時にキャリアまで抹殺してしまう暴挙がなぜ許されたのか。この事件以降、国立療養所長らによって日本癩学会が支配され、療養所も、ハンセン病医療・医学も、社会から隔絶してしまった。絶対隔離政策が 89 年間も続いてしまった原因の一つと考えられる。

(3) 治る時代になっても隔離政策を存続

20 世紀の初頭、ドイツで結核の治療薬として開発されたプロミン（スルフォン剤）を、1941 年、アメリカのルイジアナ州にあるカーヴィル療養所で試用したところ、ハンセン病に対して顕著な有効性が確認され、1943 年、学会誌に発表された。

プロミン治療が普及して治癒者が増えると、「不治の病」という理由で絶対隔離を続けてきた論理的根拠は崩れる。1949 年の国立らい療養所長会議で、厚生省の軽快退所の動きに光田派の医師らが反対し、光田は「生兵法は怪我の元。軽快者だからといって（療養所から）出してはいけ

ない。これを遺言とする」と力説して、厚生省の方向転換を認めようとしなかった。「これ以降、絶対隔離を見直す発言は一切ない」。(『ハンセン病問題に関する検証会議　最終報告書』)

　また、1946年には新憲法が公布されて、基本的人権が保障されたというのに、患者にはその当然の権利が認められず、戦後の第2次無らい県運動が始まった。光田は、朝鮮半島から密入国してくる患者の増加や、治安維持を盾に絶対隔離を主張した。敗戦後の日本を「文化国家」として再建するためには、患者と子孫の存在は「国辱」であり、「公共の福祉」に反すると考えたのだ。

　患者を解放する歯車を止めたもう一つの理由が、1951年11月8日の第12回国会参議院厚生委員会で参考人になった3園長の証言である。光田健輔(長島愛生園長)は「手錠でもはめて強制的に入れなければ、患者は逃げる。幼児感染防止のため家族の断種がよい。逃走罪という罰則が欲しい」、宮崎松記(菊池恵楓園長)は「らい患者の数は、古畳を叩くようなもので、叩けば叩くほど出てくる。未収容の患者は伝染の危険を及ぼしている。本人の意思に反しても収容できるよう、法改正を」と、強権的な証言をした。

　1953年、らい予防法(新法)は、差別条項を改正しないまま制定された。入所者を解放しなかった三つ目の理由として、「㊙らい患者の暫定退所決定準則」が考えられる。プロミンの治療効果で治り、社会復帰を目指す入所者が増えていく現実を無視できなくなったのだろう。厚労省は「㊙らい患者の暫定退所決定準則」をつくり、非常に厳しいこの基準をクリアする患者の有無を調査した。該当者は200人以上いた。光田園長が不在だった長島愛生園では、「いる」と回答した。ところが、帰園した光田園長が、「感染の恐れがない入所者はいない。取り消せ」と激怒したので、園側が厚生省に「いない」と逆の回答をして、時代の歯車を止めてしまった。現在のWHOの判定基準でいえば、症状がなく菌が陰性ならば「治癒」であり、ほとんどの入所者は社会復帰ができたはずだ。「治るはずがない」という光田園長の頑迷な疾病観に厚生省は抵抗できず、多数の回復者を

社会的に葬る結果となった。

(4) 国際的潮流と乖離

　日本が国際動向から乖離し始めた原点は、1923年、ストラスブルグで開催された第3回国際らい会議である。日本からは光田健輔（養育院主任医師）が出席した。すでにヨーロッパ諸国では、衛生条件改善で、感染予防と再発を防止できると考えられていたので、同会議は「人道を無視した隔離は不必要」と決議した。光田は、「らい問題の危機。隔離こそが再発の予防策」と反論したが、支持は得られなかった。

　第二次大戦が終わると、世界の潮流は患者の人権を尊重した開放治療へ向かっていく。1956年のローマ会議では、①差別法の撤廃、②偏見と迷信を取り去るための広報宣伝活動、③早期発見・治療、在宅治療の許可、④社会復帰支援等が決議された。ところが、日本代表の帰国報告では開放治療に触れず、従来の隔離路線を踏襲しようとした。

　その2年後の1958年、東京で開催された第7回国際らい会議では、諸外国では開放政策が主流となっていて、「特別な（差別的）法律を廃止」「隔離政策を直ちに破棄」と勧告されたにもかかわらず、日本は相変わらず完全隔離にこだわった。治る時代になって10年以上経過しても国際的潮流に逆行し、さらに隔離政策を続けた。

(5) 断種・堕胎による患者撲滅政策

　国賠裁判が起きるまで、耳にはしていたものの、聞くことをはばかられたのが、複数の夫婦同居、通い婚、断種、堕胎の事実である。出生防止のため、光田は全生病院で1915年から非合法に結婚の条件として断種を行なっていた。アジア・太平洋戦争のころには、心身ともに優秀な国民と兵士を創出するために、患者の子孫を根絶する優生政策の一環となった。

　療養所運営のすべてにわたってバックボーンとなっていた光田イズムの本質が、パターナリズムという概念で、家父長主義、温情主義と訳される。

長島愛生園の初代園長となった「救らいの父」光田は、愛生園を大家族主義の下で「同病相愛」「相互扶助」の楽園にしようとした。救う側は、救われる側のために「善かれ」と思って判断し、指示する。しかし救われる側の患者にとっては、社会に居場所がないし、母体や子どもの苦難を思うと、園の方針に従わざるを得ない。従わなければ、罰された。パターナリズムの実態は、人としての尊厳を踏みにじるものでしかなかった。

宇佐美治（長島愛生園）は入園当初からプロミンの効果を評価し、夫婦の雑居生活と断種を批判し、社会復帰の早期実現を要求したという理由で光田園長の逆鱗に触れ、懲罰としてプロミン注射をしてもらえなかった。

(6) 人権回復への道のり
①らい予防法廃止（1996 年）

らい予防法が、なぜ 89 年間も放置されたままだったのか。その理由を、厚生官僚時代にハンセン病行政を担当し、退官後、予防法廃止に尽力した大谷藤郎・元厚生省医務局長は「ひと言で言うと、人権という観点から予防法を見る目がなかった。政治家、行政官、医学専門家、法律家、マスコミなどが、この法律を見直すべきだった」と言う。

大谷は、京都大学医学部在学中から、ハンセン病患者の外来治療を続けていた小笠原登助教授の助手として、患者と身近に接してきた。そのときの経験から、ハンセン病は強力な伝染病ではないと認識していたし、患者の悲惨な姿や慟哭する家族を見たことが、のちの「らい予防法廃止運動」を進める原点となったという。

大学卒業後、厚生技官となり、ハンセン病の医療福祉対策に取り組み、患者サイドに立った医療行政に尽力した。退官後、人として、医者として、元厚生官僚として、残された時間に何をすべきか考えて、1993 年から、予防法の改正または廃止に取り組み始めた。

大谷は、全患協、日本らい学会、全国ハンセン病療養所長連盟に予防法廃止を働きかけた。日本らい学会は 1995 年の総会で予防法廃止についての見解を提案した。しかし、文中の「救癩の旗印を掲げて隔離を最

善と信じ、そこに生涯を賭けた人の思いまでも、私たちには踏みにじる権利がない」について、会員から反対意見が出された。

「救らい云々の部分は、ヒトラーのお陰でドイツの科学が大いに進み、いまの科学国家ドイツがあるのではないか、ヒトラーだってナチスドイツを最善と思って生涯を賭けたのだ、という論法と同じではないか。それでは、ホロコーストでユダヤ人を絶滅させたナチズムを肯定することになる。絶対隔離という旗印が間違っていたのだから、間違ったことに生涯を賭けてしまったことになる。これらの人々のやってきたことを厳しく批判し、それを許してきた私たちが心から反省しなければ、この旗印の下で抹殺されてしまった数万に及ぶ患者、その家族は、まったく浮かばれない」と、削除を求めたが、賛同する会員はなく、その文章を残したまま、以下のような統一見解が承認された。

「日本らい学会が、これまでに"現行法"の廃止を積極的に主導せず、ハンセン病対策の誤りも是正できなかったのは、学会の中枢を占めていた療養所の関係会員が、学会の動向を左右していたからであり、長期にわたって現行法の存在を黙認したことを深く反省したい」「救癩の旗印を掲げて隔離を最善と信じ、そこに生涯を賭けた人の思いまでも、私たちには踏みにじる権利はない。しかし、強制隔離によって、肉親を引き裂かれた人の悲痛な叫びに、今改めて耳を傾けながら、これほどの無惨さを黙視してきたことに対し、日本らい学会には，厳しい反省がもとめられるであろう」。反省表明の中に、この一文が挿入されたことに違和感を覚えた関係者が多かったと聞く。光田健輔の没後30年以上経ってもなお、光田イズムの残滓が日本らい学会に根強く残っていることを改めて示す文章である。予防法は89年後に廃止されたが、光田イズムは、100年以上経った現在でも根強く残っている。

②ハンセン病国賠訴訟へ

らい予防法違憲国家賠償請求訴訟（ハンセン病国賠訴訟）は、1998年、九州の療養所入所者第一次原告13人によって熊本地裁に提訴され

た。続いて東京地裁、岡山地裁でも提訴された。高齢の原告たちは「このまま黙って死ねるか。国にひと言言わなければ、死んでも死に切れない」と、命がけで国と闘った。

2001年5月11日、熊本地裁の判決は、「らい予防法」は憲法違反、厚生大臣はハンセン病隔離政策を漫然と放置し、継続させたことに法的責任・過失がある、らい予防法の隔離規定を改廃しなかった国会議員の立法上の不作為については国家賠償法上の違法性がある」と認めた。同年5月23日、政府は控訴を断念し、判決が確定した。

判決文は、「らい予防法によって学業の中断を余儀なくされ、職を失い、結婚し、子どもを生み育てる機会を失い、家族との触れ合いの中で人生を送ることを著しく制限された」「人生のありとあらゆる発展可能性が大きく損なわれた」「療養所では、徹底した優生政策と非人道的な処遇によって、人生で最も重要な価値を有する性と愛が言いようのないほど侵害された。断種・堕胎の強要は、収容者の性と愛を蹂躙し人間としての尊厳を破壊する国家犯罪である。優生政策のねらいは、すべての収容者が死に絶えるのを待つことにあった」と断罪した。らい予防法による世界でも類を見ない人権侵害について、判決では「人生被害」とまで表現している。

私たちになにを問いかけているのか

明治以来、脈々と受け継がれてきた光田イズムが、療養所を密室化し、医学の進歩を医療に反映させなかったことを示す二つの出来事が、国賠訴訟後に明らかになった。胎児標本問題と多磨全生園の医療過誤事件である。なぜ115体もの胎児がホルマリン漬けの標本にされたのか。中には両眼がえぐり取られた標本もあった。ハンセン病問題に関する検証会議最終報告書では「医師、看護師、医療従事者等が、気づかないうちに医療倫理感覚が麻痺してしまった。この胎児標本はじめ、2000体に及ぶ病理標本は、ハンセン病医療にかかわったすべての者に、『何をしたのか』と強く問いかけているのではないか。この事実を風化させてはならない」と結んでいる。国立療養所内で起きた、国家公務員の医師らによる人権

侵害である多磨全生園医療過誤事件については、本書で縷々述べてきた。

　これまでハンセン病問題に関わってきて、いま強く感じていることは、患者は不幸にしてハンセン病に罹っただけで、病気を撲滅するために撲滅される謂われはまったくなかったということだ。明治から昭和にかけての近現代史のなかで、日本がアジア・太平洋地域に拡大していった占領地の地図と、らい予防法の下で植民地につくられた療養所の分布図がまったく重なっていることに改めて驚いた。と同時に、そこで犠牲になった日本、韓国、台湾、中国東北部、南洋群島の犠牲者の姿が見えてきた。それだけでなく、光田イズムは、療養所を世間から隔絶し、医学・医療の進歩を遅らせ、医者や医療従事者の意識にも大きな影響を残したことを知った。全生園で起きた医療過誤事件は、徹底した絶対隔離と患者蔑視の光田イズムがその根源にあって、現在でも、その片鱗は何かの折りに顔を出す。

　いったん成立した、誤った法律によって奪われた尊厳を取り戻すには、人生のすべてを賭けるほどのエネルギーが必要だったことを、ハンセン病問題は私たちに教えてくれた。犠牲になったアジアのハンセン病病歴者とその家族の「人生被害」は、償いようのないほど大きく深い。ハンセン病人権侵害の歴史を繰り返さないために、偏見・差別を克服するためには、その歴史を知り、次代に伝えることが大切である。互いにかけがえのない人間として認め合い、地道に信頼関係を築き、「共に生きる社会」を目指したいと思う。

「アジア・太平洋戦争とハンセン病—光田イズムを軸に考える」
（『東アジア−行き交う人・モノ・文化−』東アジア学会文化部編より抄録）

参考文献：『回春病室—救ライ五十年の記録—』（光田健輔著、朝日新聞社刊、1950年）
　　『らい予防法廃止の歴史』（大谷藤郎著、勁草書房刊、1996年）
　　『ハンセン病問題に関する検証会議　最終報告書』（2005年）

跋文

村上絢子

　多磨全生園の医療過誤が約 10 年間も外部に漏れなかったのは、国の絶対隔離政策によって療養所が社会から隔絶していたことによります。その中でただ 1 人、原告の山下ミサ子さん（仮名）は、自分だけでなく、犠牲となった療友たちへの謝罪と補償の願いも込めて、療養所の医療と環境改善を訴えたのです。山下訴訟が決着して 17 年経った現在まで、山下さんに続く病歴者が現れないので、最初で最後の国立ハンセン病療養所の医療過誤訴訟となりました。入所者の多くは、療養所で一生暮らすことを考えると、山下さんを支援できず、たとえ被害を受けていても、国相手の訴訟に踏み切れませんでした。

　医療過誤訴訟で原告の勝訴的和解（2006 年）が成立した後、懸案となっていたハンセン病家族訴訟が提訴されました（2016 年）。私は医療過誤訴訟に続いて、家族訴訟も支援活動に加わりました。家族原告はいままで被った被害の実態を知ってほしいと、ブックレット『思いよ届け！』を作成するために、思いの丈を綴ったメッセージを各地から送ってきました。次々と届く原告の生の叫びを読みながら、現在でも続く家族に対するいわれのない偏見差別、人権侵害の信じがたい実態を知り、胸が塞がれる思いで、深夜までデータ入力に没頭しました。

　病歴者の家族は、親族に病歴者がいることをひた隠しに隠し、秘密を抱え、怯えながら暮らしています。家族は病歴者と同様、あるいはそれ以上に世間の偏見差別に晒された人生を送ってきたことを切々と訴えていました。その文面を読めば読むほど、社会には人を人とも思わない差別意識と、ハンセン病に対する生理的嫌悪感と恐怖心を抱えた人たちがいる社会構造の一端を思い知らされました。

　そういう中でも、勇気を奮って国の過ちを糾弾したハンセン病家族が勝訴（2019 年）を勝ち取った後、安倍晋三首相（当時）の謝罪を受けた女性の家族原告たちが、国会議員会館の廊下をまるで女学生のように楽しげに語り合って歩く後ろ姿を見ながら、らい予防法廃止の頃から 20 数年

間、ハンセン病問題に関わってきた私は感無量でした。この訴訟に加わるまで、彼女たちは病歴者の家族として口を閉ざし、孤立して暮らしていたけれど、やっと心を開いて語り合える友達に出会えたと心底喜んでいました。

　ところが、現実はそんなに単純で甘くはなかったのです。家族訴訟が決着したので、ハンセン病問題は解決の方向に向かうと思ったのは自己満足に過ぎず、浅はかな考えでした。なぜなら、家族は申請すれば補償金が支給されるにもかかわらず、対象者の約3割しか申請していません。ハンセン病患者の家族だと知られて、新たな差別を受けることを恐れているのです。被害当事者は、長い人生の中で、偏見差別や迫害によって傷ついた心を抱えながら今を生きていると教えられました。

　国賠訴訟の勝利判決後二十年余り経ったというのに、社会に偏見差別がこれほど根深く残っている以上、本書の出版による新たな被害の可能性を見過ごすわけにはいきません。原告と家族のプライバシー保護と本書出版の社会的意義をどのように配慮して書いたらいいか、悩み続けました。その間、ハンセン病問題の奥底に引きずり込まれた状態でしたが、叩かれてもへこたれず、出版を諦めなかったのは、不条理な国のハンセン病政策の過ちを知った以上、"ハンセン病ライター"として覚悟を決めて書こうという気持ちが私を支えたからです。国による絶対隔離政策の被害の一例である医療過誤訴訟の闘いをなかったことにしてはいけない、闇に葬ることなく歴史に残して次代に伝えたいという一心で本書を執筆・編集しました。

　この山下訴訟は、病歴者の女性が尊厳の回復を求めて、たった1人で立ち上がって国と対峙し、様々な人びと（弁護士、医師、病歴者、市民）に支えられながら勝訴した、裁判史上唯一の貴重な法廷闘争です。国賠訴訟（2001年）が国の隔離政策の違憲性を糾弾した総論であるのに対して、国立療養所で起こった医療過誤を1人の病歴者が告発した山下訴訟は、原告個人の人権被害に焦点を当てた点で、各論に相当します。本書の社会的意義を熟慮した上で、原告と家族のプライバシー保護を最重点

に考えつつ、細心の注意を払って編集し直し、本書が尊厳の回復と偏見差別を克服する道標になると信じて、出版を決断しました。

　出版にあたり、法律的知識もハンセン病医学の知識も乏しい私をご教示くださった内藤雅義弁護士と鈴木利廣弁護士、ハンセン病専門医の並里まさ子先生と和泉眞藏先生、藤森研さん（ジャーナリスト）、稲垣みゆきさん、金城幸子さん、岩間幸枝さん、新見肇子さん、武隈きよ子さんをはじめ、支えてくださった皆様に深謝申し上げます。

　さらにハンセン病病歴者の人権回復を目指すという社会的意義はあるけれど、難しいテーマの本書の出版を引き受けてくださった皓星社にお礼申し上げます。

編著者略歴

村上絢子（フリーライター）

1944 年　東京生まれ
1966 年　お茶の水女子大学国文科卒
1966 年〜1972 年　国書研究室で『国書総目録』（岩波書店刊）の編集助手
1996 年からハンセン病問題に関わり、メディアにルポを発表

IDEA（共生・尊厳・経済的自立のための国際ネットワーク）会員、ハンセン病首都圏市民の会会員
著書：『証言ハンセン病　もう、うつむかない』（筑摩書房刊）

内藤雅義（弁護士）

1950 年　東京生まれ　東京都立大学法学部卒
1977 年　弁護士登録　東京弁護士会所属

原爆被爆者問題、核兵器問題、薬害エイズ訴訟、ハンセン病訴訟、同家族訴訟、東京大空襲訴訟、原爆症認定訴訟、ビキニ被ばく船員訴訟などに取り組む

並里まさ子（医師）

1947 年　三重県桑名市生まれ
1972 年　三重大学医学部卒
1980 年　順天堂大学医学部皮膚科学教室入局
1992 年　国立療養所多磨全生園基本治療科就任
1995 年　医学博士（順天堂大学）
2001 年　国立療養所栗生楽泉園副園長就任
2003 年　塩田賞受賞 (ハンセン病の治療における薬剤耐性)
2005 年　おうえんポリクリニック院長（埼玉県所沢市）

著書：『おうえんポリクリニック』（私家版）

和泉眞藏（医師）

1937 年　中国長春市生まれ
1963 年　大阪市立大学医学部卒、京都大学医学博士
1981 年　国立多摩研究所生体防御部長
2002 年　国際協力機構（JICA）シニア海外ボランティアとして、アイルランガ大学熱帯病研究所ハンセン病研究室勤務
2009 年アイルランガ大学熱帯病研究所客員教授

ハンセン病市民学会共同代表
著書：『医者の僕にハンセン病が教えてくれたこと』（株）ＣＢＲ刊
　　　『ハンセン病絶対隔離政策と日本社会』（共著）六花出版刊

告発　ハンセン病医療　—多磨全生園医療過誤訴訟の記録—

2023 年 5 月 20 日　初版
2024 年 2 月 10 日　2 版

編著者　　村上絢子　内藤雅義　並里まさ子　和泉眞藏
発行所　　株式会社 皓星社
発行者　　晴山生菜

〒 101-0051 東京都千代田区神田神保町 3-10 宝栄ビル 6 階
電話：03-6272-9330　FAX：03-6272-9921
URL http://www.libro-koseisha.co.jp/
E-mail：book-order@libro-koseisha.co.jp

装　幀　　橋詰尚己
表紙写真　八重樫信之
組　版　　藤巻亮一

印刷・製本　精文堂印刷株式会社

ISBN978-4-7744-0791-3

――― 版元から ―――

本書では、原告に献身的に寄り添い支援してきた退所者（故人）の名前を、本人は実名で活動してきたのにもかかわらず遺族の意向で伏せなければならないのは残念なことだ。二次被害を恐れる遺族の心情は理解できる。国賠裁判勝利から二十年、いまだに遺族にそのような危惧を抱かせる社会の側のありようが問題であることは言をまたないが、当事者もまた国賠裁判勝利で勝ち取った地平から後退することなく胸を張って生きてほしいと願っている。